"博学而笃志，切问而近思。"
　　　　　　　　《论语》

博晓古今，可立一家之说；
学贯中西，或成经国之才。

复旦博学・复旦博学・复旦博学・复旦博学・复旦博学・复旦博学

作者简介

左伋 1961年7月出生。现任复旦大学基础医学院细胞与遗传医学系主任、教授、博士生导师,复旦大学教学指导委员会委员,中国优生科学协会会长,中国细胞生物学会医学细胞生物学会分会副会长等。享受国务院特殊津贴。

从事教学和研究工作至今30余年。主要从事心脑血管疾病的细胞生物学、遗传学与分子生物学研究,特别聚焦于分子伴侣与蛋白折叠在心脑血管发生、发展及干预中的作用,主持或参与多项国家自然科学基金、博士点基金、上海市基础科学重点项目、上海市自然科学基金资助的科研项目。在国内外发表论文120余篇,其中SCI论文35篇。申报国家专利3项,研究成果先后获上海市科技进步二等奖、卫生部科技进步三等奖等。主编普通高等教育"十一五"国家级规划教材《医学细胞生物学》(第四版)(复旦大学出版社)、"十二五"国家级规划教材《医学细胞生物学》(第三版)(人民卫生出版社),主讲的课程被评为上海市重点建设课程和国家级精品课程,所领衔的教学团队为国家级教学团队。曾获宝钢优秀教师奖、复旦大学校长奖、上海市教学名师奖和上海市模范教师称号等。

郭锋 2000年毕业于复旦大学上海医学院,长期从事细胞生物学教学和科研工作。2013年赴美国Yale大学医学院进修。复旦大学精品课程"细胞生物学"和全英文课程"细胞生物学"负责人。在国内外发表多篇论文。

普通高等教育"十一五"国家级规划教材

博学·基础医学

医学细胞生物学
YIXUE XIBAO SHENGWUXUE

（第五版）

主　审　刘大海
主　编　左　伋　郭　锋
副主编　王晓玲　刘　炎　金　洁
编　者（按姓氏笔画排序）
　　　　王晓玲（上海中医药大学）
　　　　王　萍（山东中医药大学）
　　　　左　伋（复旦大学）
　　　　李　兰（山东中医药大学）
　　　　刘　炎（南通大学）
　　　　刘　雯（复旦大学）
　　　　宋晓冬（滨州医学院）
　　　　张　军（同济大学）
　　　　金　洁（江苏大学）
　　　　岳凤珍（兰州大学）
　　　　郭　锋（复旦大学）
　　　　谢　菁（石河子大学）
　　　　夏米西努尔·伊力克（新疆医科大学）

复旦大学出版社

内容提要

《医学细胞生物学》（第四版）出版以来，疾病发生的分子细胞生物学机制的研究、干细胞（工程）和再生医学的研究、神经退行性疾病的研究、肿瘤的系统研究（发生、转移、诊断与治疗）、细胞治疗等都已经成为细胞生物学和临床医学研究的热点，有些已在临床上得到了初步应用。为了更好地反映学科进展和医学教育的发展趋势，我们对教材进行了修订。

新版教材在更新知识的同时，仍然保持原有的"在描述细胞基本结构的基础上，按细胞的功能体系介绍细胞生物学的基本知识"这一结构框架，包括绪论、第一篇细胞的基本结构（含7章）和第二篇细胞的生命活动（含9章）。这样的安排更清晰地反映了学科的特点、核心内容和医学教育的基本规律，更有利于刚进入医学院的学生学习。

本教材可作为临床医学、基础医学、预防医学、护理学、卫生事业管理、医学生物技术、药学等医学专业及其相关专业的教学用书。

前　言

《医学细胞生物学》(第四版)出版至今已有5年了。5年来,细胞生物学在理论上和技术上又有了进一步的发展,对现代医学的影响也越来越深入。为了更好地反映学科进展和医学教育的发展趋势,在复旦大学出版社支持下,我们在2014年7月在山东烟台首次召开了全体编委参加的编写会议,对《医学细胞生物学》(第四版)的修订进行了讨论。在肯定上一版教材的基础上,编委们提出了宝贵的修改意见,秉承上一版在细胞基本结构的基础上按细胞的功能体系介绍细胞生物学基本知识的特点,我们对全书的框架实施了调整,并进行了分工、编写、主审审稿、主编定稿等工作,最终交付出版社。

改版后的《医学细胞生物学》包括绪论、第一篇细胞的基本结构(含7章)和第二篇细胞的生命活动(含9章)。这样的安排更清晰地反映了学科的特点、核心内容和医学教育的基本规律,更有利于刚进入医学院的学生学习,但效果尚待在教学实践中进行检验。

在编写过程中,复旦大学基础医学院对教材的编写给予了大力支持;安徽大学生命科学学院院长刘大海教授对如何紧跟学科发展前沿,编写一本适用性强的好教材提出了指导性意见。在烟台召开编写会议期间,滨州医学院的宋晓冬教授为会议的召开提供了很好的保障,在此一并感谢。

由于细胞生物学是一个飞速发展的学科,医学教育和教学的模式也在发生着改变,新知识的取舍、编写的方式都是待研究的课题。因此,我们所呈现给大家的本版教材一定还存在不少缺点,欢迎读者给予批评指正,以便再版时修正。

左　伋

2015年6月

目 录

绪论 ·· 1
　第一节　细胞生物学学科概述 ··· 1
　第二节　细胞生物学的形成与发展 ·· 2
　第三节　医学细胞生物学 ··· 4

第一篇　细胞的基本结构

第一章　细胞的基本特征 ·· 10
　第一节　细胞的起源与进化 ·· 10
　第二节　细胞的分子基础 ·· 14
　第三节　细胞的基本特征 ·· 25

第二章　细胞膜 ··· 29
　第一节　细胞膜的化学组成 ·· 29
　第二节　细胞膜的分子结构 ·· 32
　第三节　细胞膜的生物学特性 ·· 35
　第四节　细胞表面 ·· 38

第三章　内膜系统 ·· 41
　第一节　内质网 ·· 41
　第二节　高尔基复合体 ·· 43
　第三节　溶酶体 ·· 44
　第四节　过氧化物酶体 ·· 47
　第五节　囊泡 ·· 48

第四章　线粒体 ··· 49
　第一节　线粒体的形态、数量和结构 ································ 49
　第二节　线粒体的遗传体系 ·· 52
　第三节　线粒体核编码蛋白的转运 ···································· 53
　第四节　线粒体的起源 ·· 55
　第五节　线粒体的分裂与融合 ·· 56
　第六节　线粒体自噬 ·· 57
　第七节　线粒体的功能 ·· 58

第五章　细胞骨架 ··· 59
第一节　微管 ··· 59
第二节　微丝 ··· 63
第三节　中间丝 ··· 65

第六章　细胞核 ··· 67
第一节　核膜 ··· 67
第二节　染色质与染色体 ··· 69
第三节　核仁 ··· 72
第四节　核基质 ··· 74

第七章　细胞外基质 ··· 75
第一节　细胞外基质的主要成分 ·································· 75
第二节　细胞外基质与细胞的相互作用 ·························· 80

第二篇　细胞的生命活动

第八章　细胞的物质运输 ··· 84
第一节　离子和小分子的跨膜运输 ································ 84
第二节　生物大分子和颗粒的跨膜转运 ·························· 90
第三节　细胞内蛋白质的转运 ····································· 93
第四节　细胞内蛋白质的加工和分泌 ····························· 101
第五节　细胞物质运输与医学 ····································· 105

第九章　细胞的能量转换 ··· 106
第一节　细胞呼吸与能量分子 ····································· 106
第二节　细胞的能量转换 ··· 108
第三节　细胞能量代谢与医学 ····································· 116

第十章　细胞信号转导 ··· 119
第一节　细胞信号转导概述 ······································· 119
第二节　胞外信号 ··· 120
第三节　受体 ··· 121
第四节　细胞内信号传递关键分子及其特性 ····················· 125
第五节　G蛋白偶联受体信号转导途径 ··························· 127
第六节　酶偶联膜表面受体介导的信号通路 ····················· 132
第七节　其他膜表面受体介导的重要信号通路 ·················· 136
第八节　信号转导途径的主要特点 ································ 137
第九节　信号转导与医学 ··· 138

第十一章　细胞运动 ··· 141
第一节　细胞运动的形式 ··· 141
第二节　细胞运动的机制与实例 ·································· 143
第三节　细胞运动的调节 ··· 151

第四节　细胞运动与医学……………………………………………………………… 152
第十二章　细胞内遗传信息的流动……………………………………………………… 155
  第一节　遗传信息的储存和表达…………………………………………………… 155
  第二节　遗传信息表达的调控……………………………………………………… 160
  第三节　遗传信息表达调控的复杂性……………………………………………… 163
  第四节　遗传信息流动与医学……………………………………………………… 171
第十三章　细胞增殖……………………………………………………………………… 174
  第一节　概述………………………………………………………………………… 174
  第二节　细胞周期各期的主要特征………………………………………………… 176
  第三节　细胞增殖的调控因素……………………………………………………… 179
  第四节　减数分裂和生殖细胞的发生……………………………………………… 185
  第五节　细胞周期与肿瘤…………………………………………………………… 188
第十四章　细胞分化……………………………………………………………………… 190
  第一节　细胞分化的基本概念……………………………………………………… 190
  第二节　细胞的分化潜能…………………………………………………………… 192
  第三节　细胞分化的分子基础……………………………………………………… 194
  第四节　干细胞……………………………………………………………………… 197
  第五节　细胞分化与医学…………………………………………………………… 211
第十五章　细胞衰老……………………………………………………………………… 215
  第一节　细胞的衰老………………………………………………………………… 215
  第二节　端粒、端粒酶与细胞衰老………………………………………………… 218
  第三节　细胞衰老机制……………………………………………………………… 219
第十六章　细胞死亡……………………………………………………………………… 221
  第一节　细胞死亡的概念、分类及基本特征……………………………………… 221
  第二节　细胞凋亡的机制…………………………………………………………… 227
  第三节　细胞凋亡与疾病…………………………………………………………… 231
英文索引……………………………………………………………………………………… 234
参考文献……………………………………………………………………………………… 238

绪　　论

生物学(biology)是研究生命体(或生物)生命现象及其规律的一门学科,包括新陈代谢、生长、发育、分化、遗传、变异、运动、衰老、死亡等。生物学从19世纪初诞生以来不断发展,尤其是近几十年,物理的、化学的、计算的理论和技术在生物学领域的渗透使生物学得到了迅速的发展。科学家一方面在探讨生命的科学本质,同时也在探讨生物学在与其相关的医学、农业等领域中的应用,生物学遂已经成为一门综合性科学,即生命科学(life science)。由于生命体的复杂性,所以科学家研究生物学的立足点也不同,可以从生物的不同类型出发(如动物学、植物学、微生物学等),也可以从不同的结构功能角度出发(如发育生物学、干细胞生物学、遗传学等),还可以根据不同的层次(系统生物学、细胞生物学、分子生物学等)出发,细胞生物学就是从细胞这个层次研究生命的一个学科。

第一节　细胞生物学学科概述

细胞(cell)最早于1665年由Robert Hooke发现。它是组成包括人类在内的所有生物体的基本单位。这一基本单位的含义既包括了结构上的,也包括了功能上的。因此,只有从细胞水平上研究生物体的生命现象才是对生命现象最本质上的揭示。著名生物学家EB Wilson说:"所有生物学的答案最终都要到细胞中去寻找,因为所有生命体都是,或曾经是一个细胞。"

一、原核细胞和真核细胞

除了病毒、类病毒以外,所有生命体都是由细胞构成的。细胞分为原核细胞(prokaryotic cell)和真核细胞(eukaryotic cell)两大类。原核细胞由质膜包绕,没有明确的核,内部组成相对简单,如细菌、支原体等。真核细胞具有核膜包被的核,以及丰富的内膜结构、细胞器和细胞骨架,是原核细胞长期进化的结果。

二、细胞生物学学科及其发展

随着科学的发展,对细胞的研究重点也在不断地发生变化,从传统的细胞学(cytology)逐渐发展成了细胞生物学。细胞生物学(cell biology)以"完整细胞的生命活动(如新陈代谢、生长、发育、分化、遗传、变异运动、信号转导、衰老、死亡等)"为着眼点,从分子、亚细胞、细胞和细胞社会的不同水平,用动态的和系统的观点来探索和阐述生命这一基本单位的特性。

尽管如此,由于出发点的不同,也形成了若干不同的研究领域及分支学科,如从细胞的结构和功能角度研究细胞生物学的膜生物学（membrane biology）、细胞动力学（cytodynamics）、细胞能力学（cytoenergetics）、细胞遗传学（cytogenetics）、细胞生理学（cytophysiology）；从细胞与环境角度研究细胞生物学的细胞社会学（cytosociology）、细胞生态学（cytoecology）；以特定细胞为对象的癌细胞生物学（cancer cell biology）、神经细胞生物学（neural biology）、生殖细胞生物学（reproductive cell biology）和干细胞生物学（stem cell biology）；与基因组学（genomics）、蛋白组学（proteomics）密切相关的细胞组学（cytomics）等，这与细胞生物学学科的飞速发展及其众多领域的广泛应用有关。

另一方面，细胞生物学与其他生命科学之间的相互交叉促进了其他生命科学的发展，也给细胞生物学本身带来了新的活力。在生命科学领域内的相邻学科中，细胞生物学和分子生物学（molecular biology）、发育生物学（developmental biology）及遗传学（genetics）的结构关系较近，内在联系密切，相互衔接和渗透最多。遗传学阐述生命遗传的原理和规律，发育生物学研究细胞特化过程中的性质改变，分子生物学聚焦于细胞组分纯化的大分子的结构和功能。这些学科分别从自己特有的研究路径对细胞进行研究，从不同的角度探索细胞的奥秘。其中，分子生物学的进步对细胞生物学的发展有重大的影响。最近60多年来，分子领域研究中发生的所有重大事件，如DNA双螺旋模型的提出、基因序列分析的开展、DNA重组技术、RNA分析技术和蛋白质分析技术的建立等都启发并推动细胞生物学向更深层次迅速地发展。

第二节　细胞生物学的形成与发展

一、细胞学说

1665年，Robert Hooke在用自己创制的简陋显微镜观察木栓薄片时发现了细胞（图绪-1），命名为cell（希腊文kytos，小室；拉丁文cella，空的间隙）。1674年，他还进一步观察到纤毛虫、细菌、精子等自由活动的细胞。1个世纪之后，植物学家Schleiden（1838）和动物学家Schwann（1839）综合了植物与动物组织中的细胞结构，归纳成细胞学说（cell theory）（图绪-2）。在当时，这一学说对生物科学各个领域的影响都很大，人们几乎不能想象差别如此巨大的虫、鱼、鸟、兽、花草、树木，甚至人类，居然都有着共同的细胞基础。

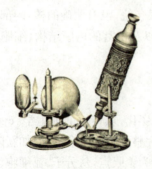 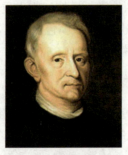 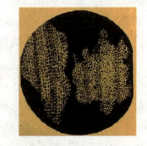

Robert Hooke
(1635~1703)

图绪-1　Robert Hooke用其发明的显微镜发现了细胞

Brown(1831)发现一切细胞都有细胞核。Purkinje(1839)提出"原生质"这一术语,为细胞化学成分的总称。Schulze(1861)把细胞描述为:"细胞是赋有生命特征的一团原生质,其中有一个核。"

细胞病理学家 Virchow(1855)提出的名言"一切细胞只能来自原来的细胞"是细胞学说的重要发展。他提出了生物体的繁殖主要是由于细胞分裂的观点。

Flemming(1880)采用固定和染色的方法,在光学显微镜(以下简称光镜)下观察细胞的形态、结构,发现了细胞的延续是通过有丝分裂进行的,在分裂过程中有染色体形成,接着在光镜下相继观察到线粒体、中心体和高尔基复合体等细胞器。

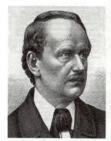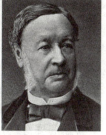

图绪-2 提出细胞学说的植物学家 Matthias Jacob Schleiden 和动物学家 Theodar Schwann

胚胎发育开始于精卵结合,即受精,这是 Hertwig(1875)的一项重大发现。19 世纪末,他又发现了性细胞形成过程中的减数分裂现象,通过减数分裂可以保持各物种染色体数目的稳定。

综合以上发现,Hertwig(1892)在他的《细胞和组织》一书中写道:"各种生命现象都建立在细胞特点的基础上。"他的著作标志着细胞学(cytology)已成为一门生物学科。至此,对于细胞的概念已经进一步发展,可归纳为以下几点:①细胞是所有生物体的形态和功能单位;②生物体的特性决定于构成它们的各个细胞;③地球上现存的细胞均来自细胞,以保持遗传物质的连续性;④细胞是生命的最小单位。

但在这一阶段,由于方法上的局限性,对细胞的研究只停留在形态观察上,对功能的研究则少有进展。

二、多学科渗透

多学科渗透是现代科学,特别是生命科学发展的一大特点。以 2003 年度的诺贝尔生理或医学奖为例可以清楚地看出这一点。2003 年度的诺贝尔生理学或医学奖授予了物理学家 Lauterbur 与 Mansfield,以表彰他们在磁共振领域所做的工作。他们的发现使得现代磁共振诊断技术得以产生。这一方法可以产生人体器官的三维图像,使潜伏的疾病得以被发现,这是物理学与医学结合的成果;与此同时,约翰·霍普金斯大学医学院教授 Peter Agre 的研究发现了细胞膜上存在有水通道(water channel),洛克菲勒大学医学院教授 Roderick Mackinnon 对细胞的离子通道结构和机制的研究取得了大量的成就。这些发现对于治疗许多与肾脏、心脏、肌肉和神经系统有关的疾病十分重要。因此,这两位医学院的教授获得了 2003 年度的诺贝尔化学奖。

事实上,从 20 世纪初至中叶的这一时期里,细胞学的主要特点是与生物科学等相邻学科之间的相互渗透,尤其是与遗传学、生理学和生物化学的结合,并采用了多种实验手段,对细胞的遗传学(主要是染色体在细胞分裂周期中的行为)、细胞的生理功能和细胞的化学组成进行了大量的研究,对细胞运动、细胞膜的特性、细胞的生长、细胞分泌、细胞内的新陈代谢和能量代谢等提出了新的观点。这一阶段的细胞研究已逐步由纯形态的细胞学阶段发展为细胞生物学阶段;20 世纪中叶之后的年代里,细胞生物学的发展还得到了非生物学科的支持,如物理学、化学、计算科学等。

三、电子显微镜与分子生物学的结合

进入20世纪30～50年代,电子显微镜(以下简称电镜)技术和分子生物学技术被用于细胞的研究中。在过去的研究中,由于技术上的局限,很难研究细胞内部复杂的结构成分,电镜的出现与应用使观察细胞的内部亚微结构成为可能,从而使细胞生物学的研究进入一个崭新的领域;另一方面,自从50年代Watson和Crick阐明了DNA分子的双螺旋结构以后,对于基因的结构、表达及表达的调控、基因产物如何控制细胞的活动等有了越来越多的阐述,细胞内信号传导、物质在细胞内转运、细胞增殖的调控及细胞衰老与死亡机制的不断积累。所有这些都使细胞的研究进入了全新的境界,即从分子角度、亚细胞角度探讨细胞的生物学功能。由此,细胞生物学已发展成为分子细胞生物学(molecular cell biology)。

四、系统理论进入细胞生物学学科领域

由于细胞是一个生命的综合体,着眼于细胞内某一分子、某一结构、某一功能的传统研究显然不能代表细胞生命活动的真实状态。因此,系统理论(systems theory)被引入细胞生物学研究理念中。20世纪70～80年代首先采用系统方法研究生态系统、器官系统,并奠定了系统生态学、系统生理学这些学科的基础。随着人类基因组计划的完成,对于RNA、蛋白质的研究越来越深入,数字化、网络化的概念越来越成为细胞功能研究的主流。因此,以细胞为对象的系统生物学(systems biology)应运而生。它是以细胞作为一个系统,研究系统内各种因素,获得DNA、RNA及蛋白质相互作用及所构成网络等各方面整合的信息,建立能描述系统结构和行为的数学模型,最后借此模型系统研究系统的功能、运作、异常及其干预。

综上所述,细胞学研究经历了从细胞学说的确立、细胞形态的描说到从分子和亚细胞角度全面研究细胞生物学功能的漫长阶段。展望未来,细胞的研究将进一步揭示生命的基本特征,并广泛用于工业、农业、环境和医学卫生等各领域。

第三节 医学细胞生物学

医学是以人体为研究对象,探索人类疾病的发生、发展机制,并对疾病进行诊断、治疗和预防的一门综合学科。医学科学不断地吸收和运用其他学科,尤其是生命科学的新知识和新技术,以提高本学科的整体水平,并推动医学科学研究向前发展。医学院校开设的细胞生物学课程和开展的细胞生物学科学研究构成了基础医学和临床医学的重要基础。它主要是以人体细胞为对象,以疾病的研究作为出发点,进而为探讨疾病的发生机制、开展疾病的早期诊断、特异性诊断、预后评估及寻找疾病的临床干预方法奠定基础,通常也被称为医学细胞生物学(medical cell biology)。细胞生物学与医学实践紧密地结合,不断地开辟新的研究领域,提出新的研究课题,努力地探索人类生老病死的机制,研究疾病的发生、发展和转归的规律,力图为疾病的预防、诊断、治疗提供新的理论、思路和方案,为最终战胜疾病、保障人类健康作出贡献。

一、医学上的许多问题需要用细胞生物学的理论和方法来解决

如前所说,细胞生物学与临床医学有着很大的关系,而且这种关系直接影响着21世纪临床医学科学的发展。近年来,国际医学界提出的转化医学(translational medicine)的概念就是两者紧密联系的具体表现。

转化医学致力于利用包括现代分子生物技术在内的各种方法将实验室研究成果迅速转化为可进行临床应用的医药产品或诊疗技术,同时通过临床的观察分析为基础医学研究提供思路、优化实验设计,从而形成良性循环,最终实现整体医疗水平的提高。这种"实验台-病床边-实验台"(bench to bedside)的相互联动,在从事基础科学的研究者和了解患者需求的医生之间建立起有效的联系,打破了基础医学与药物研发、临床医学之间固有的屏障,把实验室研究成果快速地转化为临床实践,从而加速新药的开发和新治疗方法的确立,也有利于对疾病的预测和相关政策的制定,促进医学事业的发展。

(一)细胞生物学与疾病发病机制探讨

人类疾病是细胞病变的综合反映,而细胞病变则是细胞在致病因素的作用下,组成细胞的若干分子相互作用的结果。外在的致病因素(物理的、化学的或生物的)和内在的致病因素(遗传的)都可能通过这种或那种途径影响细胞内的分子存在及其所形成的网络系统,而导致细胞发生分子水平上的变化,并进一步导致建立在这些分子基础上的亚细胞及细胞水平上的病变。在人类的疾病谱中绝大多数疾病的发病机制尚不清楚,因而还不能提出针对性的分子干预措施,相应地就不会有有效的临床治疗药物。因此,从细胞水平深入地研究疾病的发病对揭示疾病本质、探讨有效治疗方法具有重要的意义。

(二)细胞生物学研究与疾病的早期诊断

疾病的诊断除了必要的病原学检查外,更主要的是有赖于疾病所带来的异常特征,整体水平、生化水平、细胞水平或分子水平的变化,都可能是疾病诊断的依据;然而整体水平或生化水平的变化,往往是细胞已经发生了严重的,甚至是发生不可恢复的变化以后才出现的。因此,依靠这些特征进行诊断往往无助于疾病的治疗;而细胞或细胞内分子水平的变化往往是在疾病的早期,甚至是在尚未对细胞代谢产生某种影响的情况下就已经存在或已经发生。因此,通过细胞或细胞内分子水平的变化来进行诊断就很容易获得早期诊断,这也就十分有利于疾病的早期治疗,而研究和探索疾病状态下的细胞及分子水平的变化是现代医学领域最令人鼓舞的领域,并因此诞生了分子诊断学(molecular diagnostics)这一前沿学科。

(三)细胞将成为疾病治疗的靶点和载体

一方面,疾病的治疗有赖于对疾病机制的深入了解,只有这样才能筛选出具有针对性的药物以获得最大的治疗效果,并最大限度地减少药物的毒副作用;另一方面,基因治疗已成为21世纪具有一定潜力的治疗方法之一,而基因治疗是建立在分子生物学,特别是细胞生物学的基础上的:用特定的细胞携带特定的基因,转入特定的患者细胞中,再回输入患者体内,弥补患者细胞基因表达上的缺陷,提高细胞的抗病能力,减低细胞内毒性物质的作用,恢复细胞内已发生紊乱的新陈代谢,从而达到治疗目的;再一方面以CRISPR/Cas9(clustered regularly interspaced short palindromic repeats/Cas9 nickase)系统为引领的基因编辑技术已在多种模式生物中广泛应用,为构建更高效的基因定点修饰技术提供了全新的平台,也为定点治疗基因缺陷引起的疾病指出了新方向;另外,细胞或经过修饰的细胞(如干细胞)移植

或细胞治疗(cell therapy)在现代疾病治疗学上具有重大的应用前景,被移植的细胞和一定的生物材料(或高科技材料)相结合也是现代医学组织工程学的基础;最后,通过细胞融合或细胞杂交技术生产某些生物大分子,后者则可用于疾病的治疗和诊断。

总之,作为生命科学领域的前沿学科之一,医学细胞生物学已被用于探索和解决生命科学领域中所有重大问题。21世纪的医学也将全面走向分子医学(molecular medicine)和个体化医学(individual medicine)时代。疾病的诊断和治疗都有赖于对疾病细胞机制的最终揭示。其中,细胞生物学的研究是不可缺少的。

二、细胞生物学的研究促进了医学的发展

对细胞各种生命现象的研究都有可能直接或间接地应用于医学领域,为医学带来革命性变化。近年来,转化医学的形成就是细胞生物学与临床医学密切结合的产物。以下仅举几个方面予以说明。

(一) 细胞分化

细胞分化(cell differentiation)是指从受精开始的个体发育过程中细胞之间逐渐产生稳定性差异的过程。在人胚胎早期,卵裂球的细胞之间没有形态和功能上的差别;但胎儿临出生前,体内已出现了上百种不同类型的细胞,这些细胞在结构、生化组成和功能方面表现出明显的差异。从受精卵发育为成体过程中的细胞多样性的出现是细胞分化的结果。细胞分化的分子基础是核中含有完整遗传指令的基因的选择性的、具有严格时空顺序的表达,随后转录生成相应的mRNA,进而指导合成特殊功能的蛋白质。细胞分化的关键调控发生在转录水平,转录因子组合对细胞分化具有重要的作用,有些转录因子对多种细胞分化起作用,有的只对特定的基因表达有效。

分化具有相对的不可逆性受到了医学家的特别关注。在一般情况下,已经分化为某种特异的、稳定型的细胞不可能逆转到未分化状态或者不能转变成其他类型的分化细胞。但在某些特殊情况下却存在例外:一种是去分化(de-differentiation),即分化细胞的基因活动方式发生逆转,细胞又回到原始或相对原始的状态;另一种是转分化(trans-differentiation),即细胞从一种分化状态转变为另一种分化状态。目前,对于细胞分化的研究集中在个体发育过程中出现分化差异的详细机制,以及多种因素(细胞因子、激素、DNA甲基化、诱导等)对分化进程的调控作用。研究细胞分化的分子基础和调节因素不仅有助于揭示生物学的一些本质问题,而且对于探讨一些疾病(如肿瘤的发生与治疗)、器官与组织的再生修复都具有十分重要的指导意义。

(二) 细胞信号转导

人体的细胞无时无刻不在接受和处理来自胞内和胞外的各种信号,这些细胞信号的传递和整合在生命中具有重要作用。它不仅影响细胞本身的活动,而且能使单个细胞在代谢、运动、增殖和分化等行为上与细胞群体及机体的整体活动保持协调一致。目前,细胞信号转导(signal transduction)研究的重点是信号分子的种类及其受体、跨膜信号转导和胞内信号转导的途径和调控。信号转导机制的阐明不仅能加深对细胞生命活动本质的认识,也有助于研究某些疾病的发病机制和药物的靶向设计。在细胞正常的功能与代谢中,信号转导起着重要的作用,其过程和路径的任一环节发生障碍,都会使细胞无法对外界的刺激作出正确的反应,由此导致发生许多病理变化。

自身性免疫受体病是指机体对本身成分产生了受体的抗体,该抗体与受体结合后,受体的功能被关闭,由此导致疾病的发生。例如,重症肌无力患者的体内存在抗乙酰胆碱受体的抗体。继发性受体病是因机体自身代谢紊乱,引起受体异常发生的疾病。

另一类与信号转导有关的疾病为G蛋白异常疾病。G蛋白的α亚基上含有细菌毒素糖基化修饰位点,经细菌毒素作用后,这些位点糖基化,可使α亚基的GTP酶活性失活或与受体结合的能力降低,导致疾病的产生。霍乱弧菌所致的腹泻是本类疾病的一个例子。

哺乳动物雷帕霉素靶蛋白(mammalian target of rapamycin, mTOR)信号通路是调控细胞生长与增殖的一个关键通路。该通路将营养分子、能量状态及生长因子等信息整合在一起,调控细胞的生长、增殖、代谢、自噬、凋亡等生命过程。该通路的失调与多种人类疾病发生相关,包括癌症、糖尿病和心血管疾病。

信号转导通路中蛋白激酶异常也是疾病发生的原因。淋巴细胞有许多种类的酪氨酸激酶,它们在传递细胞特异的信号、调节机体免疫反应中起着重要的作用。这些激酶在组成及数量上的异常将导致免疫功能低下的发生。临床上常见的X染色体关联的免疫功能低下的病因即与B细胞酪氨酸激酶的异常相关。

(三) 肿瘤细胞生物学

肿瘤发生(tumorigenesis)机制是医学细胞生物学研究的一个非常重要的领域。恶性肿瘤细胞的许多生物学行为,包括分化水平、增殖过程、迁移特性、代谢规律、形态学特点等与正常体细胞相比都有非常明显的变化。近年来,对癌细胞的低分化和高增殖的超微结构和生物学特征已经进行了较详细的研究。目前,肿瘤细胞生物学研究集中在以下领域:癌基因和抑癌基因与肿瘤发生的关系;癌干细胞的特性;恶性肿瘤的逆转,包括肿瘤细胞跨膜信号转导系统和胞内信号转导途径的特点,以及癌细胞去分化机制;肿瘤细胞的增殖和细胞周期调控与肿瘤的发生和发展的关系等。

除上述因素外,研究者们还从部分实体性肿瘤和血液系统肿瘤肿瘤中分离或鉴定出来少量具有无限的增殖能力和肿瘤诱生能力的细胞,从这些细胞中可以产生出新的肿瘤细胞,因此,被称为肿瘤干细胞(cancer stem cell)。肿瘤干细胞可以来源于干细胞、谱系祖细胞或已部分分化的细胞,具有选择性诱导肿瘤发生和细胞恶性增殖、通过自我更新形成相同的肿瘤干细胞及进一步分化为成熟的肿瘤子代细胞等生物学特征。

癌细胞是否可以逆转为正常细胞是医学上特别关注的一个问题。临床上,确有恶性肿瘤未经治疗而自愈的现象。目前,已发现可以在实验条件下使畸胎癌转化为正常细胞,同时实验证明有些肿瘤细胞可以被某些药物[如维A酸(retinoic acid)、二甲基亚砜、环六亚甲基双乙酰胺等]诱导分化,失去恶性表型特征。例如,维A酸和小剂量三氧化二砷(As_2O_3)已经被应用于治疗早幼粒细胞白血病,可以使诱导分化受阻的幼稚粒细胞分化成熟,使白血病获得临床完全缓解,其效果明显优于放疗和化疗,同时也可避免放疗和化疗杀伤正常分裂细胞的副作用。许多研究证明癌细胞的诱导分化是可能的。但是,要解决癌细胞的逆向分化问题还需要对细胞分化及其调控的详细机制及分化和恶性转变的关系做大量的、更深入的研究工作。

(四) 干细胞生物学与再生医学

干细胞(stem cell)研究是目前细胞生物学的一个热点。体内具有增殖能力,能够分化生成不同类型细胞的原始细胞称为干细胞,主要包括胚胎干细胞(embryonic stem cell, ES细胞)和组织特异性干细胞(tissue specific stem cell,简称组织干细胞)。胚胎干细胞分化为组织干细胞的过程中生成不同分化等级的干细胞,它们共同构成了干细胞家族。目前,若干种干细胞可以在体外环境下被分离、诱导(诱导多能干细胞 iPS)、培养、传代和建系,同时维持其干细胞特性,或者被定向诱导分化成为其他特定类型的细胞。干细胞的这些特点使得它们在细胞治疗、组织和器官的重建及作为新药研究模型中具有重要的价值。

胚胎干细胞可以通过体细胞核移植等途径获得。它具有与供体完全相同的遗传背景,再移植回体内不会产生免疫排斥反应。这为进一步地研究细胞治疗打下了良好的基础。干细胞不仅是个体发育的基础,在人体受到创伤后,拥有组织干细胞的组织和器官也具有一定的损伤后自行修复的再生能力。例如,皮肤、毛发、造血系统、消化道和肝脏都可以进行不同程度的组织修复再生。传统医学的观点认为,中枢神经系统损伤后无法再生;但新近发现,位于中枢神经系统中的神经干细胞仍然具有自我更新及分化成熟为成熟神经元的能力,而且由于血-脑屏障的存在,当神经干细胞移植到中枢神经系统以后不会导致免疫排斥反应。因此,神经干细胞可能具有重要的临床应用潜力。另外,研究干细胞的自稳定性(self-maintenance)有助于鉴别肿瘤细胞的本质和阐明肿瘤的发生机制,已发现造血干细胞移植对一些血液系统恶性肿瘤有明显的治疗作用。目前已经证明某些类型的干细胞在适当的条件下有可能转变成其他种类的细胞,这就是干细胞的转分化。例如,造血干细胞在经过亚致死量的放射性核素照射后可以转变为脑的星形胶质细胞、少突胶质细胞和小胶质细胞,也可分化形成肌细胞和肝细胞等。利用干细胞的这一特性可能获得组织工程中的种子细胞。对干细胞的研究不仅可以推动对生命本质的研究,而且在人类疾病治疗、组织器官替代的组织工程和基因治疗中具有重大的理论意义和应用价值。

(五) 细胞死亡

细胞终末分化与衰老最终都要导致细胞死亡。细胞死亡包括不同的死亡机制。不同类型的死亡机制不仅诱因不同,病理改变后果也各异。近年来,科学界对于编程性细胞死亡的研究方兴未艾,因为它与个体的生长、发育、畸形、衰老和疾病(特别是肿瘤和退行性疾病)的发生与防治有着重要的关系。目前认为,肿瘤的形成不只是与细胞的过分增殖有关,而且与细胞该死而未死有关,后者的重要性不亚于前者。由此不难看出,今后关于细胞死亡的研究将主要集中在两个方面:一是找出有关编程性细胞死亡的更多、更关键的调控基因及其作用机制;另一方面则是从实用出发,找到更有效的途径来诱发癌细胞的凋亡,为治疗肿瘤提供更有效的手段。

(六) 细胞工程

细胞工程(cell engineering)是指应用细胞生物学技术和分子生物学技术,改造细胞,使之有利于医学实践,造福人类。目前的细胞工程包括3个方向。一是定向地改变细胞的遗传组成(通过定向诱导突变或通过转基因方法),使之获得新的遗传性状,通过体外培养,提供细胞产品,或者用于临床上的细胞移植治疗,或者用于生产胰岛素、生长因子、干扰素等生物制剂,再应用于临床的疾病治疗中。二是制作人工细胞。为了防止生物体的排他性及对进入机体的药物的破坏作用,常利用细胞膜的结构特点,制成由脂质双分子膜构成的微囊,把药物封入囊中,以达到最大的治疗效果。三是把特定的细胞与生物材料或其他材料相结合形成人工组织或器官,应用于临床治疗。

(左 伋)

第一篇
细胞的基本结构

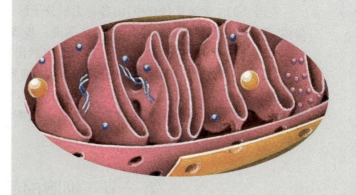

第一章 细胞的基本特征

生物体是由细胞组成的。结构简单的单细胞个体,其生命活动单位仅是一个细胞,复杂的多细胞个体则由具有特定功能的各种细胞组成。组成生物体的细胞在外形和功能上有着巨大的差异。例如,人脑中典型的神经细胞有明显的分叉状树突,小肠上皮细胞朝向肠腔的一侧则有很多微绒毛状的突起,精子细胞有一条长长的尾巴推动细胞游动,而血液中的巨噬细胞则通过不断改变形状来移动位置并吞噬异物。虽然不同的细胞千差万别,但它们的化学成分非常相似,都含有水、无机盐、蛋白质、糖类、脂类、核酸和各种微量的有机化合物等。

在漫长的生命演化过程中,由各种无机分子形成简单的有机分子,有机小分子结合成多聚体,再构成蛋白质和核酸等大分子,之后进一步演变成具有外膜的原始细胞。原始细胞由于不具备完整的细胞核,故称为原核细胞。之后出现了具有细胞核和丰富细胞器的真核细胞,以后又由真核细胞聚合成群体,发展成为多细胞生物。一般认为,最初的生命是非细胞形态的,现存的病毒(virus)就是一类非细胞生物,它的进化地位很特殊。病毒虽能进行繁殖、遗传变异等生命活动,但它必须依靠宿主细胞才能生存,因此它还不是真正意义上的细胞。

第一节 细胞的起源与进化

一、生命进化的历程

生命发生的最早阶段是化学进化,即从无机小分子进化到生命前体的阶段,大概历经了10亿年。生命前体经过演化成为具有生命特征的初始生命体(即原始细胞),之后原始细胞继续进化,至原核细胞、真核细胞、多细胞个体出现等,属于生物进化阶段(图1-1)。

生命前体是化学进化阶段的终极产物,是亿万年时间里在原始海洋中按照化学规律形成的。这些物质的运动规律均可以化学的语言来解释和描述。化学进化的全过程可分为以下几个阶段:从无机物开始,至有机分子的形成、生物大分子形成、多分子体系的形成、多分子体系生物化学过程的进化至生命前体的出现。

生命前体还不是生命。由生命前体经过演化成的初始生命体,成为一种具有整体自律运动规律的物体。初始生命体是一种有了新陈代谢和分裂增殖的能力原始细胞,进化在初始生命体形成后继续不断进行,归属于生物进化过程。

生命是如何起源的?最初的细胞又是怎样产生的?由于这一切事件都不可能在实验室里得到重现,所以也就一直存在争议。不过,有几个实验为整个进化过程中的某些环节提供了有力的证据。

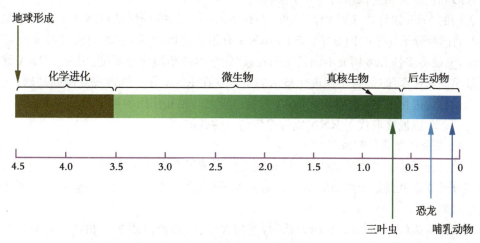

图1-1 地球年龄和生物进化

二、生命进化的过程和证据

(一) 有机小分子的形成

在20世纪50年代,Stanley Miller利用实验室条件在H_2、CH_4、NH_3的混合气体内人工制造放电,证明在有水存在的情况下可以形成包括氨基酸在内的多种有机分子。尽管实验不能精确地重现早期的地球环境,但却清楚地表明有机分子之间有自发组合的可能,这些有机分子为有机生命的出现提供了基本原料。

此后有许多人进行了类似的实验,合成了诸如嘌呤、嘧啶、核糖、脱氧核糖核酸(DNA)及脂肪酸等有机分子。值得一提的是,在模拟实验中最容易获得的碱基是腺嘌呤。也许是由于腺嘌呤易于产生,因而在生命进化过程中,ATP成了广泛分布于生命界的供能物质。

(二) 生物大分子的形成

生命物质中最主要的是蛋白质和核酸。一般认为氨基酸和核苷酸可以通过两种方式的聚合作用分别形成原始的蛋白质、核酸:一是溶液聚合,在带有电荷黏土表面的吸附作用下发生聚合;二是浓缩聚合,在一些小水体中,长期蒸发使水中氨基酸等小分子含量很高,这样的溶液在较高温度下可以产生"类蛋白质(proteinoids)"样多肽。Fox模拟原始地球条件,将一些氨基酸混合后,倒入160~200℃的热砂或黏土中,使水分蒸发、氨基酸浓缩,经过一段时间就产生了一种琥珀色的透明物质,即类蛋白质。当然,在模拟原始地球条件下形成类蛋白质和类核酸与现代生命的蛋白质和核酸间还存在一定差距,表现为结构较为简单,有序程度较低,功能不专一。例如,酶的活力不高,专一性不强,一种酶有几种作用;一种核酸可能担任几种核酸的功能等。然而这些分子有可能在漫长岁月中再演化成为更有序、功能也更复杂的蛋白质和核酸分子。

(三) 核糖核酸是最早的遗传系统

现在的细胞具有两种蕴含信息的大分子:核酸和蛋白质。只有前者可以指导其自身的复制。核酸-蛋白质体系问题在于:核酸只有在蛋白质(酶)的作用下才能合成,而蛋白质也只有在其相应的核苷酸顺序存在的条件下才能合成。那么,是通过什么样的化学过程才能形成核酸和蛋白质相互依赖的多分子系统呢？

美国的 Cech 研究原生动物四膜虫（*Tetrahymena*）的核糖核酸（RNA），发现从四膜虫 rRNA 的前身分子切下的内含子，即 L19RNA 有很强的酶活性，它能使核苷酸聚合而成多核苷酸，又能将多核苷酸切成不同长短的片段，而它本身却能保持不变。于是，RNA 就被认为是最早的遗传系统，而且早期进化被认为是建立在 RNA 分子的自我复制的基础之上的，该阶段被称为进化的 RNA 时期。RNA 与蛋白质之间相互作用的规律逐渐演变成今天的遗传密码，DNA 也最终取代了 RNA 成为遗传信息的载体。

（四）多分子体系的形成

生物大分子还不是原始的生命，只有在它们形成了多分子体系时，才显示出生命现象。这种多分子体系就是原始生命的萌芽。团聚体学说和微球学说可被用来解释多分子体系是如何生成的。

团聚体学说（coacervate theory）认为，生物大分子，如蛋白质溶液和核酸溶液合在一起时，可形成团聚体小滴，这就是多分子体系。团聚体与周围水液有明显的界线，小滴的直径为 $1\sim 500\ \mu m$。团聚体小滴外围部分增厚而形成一种膜样结构与周围介质分隔开来，当把磷酸化酶加到组蛋白与阿拉伯胶的溶液中，酶就在团聚体小滴中浓缩；如果随后在周围介质中加入葡萄糖-1-磷酸，后者就扩散到团聚体中，并酶聚而成淀粉，而使团聚体的体积增大。葡萄-1-磷酸中的磷酸键可提供聚合所需的能，而聚合时释放出来的无机磷酸盐则作为废物从团聚体中排出。此外，团聚体能从周围的介质中吸取不同的物质，这样的团聚体就可以"生长"，长到一定程度时团聚体还能"生殖"（即"出芽"，分出小团聚体来）。由此可见，团聚体是能够表现一定的生命现象的。

微球体学说（microsphere theory）是 Fox 提出的。Fox 发现，将干的氨基酸或实验室所得的"类蛋白质"加热浓缩，即可形成微球体。微球体在溶液中是稳定的，各微球体的直径是很均一的，为 $1\sim 2\ \mu m$，相当于细菌的大小。微球体表现出很多生物学特性：①微球体表面有双层膜，使微球体能随溶液渗透压的变化而收缩或膨胀。如在溶液中加入氯化钠等盐类，微球体就缩小。②能吸收溶液中的类蛋白质而生长，并能以一种类似于细菌生长分裂的方式进行繁殖。③在电子显微镜下可见类似于简单细菌的微球体超微结构。④表面膜的存在使微球体对外界分子有选择地吸收，在吸收了 ATP 之后，表现出类似于细胞质流动的活动。

（五）原始膜结构

原始膜是怎样产生的，又是怎样发展成双层膜的呢？有人主张，类脂分子（磷脂类）吸附在多分子体系的界面上，蛋白质分子和类脂分子相互作用，吸附于类脂分子上或埋入类脂层中，从而形成一个脂类蛋白质层。继续发展，这个脂类蛋白质层在一定的物理作用下变为双层，再吸收一些多糖等其他分子，就成了双分子层的原始膜了。

（六）自养多分子体系的出现

最初出现的多分子体系都是异养营养的，都是以环境中营养物质如氨基酸、糖类、脂肪等为食物的。但随着多分子体系的增多，外界营养物质逐渐减少。营养物质终究要被用尽，因此多分子体系必须适应这个改变，也只有那些能适应这个改变的多分子体系才能生存下来，这样，自然选择就选择了具有复杂的生化能力的多分子体系。当然，对于外界环境中物质的逐渐用尽的一个更彻底的适应是自养营养的出现。有了自养营养的能力，多分子体系的生存就不再依赖外界环境中有机物质的供应。

（七）氧气的产生

光合作用产生了分子氧，使地球上大气的组成发生了变化，成为新的（第3次）大气层。由于大气层有了氧气，而氢气已散逸殆尽，大气就不再是还原性的了。更重要的是，有了氧气之后，一些多分子体系的原始生物随之发生了生物化学过程的进化。它们改变了呼吸方式，即出现了有氧呼吸。有氧呼吸捕获能量的效率比无氧呼吸高得多，由厌氧到好氧，这是生物进化中的一件大事。

（八）原核细胞的诞生

上述讨论的原始的生命单位即多分子体系，无论是团聚体还是微球体，都可以认为就是原始细胞发生的起点。它们再经过漫长岁月的进化，逐渐完善了表面膜，具有了遗传密码转录转译的完整装置，就成了原核细胞（prokaryotic cell）。

（九）真核细胞的起源

真核细胞（eukaryotic cell）是不是来自原核细胞，这个问题现在还没有一个最后的答案。化石没有给我们留下任何证据，但是真核生物晚于原核生物出现则是肯定无疑的。因为，最早出现的化石是原核生物，在34亿年前，而真核生物出现最多不超过20亿年；另外，真核生物都是好氧呼吸的，必然出现在还原性大气变为含氧大气之后。

1. 内共生学说　1970年，Lynn Margulis等提出"内共生学说"（endosymbiotictheory）。该学说认为，原始的厌氧原核细胞以吞食其他原核生物为生，有时它们与捕获的原核生物在体内共生，这样被吞食的原核生物就演变成细胞器，从而出现了真核细胞。按此学说，线粒体来自吞入的需氧的原核生物（细菌），叶绿体来自吞入的蓝藻。

内共生学说的主要依据是：现代真核细胞的线粒体和叶绿体都是半自主细胞器，DNA为双链环状，核糖体为70S，与细菌、蓝藻相同。

如果真核细胞是从原核细胞进化而来，核膜、内质网及高尔基复合体等内膜系统又是怎样进化来的呢？20世纪40年代，人们用电镜揭示了真核细胞中普遍存在的单位膜结构。就此，很多人认为真核细胞的内膜系统是古代原核细胞的外膜向内折入而发展起来的，线粒体的外膜和叶绿体的外膜则是内质网延伸而成。也有人认为内膜系统不是质膜内折而成，而是真核细胞中新生的结构，首先生成的是核膜，然后核膜向外延伸而成内质网、高尔基复合体膜。

内共生学说的缺点是不能解释细胞核的起源，因为真核细胞的核结构和原核细胞的拟核差别甚大，不仅仅是有无核膜的问题。

2. 共同起源学说　该学说认为真核细胞不是来自原核细胞，而是和原核细胞一同起源于原始生命。在比较了200多种原核生物和真核生物的tRNA和rRNA的核苷酸序列，也比较了它们某些蛋白质的氨基酸序列之后，发现细菌可分为截然不同的两类：一类即我们所熟知的"真细菌"，如大肠埃希菌、肺炎链球菌等；另一类是生活在特殊环境的"古细菌"，如嗜盐细菌、沼气产生菌等。真细菌和古细菌的tRNA分子中核苷酸顺序有明显差异，而同一类中各菌种的rRNA中核苷酸顺序则十分相似。真核细胞rRNA的核苷酸顺序和这两类细菌的rRNA截然不同，看不出和哪一类细菌的rRNA更接近。据此提出真核细胞不是来自原核细胞，而是远在原核细胞生成之前，真核细胞就已和原核细胞分开而成为独立的一支，即早真核生物（urkaryotes）。早真核生物是和古细菌、真细菌并列的一支，起源于共同的原始细胞，沿着不同的进化路径而来，称为现代真核生物的祖先。

无论如何，细胞的出现是生命进化史上一次最重要的、质的飞跃。最早出现的细胞是原核细胞。从原核细胞到真核细胞出现又经历了漫长的20亿年。从单细胞真核生物演进到多细胞真核生物,是生命发展史上的又一个重要阶段,由此产生了生物界最晚出现的被子植物和哺乳动物,包括人类的祖先在内。从最原始的非细胞生命到多细胞真核生物的产生,生命的进化经历了从非细胞生命→原始细胞→原核生物→单细胞真核生物→多细胞真核生物的时期。

最初的细胞是何时出现的? 现在的细胞又怎么会呈现出这么多的复杂性和差异性呢? 通常认为生命起源的时间大约相当于地球形成后10亿年,即38亿~35亿年前。从现存化石所提供的情况来看,生命起源的发生是集中在一个相对较短的时间段中(至少从进化的角度来看是这样)。目前所能找到的最早类似细胞的化石存在于35亿年前的地质层中,而在地球形成的早期,生存环境过于恶劣,因此生命的出现似乎也不大可能会早于38亿年前。

原始细胞被认为是从由被磷脂膜包裹的能自我复制的RNA演变而来的。磷脂膜是现今所有生物膜的基本组分,这个概念包括了原核生物与真核生物的质膜。磷脂膜能形成膜主要是因为它们是双亲媒性分子,这意味着它的一部分是水溶性的,而另一部分则正好相反。由磷脂构成的囊膜可以提供一个稳定的屏障,将细胞的内部与外部分隔开。在这个空间里,RNA与其他有关的分子可以保持它们的相对独立,以完成自我复制和将来的进化。这时可能已经出现由RNA指导合成的蛋白质了。这样,最初的细胞就应该是具有能自我复制的RNA和由它所编码的蛋白质。

第二节 细胞的分子基础

细胞是一个精确调控的复合体,有着复杂的结构,不仅能自我复制(这是生命的基本特征),而且具有许多特殊的功能。由于细胞起源于非生命物质,细胞同样遵循那些适用于非生命环境的物理、化学原则。因此,现代细胞生物学试图从理化特性来理解细胞的作用。

从化学角度来看,细胞是由小分子物质和生物大分子两类物质组成的(表1-1)。这两类物质的差别在于它们的分子量和分子结构不同,由此它们所承担的功能也不一样。小分子物质的分子量一般<50,且每一种分子都有其特定的结构。生物大分子也称多聚体(polymer),是由许多小分子单体(monomer)通过共价键联结而成的,分子量比较大。本节将分别介绍几种小分子和生物大分子物质。

表1-1 细菌和哺乳动物细胞的化学组成

组 分	占细胞总重量百分比(%)		组 分	占细胞总重量百分比(%)	
	大肠埃希菌	哺乳类细胞		大肠埃希菌	哺乳类细胞
小分子			大分子		
水	70	70	蛋白质	15	18
无机离子	1	1	RNA	6	1.1
小代谢物	3	3	DNA	1	0.25
			磷脂	2	3
			其他脂质	/	2
			多糖	2	2

一、小分子物质

小分子物质主要包括水（H_2O）、无机盐和离子、小分子有机物（碳化合物）等，它们是维持细胞生命活动所必需的。

（一）水

细胞中水的含量约占细胞总重量的80%，是细胞中最丰富的物质，也是细胞十分重要的组成物质。首先，由于水具有独特的极性结构，水分子成为一种天然的溶剂。许多对细胞至关重要的分子，如无机离子、糖类、DNA、RNA、大部分蛋白质都能与水结合而溶解于水，而脂类和某些蛋白的分子结构中兼有亲水与疏水的区域，这些分子的疏水区域会相互聚集，借助于亲水区域尽量避开水相环境，因而形成各种脂膜结构；其次，细胞的各种生理过程发生在水中，故水分子参与了细胞的各种代谢活动，而细胞的代谢过程也能生成水分子；再者，水能吸收热量，从而防止细胞内温度的剧烈变化，对细胞有一定的保护作用；最后，水还能维持细胞内外的离子及酸碱平衡。

细胞中的水以游离水和结合水两种形式存在，其中95%是游离水。结合水是指以氢键结合于蛋白质分子中的水分。由于电荷分布的不对称性，水分子形成了一种强的偶极子。水分子的极性使其通过氢键形成水分子聚集体，从而具有独特的溶剂性质：比热大，熔点高，表面张力大，极性化合物易溶于水。

细胞中水的含量与生物体的年龄有一定关系，胚胎细胞的水含量最高，占细胞总重量的90%～95%；随着年龄的增长，含量逐渐降低。

（二）无机盐和离子

无机盐在体液内一般都以离子形式存在。细胞内含量较多的阳离子有 K^+、Na^+、Mg^{2+}、Ca^{2+} 等，阴离子有 Cl^-、HCO_3^-、$H_2PO_4^-$ 和 HPO_4^{2-} 等。这些离子在细胞内外液的分布和含量有显著的差别。例如，K^+ 和 Mg^{2+} 在细胞内浓度较高，而 Na^+ 和 Cl^- 主要分布在细胞外液中，磷酸根则是细胞内含量最高的阴离子。

细胞内的无机盐和离子的含量虽然只占细胞总重量的1%左右，但对于细胞内渗透压与酸碱平衡的维持是十分重要的，如各类磷酸盐能起到缓冲作用，以稳定细胞内的 pH 值。很多无机离子还是酶的辅助因子，如磷酸化酶和多种激酶常需要 Mg^{2+} 的参与。Ca^{2+} 对细胞的多种生理功能有作用，如与肌细胞的收缩有关，并作为第二信使参与细胞跨膜信号传递等。

有些无机成分是以非解离的形式存在于细胞的，如血红蛋白中的铁、磷脂中的磷等。还有一些微量元素，如铜、锌、钴、钼、硒、碘等，在细胞中的含量很低，但对于细胞正常的生命活动都是必不可少的。

（三）有机小分子

细胞内有机小分子的分子量为100～1 000，含有多达30个碳原子。估计细胞内有近千种有机小分子，主要分为4类：单糖、脂肪酸、氨基酸和核苷酸。它们通常游离在细胞质溶液中，既是细胞代谢过程中的中间产物，同时也构成了生物大分子的中间产物库，由它们可以装配成生物大分子多聚体。

1. 单糖 糖和由糖组成的化合物也被称为碳水化合物（carbohydrate），主要由碳、氢、氧3种元素组成。最简单的碳水化合物即单糖，它是构成寡糖和多糖的基本单位，通式为 $(CH_2O)n$，其中 n 是整数，从3到7。单糖中以戊糖（五碳糖，$C_5H_{10}O_5$）和己糖（六碳糖，

$C_6H_{12}O_6$)最重要。戊糖中的核糖和脱氧核糖是核酸的组成成分,脱氧核糖与核糖相比,在 $2'$ 碳位上少了1个氧。葡萄糖则是细胞的能源物质,在葡萄糖分解过程中,释放的能量用以合成 ATP,供细胞生命活动的需要。

单糖经糖苷键连接后可以形成更大的糖类。2个单糖相连形成二糖,如蔗糖就是由1个葡萄糖和1个果糖相连组成。更大的糖分子包括三糖、四糖及多聚糖。

2. 脂肪酸　脂肪酸(fatty acid)是直链脂族烃有机酸,一般含1个羧基,通式为 $CH_3(CH_2)nCOOH$,在天然产生的脂肪酸中 n 值为 10~20,且总是偶数。脂肪酸的碳氢链是疏水性的,无化学活性;羧基则在溶液中电离,是亲水的,易形成酯和酰胺。脂肪酸是营养价值较高的营养物质,但其最重要的功能是构成细胞膜。

3. 氨基酸　氨基酸(amino acid)是蛋白质结构的基本单位,每个氨基酸都含有1个羟基(—COOH)和1个氨基(—NH₂),与羟基相邻的碳原子上还常结合有1条侧链(—R)。相邻的2个氨基酸之间可以形成肽键相互连接,多个氨基酸借助肽键形成多肽链和蛋白质。组成蛋白质的氨基酸有20种,不同的氨基酸,其侧链不同,它对氨基酸的理化性质和蛋白质的空间结构都有重要的影响。

4. 核苷酸　核苷酸(nucleotide)是组成核酸的基本单位,单核苷酸由1分子碱基、1分子戊糖和1分子磷酸组成(图1-2)。碱基与戊糖相连的部分称为核苷(nucleoside),核苷再连接上1个磷酸分子就构成了单核苷酸,连接2个磷酸分子为二磷酸核苷,连接3个磷酸分子为三磷酸核苷。三磷酸核苷是核酸的合成原料,其中三磷腺苷(ATP)也是细胞能量转换的关键分子,被称为细胞内的能量"货币"。

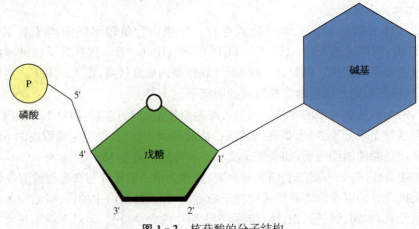

图1-2　核苷酸的分子结构

核酸中的碱基有嘌呤和嘧啶两类。RNA 中的碱基是腺嘌呤(adenine,A)、鸟嘌呤(guanine,G)、胞嘧啶(cytosine,C)和尿嘧啶(uracil,U);DNA 中的碱基有腺嘌呤、鸟嘌呤、胞嘧啶和胸腺嘧啶(thymine,T)(表1-2)。

表1-2　两类核酸的组成成分

核酸	碱基	戊糖	磷酸
RNA	A、G、C、U	核糖	磷酸
DNA	A、G、C、T	脱氧核糖	磷酸

二、生物大分子

生物大分子(biological macromolecules)包括蛋白质、核酸和多糖等,它们都是颇受研究人员重视的细胞内化学成分,并形成了研究这一领域的学科,即分子生物学。

(一)蛋白质

蛋白质(protein)是生命的基础物质,是构成生物体的基本成分,而且具有多种生物学功能。许多重要的生命现象都是通过蛋白质实现的。

1. 蛋白质的结构　多肽链一般经过4个层次的组装、折叠形成成熟的、有活性的蛋白质分子。

(1) 一级结构:许多小分子单体氨基酸按照一定的顺序,通过肽键(peptide bond)相连形成的多肽链是蛋白质的一级结构。肽键是多肽链分子中基本的化学键,由相邻的氨基酸脱水缩合而成。由2个氨基酸缩合而成的称为二肽,由3个氨基酸缩合而成的称为三肽……多个氨基酸通过肽键组成的肽称为多肽或多肽链(polypeptide chain)(图1-3)。多肽链的长短不一,有的可长达数千个氨基酸,一般则在40~1 000个氨基酸之间。每条多肽链的一端是氨基端(N端),另一端是羧基端(C端)。

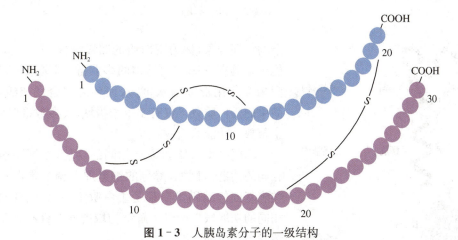

图1-3　人胰岛素分子的一级结构

虽然组成蛋白质的氨基酸只有20种,但由于组成蛋白质的氨基酸的种类、数量和排列顺序不同,可以构成无数种不同的多肽链。

(2) 二级结构:蛋白质的二级结构主要有α-螺旋(α-helix)和β-片层(β-pleated sheet)两种形式,是由多肽链盘旋折叠而成的规则结构,氢键是维持二级结构稳定的主要次级键。α-螺旋为右手螺旋,每3.6个氨基酸旋转1圈,螺距为0.54 nm(图1-4)。血红蛋白中的蛋白分子70%为α-螺旋。丝心蛋白(也称丝蛋白,fibroin)是由数个折叠成片层结构的肽链组成的,这种构象即β-片层折叠。

(3) 三级结构:蛋白质的三级结构是多肽链在二级结构的基础上,由于氨基酸残基侧链相互作用而使多肽链进一步盘旋折叠而形成不规则的特定构象。三级结构的稳定性主要依靠各氨基酸侧链(R)之间生成的各类次级键,如氢键、盐键、二硫键等。

(4) 四级结构:由2个或2个以上的结构域或功能域(domain)相互作用聚合而成更复

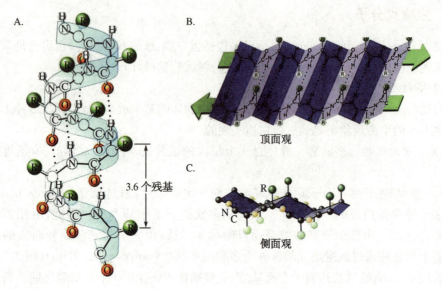

图 1-4 蛋白质分子二级结构

A. α-螺旋；B、C. β-片层

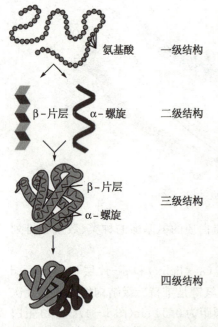

图 1-5 蛋白质分子的各级空间结构

杂的空间构象，称为蛋白质的四级结构（图1-5）。功能域是具有三级空间结构的多肽链，其氨基酸残基之间相互作用形成疏水键，从而使之聚合成四级结构。简单的蛋白质分子仅有1个结构域，大多数蛋白质由2个至数个功能域组成。

不同的蛋白质如果有相同的功能域，则一般具有相同的功能。例如，酵母的细胞周期调节蛋白和哺乳类癌基因的编码蛋白都是蛋白激酶，研究发现两者有相同的功能域。所以了解结构域的同源性有助于探讨新发现蛋白的功能。

蛋白质还可以形成更大的组装体。当一个蛋白分子具有与同种类型的蛋白分子表面区域互补的结合位点时，每一个此种类型的蛋白分子就能以相同的方式与相邻分子相连，形成不断延伸的纤维态、片层状或球形结构。如肌动蛋白纤维就是由许多肌动蛋白分子组装而成的，类似的构建还有微管和病毒的蛋白质衣壳等。

许多蛋白分子还含有小分子辅基（prothetic group），与蛋白质的功能有关，如血红蛋白中的血红素，该基团的中心是1个铁原子。通过铁原子可逆性地结合氧气，血红蛋白能在肺部与氧气结合，而在组织中释放氧气。

当某些物理的和化学的环境因素改变时，会使蛋白质的空间构象发生变化，而导致其生物学功能的改变。这种变构现象一般是指蛋白质的二、三、四级空间结构的改变，而不涉及一级结构即多肽链的改变,因此变构多为可逆的。

2. **蛋白质的功能** 蛋白质不仅是细胞、组织的结构成分,而且几乎参与了机体的一切生理活动,整个生命活动就是由各种各具功能的蛋白质相互配合完成的。按不同功能可分为结构蛋白和调节蛋白,前者主要是纤维蛋白,如肌动蛋白和肌球蛋白及构成皮肤、毛发的角蛋白等;调节蛋白则参与调节各种生命活动,包括:①酶,催化各种代谢反应;②肽类激素,参与调节代谢,如胰岛素能维持血糖浓度的恒定;③抗体,一类特异的球蛋白,具有免疫保护作用,能识别外源性物质,并与之结合而使其失活,以利于机体抵抗病原的侵袭;④与体内物质的转运和储存有关的蛋白,如血红蛋白运输 O_2 和 CO_2;⑤细胞膜上及细胞内的各类受体蛋白质,参与化学信号的传递;⑥核蛋白,染色质的主要成分,包括核酸与蛋白质。这些蛋白成分与细胞的生长、分化、遗传和变异的调控有一定关系。

3. **蛋白质的活性调控** 细胞中大多数蛋白质和酶并不是全部或持续地起作用。细胞能够对蛋白质的活性进行调控,使之在适合的时候恰当地发挥作用,避免过度消耗能量或底物,也不会累积不需要的分子,保证细胞维持在一个最佳状态。

蛋白质的活性调控可以发生在多个水平。例如,细胞控制某种酶的基因表达来调控酶分子的数量,或者将酶限制在由膜包围的特定亚细胞结构中来控制酶的活性。不过,最常见也最快捷的还是在蛋白质的自身水平上进行调节。例如,通过蛋白质的构象变化来调控蛋白质的活性。此类蛋白质包括酶、结构蛋白、受体、马达蛋白等,它们都具有两种或更多的不同构象。构象变化可以通过与相应配体的结合来发生,也可以通过对蛋白质的磷酸化修饰来引起,这些变化都是可逆的。在构象发生改变时,蛋白质的活性也发生改变。另外,通过酶催化的化学反应,其反应产物会成为下一个反应的底物,这样就产生了一个链式的化学反应串起的复杂网络,这样的网络给细胞提供了许多可供调节的切入点。借助于对蛋白质的调节,细胞实现了对整个细胞生命活动的调控。

4. **细胞蛋白质组** 人类基因组计划虽然基本完成,然而,基因组序列的获得只是解决问题的开端,关键在于进一步阐明人类基因组所拥有的全部基因的功能和表达模式,以及它们之间如何协调一致来控制机体生命活动的整个过程。因此,越来越多的科学家理智地认识到,现在必须深入研究基因的最终产物蛋白质。与以往孤立地研究某一种蛋白质的功能和结构不同,科学家们提出了细胞蛋白质组(proteome)(图1-6)的概念,即将细胞内基因活动和表达后所产生的全部蛋白质作为一个整体,研究在个体发育的不同阶段,正常或异常情况下,某种细胞内所有蛋白质的种类、数量、结构和功能状态,从而阐明基因的功能。从这个意义上来说,直接研究细胞蛋白质组可为基因组的研究提供最重要的印证和补充,真正实现人类基因组计划的预期目标。蛋白质组的研究也有助于了解分化的分子机制,揭

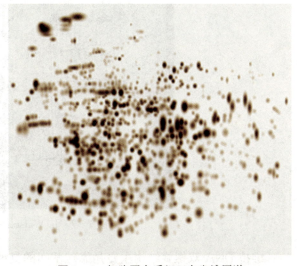

图1-6 细胞蛋白质组双向电泳图谱

示疾病(如肿瘤等)的分子病理。

从细胞的整体上来研究蛋白质组,首先必须抽提细胞中的蛋白质,把成百上千种蛋白质分离开来,最后还要测定每一种蛋白质的一级结构。这无疑是一项繁重的任务。但是,近年来,随着双相凝胶电泳和质谱分析技术的应用,不仅大大简化了蛋白质组的分析过程,而且使非常微量的样品也能用于研究,一些不同组织细胞来源的蛋白质计算机数据库资料正在迅速增加;同时,对亚细胞结构(如线粒体)的蛋白质组、分子蛋白质组的研究也已列入日程。蛋白质组的研究已成为深入理解基因功能的一个重要领域,正孕育着21世纪生命科学中的一个新的生长点。

(二) 核酸

核酸是细胞内储存和传递遗传信息的大分子物质,可以分为 RNA 和 DNA。DNA 是遗传信息的主要储存库。细胞内遗传信息的流动由 DNA→RNA→蛋白质,即 DNA 转录成 RNA,再由 RNA 指导蛋白质的合成,即所谓的"中心法则"。

核酸是由许多核苷酸构成的多聚体(多核苷酸),一个核苷酸戊糖的 $3'$ 位羟基可与另一个核苷酸戊糖的 $5'$ 位磷酸基团之间形成磷酸二酯键(phosphodiester bond),从而使核苷酸相互连接成核苷酸链。组成1个 RNA 分子的核苷酸数可达数十个至数千个,而 DNA 则由数百万个核苷酸组成。与多肽链一样,核苷酸链也有方向性,连有羟基的戊糖 $3'$ 位 C 端称为 $3'$ 端,另一端称为 $5'$ 端,在戊糖的 $5'$ 端的 C 原子上有羟基或磷酸连接。

1. DNA 的结构 1953年,Watson 和 Crick(图1-7)提出了 DNA 分子的双螺旋结构模型,即 DNA 由两条走向相反的互补核苷酸链构成,一条为 $3'\to 5'$,另一条为 $5'\to 3'$,2条链均按同一中心轴呈右手螺旋。这2条链依靠彼此的碱基在双螺旋内侧形成氢键而连接在一起,碱基之间的配对关系是一定的。依照碱基互补配对原则,A 与 T 互补,形成2个氢键连接;G 与 C 互补,形成3个氢键连接,所以 GC 间的连接更为牢固些(图1-8)。根据 X 线衍射分析,双螺旋上每隔 0.34 nm 有1个碱基对(base pair,bp),每螺旋1圈有10个碱基对,故螺距为 3.4 nm。近年来研究发现,DNA 分子还存在着左手螺旋的构象,称为 Z-DNA,其生物学意义还不大清楚,可能在 DNA 的某些识别活动中起作用。

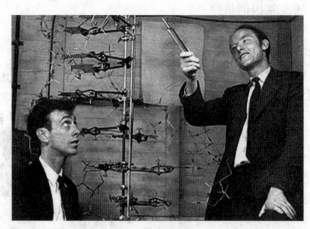

图1-7 J. Watson 和 F. Crick

维持 DNA 双螺旋结构主要是靠碱基间的氢键,所以凡是破坏氢键的因素,如加热、pH

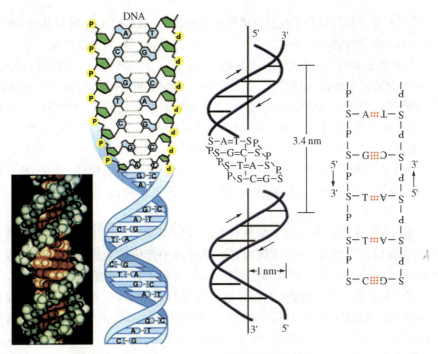

图 1-8 DNA 双螺旋结构

值的改变等都能导致 DNA 双螺旋结构被破坏,使双链解旋,分开成单链,即 DNA 变性(denature),或称溶解(melting)。加热引起的变性称为热变性。热变性发生的温度与 DNA 分子中 GC 对的含量有关。由于 GC 对比 AT,其对热更为稳定,所以 GC 含量高的 DNA 分子变性温度较高。当 DNA 分子发生变性后,适当调整温度或 pH,分开的 2 条互补链又可通过碱基配对重新形成双螺旋,这一过程称为复性(renature)或退火(annealing)(图 1-9)。DNA 变性和复性的特点是分子生物学重要技术——核酸分子杂交的基础。

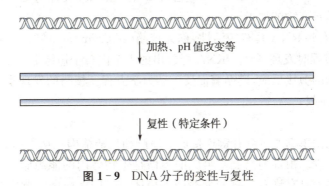

图 1-9 DNA 分子的变性与复性

2. RNA 的结构　大多数 RNA 是单链,但其分子可通过自身回折而形成许多短的双股螺旋区,在螺旋区内 A 与 U,G 与 C 分别配对形成氢键。

根据结构与功能上的不同,RNA 可分为不同种类。例如,信使 RNA(mRNA)、转运 RNA(tRNA)和核糖体 RNA(rRNA)都与蛋白质合成密切相关;长链非编码 RNA(long noncoding RNA, lncRNA)和微小 RNA(miRNA)具有调控基因表达的作用。此外,还有一类特殊的小核 RNA(snRNA)参与基因转录产物的加工。

(1) mRNA 分子是以部分 DNA 为模板转录合成的,其核苷酸序列与基因 DNA 核苷酸序列互补。mRNA 占细胞内 RNA 总量的 1%～5%,是蛋白质合成的模板。

(2) tRNA 是氨基酸的转运工具,占细胞 RNA 总量 10%～15%,它根据 mRNA 上的遗传信息携带相应的氨基酸进入核糖体,合成肽链。tRNA 的空间结构为三叶草形,4 个主干的大部分区域碱基配对形成双螺旋区,其中 3 个主干末端形成环状：TΨCG 环、D 环和反密码环,另一主干末端为 CCA 臂。tRNA 分子的另一特点是含有多种稀有碱基,如二氢尿苷酸、次黄苷酸等。

(3) rRNA 占细胞内 RNA 总量的 75%～80%。它是蛋白质合成"工厂"核糖体的组成部分。rRNA 分子大小不一,真核细胞的 rRNA 分子有 4 种,沉降系数分别为 28S、18S、5.8S 和 5S。

(4) lncRNA 是一类长度超过 200 核苷酸的长链 RNA 分子,由 RNA 聚合酶 II 负责其转录。它不能编码蛋白质,曾一度被认为是转录过程中产生的无用的副产物。但近年来发现,lncRNA 可以在多个层面调控基因的表达,因而引起了研究者的高度关注。

(5) miRNA 也是一类非编码(不指导蛋白合成)的 RNA,在动植物中均有发现。在转录完成后,miRNA 的前体要经过特别的加工,才能最后得到成熟的 miRNA。后者再和特定的蛋白质形成一个 RNA 诱导的沉默复合体(RNA-induced silencing complex,RISC)。RISC 在细胞质中寻找与其携带的 miRNA 互补的 mRNA。一旦找到适合的靶 mRNA,miRNA 就会与之形成碱基配对,靶 mRNA 就会迅速被 RISC 中的核酸酶降解掉；或者先中止翻译进程,而后被送到细胞质中的特定场所,在那里被其他核酸酶降解掉。在完成对 mRNA 的降解后,RISC 释放,再去找下一个靶 mRNA。这样,一个 RISC 携带的 miRNA 能够反复清除许多个靶 mRNA,从而高效阻断该 mRNA 编码的蛋白质的产量。

(6) snRNA 是一类特殊的 RNA,它们存在于真核细胞核中,含量不足细胞总 RNA 的 1%,分子量较小,多为 70～300 个核苷酸,被称为小核 RNA(small nuclear RNA,snRNA)。大多数 snRNA 分子中富含尿苷酸 U,这些富含 U 的 snRNA 又称为 U - snRNA,它的主要功能是参与基因转录产物的加工。

另外,还发现有些 RNA 具有酶活性,称为核酶(ribozyme)。1981 年,Cech 在研究四膜虫的 rRNA 剪接过程时发现,前体 rRNA 释放出的 1 个内含子短链 L19RNA 能够高度专一催化寡核苷酸底物的剪接反应,遵循酶促反应动力学方程。核酶的发现是对"酶的本质是蛋白质"传统概念的挑战。

(三) 多糖

寡糖和多糖是由单糖通过糖苷键连接成的短链和长链结构。从细菌到高等动物的机体中都含有寡糖和多糖。由葡萄糖亚基组成的多糖是生物体内的能源储存物质,如动物细胞中的糖原是一条很长且有许多支链的葡萄糖多聚体,在肝脏、肌肉细胞中含量丰富；植物细胞中类似的物质则是淀粉。多糖也具有结构功能,能够起到支撑的作用。如植物细胞壁的主要成分纤维素就是多糖成分；昆虫甲壳中的几丁质则是由一种糖的衍生物(N-乙酰葡糖胺)组成；而黏多糖(如透明质酸、硫酸软骨素等)存在于细胞间质及动物结缔组织细胞的基质中,起到填充、润滑、抗挤压的作用。

寡糖链(主要是其中的中性糖、氨基糖和唾液酸 3 种)通常与蛋白质或脂质结合成糖蛋白(glycoprotein)或糖脂(glycolipid)。糖蛋白和糖脂是生物膜的重要组分,占生物膜总重量的 2%～10%。糖蛋白中的糖链通过 3 种不同的糖苷键与肽链相结合，与丝氨酸、苏氨酸、羟赖氨酸和羟脯氨酸连接的是 O-β-糖苷键，称为 O-连接(O-linked)；与天冬酰胺连接的称为 N-连接(N-linked)(图 1-10)；半胱氨酸与糖之间的连接键是 S-糖苷键。

细胞膜中的糖成分有着重要的生物学活性。细胞膜及细胞内膜上的许多受体都是糖蛋白；细胞膜的抗原也多为糖蛋白和糖脂，如 ABO 血型抗原。细胞表面的糖成分不仅对细胞有一定的保护作用，还与细胞周围微环境的维持、细胞的识别与通信、物质跨膜运输、细胞免疫与细胞癌变等密切相关。除了膜蛋白外，血清中的许多蛋白质也是糖蛋白。

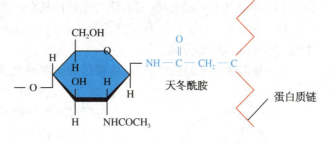
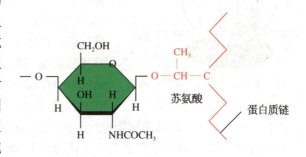

图 1-10　O-连接和 N-连接

（四）由蛋白质与核酸结合构成的复杂大分子结构

不同类型的大分子可以相互结合组装成更高级结构，如蛋白质可以与核酸形成具有特定功能的复杂大分子结构。

1. **核糖体**　核糖体(ribosome)是细胞内蛋白质合成的场所，由 rRNA 和蛋白质共同组成，分布于细胞质、线粒体基质中或附着在粗面内质网膜上。核仁和核质中也能见到类似颗粒。除哺乳动物的成熟红细胞外，各型细胞均含有核糖体，但原核细胞和真核细胞中核糖体的化学组成并不完全相同。

(1) 核糖体的形态：核糖体呈不规则颗粒状，由大、小亚基以特定的形式聚合而成(图 1-11)。核糖体的大、小亚基分别在核仁中形成，通过核孔释放到细胞质中。当进行蛋白质合

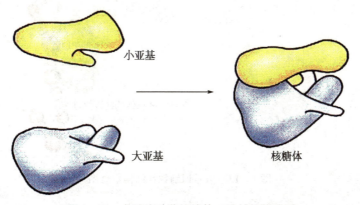

图 1-11　大肠埃希菌核糖体三维结构模式图

成时,大、小亚基必须结合在一起,成为完整的核糖体才能发挥作用,而且常常是多个核糖体结合在一条 mRNA 分子上,形成多聚核糖体(polyribosme),同时进行连续转录。当合成结束时,大、小亚基随即分离。

(2) 核糖体的重要活性部位:核糖体的重要活性部位包括:①位于小亚基上的 mRNA 结合位点能与 mRNA 起始密码子前一段富含嘌呤的序列结合,并使其保持单链构象。②位于大亚基的 A 部位(A site)是接受氨酰基- tRNA 的部位,而位于小亚基上的 P 部位(P site)是肽酰基- tRNA 移交肽链后释放 tRNA 的部位。③位于大亚基上的肽基转移酶(peptidyl transferase)能催化氨基酸形成肽链。④GTP 酶部位(GTPase site)上的 GTP 酶能分解 GTP 分子,并将肽酰基- tRNA 由 A 位移到 P 位。⑤新生多肽链的出口位(exit site, E site),是大亚基上能容纳新生肽链的孔道(图 1 - 12)。

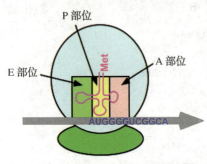

图 1 - 12　核糖体主要活性部位示意图

2. 信号识别颗粒　信号识别颗粒(signal recognition particle, SRP)由 6 个不同的多肽(P9、P14、P19、P54、P68 及 P72)与 1 个小分子 RNA(7S RNA)结合构成(图 1 - 13)。P54 上有信号识别位点,当肽链伸出核糖体时能识别并结合新生肽链的信号序列。SRP 上还有核糖体的结合位点,结合信号序列后占据核糖体的 A 位,暂停蛋白质的合成。另外一个结合位点能与内质网膜上的 SRP 受体结合,介导核糖体附着到内质网膜,完成蛋白转位。

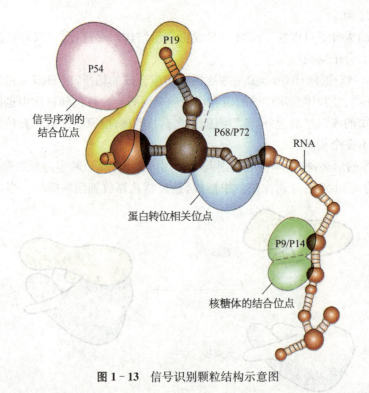

图 1 - 13　信号识别颗粒结构示意图

另外,还有其他类似的复杂大分子结构。例如,RISC、端粒酶(详见第十五章第二节)等。

第三节　细胞的基本特征

根据是否存在核结构,可以把细胞分为两大类:无核的原核细胞(如细菌)及有核的真核细胞。细胞核的存在使遗传物质和细胞质可以相互分离。除了没有细胞核以外,与真核细胞相比,原核细胞更小,结构更简单,基因组也不像真核细胞那样复杂。另外,原核细胞尚不具备膜性细胞器和细胞骨架结构。不过,尽管具有这么多的不同点,真核细胞、原核细胞对于生命的控制却有着相同的基本分子机制。这表明现如今所有的细胞都起源于一个共同的原始祖先。

一、原核细胞

原核生物包括支原体(mycoplasma)、细菌(bacteria)和蓝绿藻(blue-green algae)等。支原体是目前已知最小的细胞生物。原核细胞结构比真核细胞简单,外部有质膜(plasma membrane)包被,质膜的结构与化学组成和真核细胞膜没有很大差别(图 1-14)。有些细菌的质膜内折形成间体(mesosome),这种结构与细胞呼吸和细胞分裂有关。光合细菌的间体能起到类似植物叶绿体的作用,能利用光能产生 ATP 和蛋白质。革兰阴性菌有 2 层质膜,2 层膜间的空间称为周质间隙(periplasmic space)。除支原体外的原核细胞质膜外还有 1 层坚固的细胞壁(cell wall),厚度为 10~25 nm,其主要成分为蛋白质和多糖,具有维持细胞形态和保护作用。

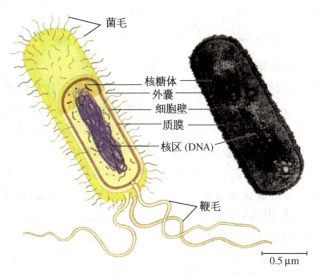

图 1-14　细菌的结构模式图

原核细胞质中没有膜性细胞器。蓝绿藻有一种类囊体,为其进行光合作用的结构,是与质膜不连续的膜成分。其他原核细胞都没有细胞内的膜结构,但胞质中含有大量核糖体,其沉降系数为 70S,由 1 个 30S 的小亚基和 1 个 50S 的大亚基组成。

原核细胞没有核膜包被的细胞核,也没有核仁。DNA 位于细胞中央的核区,称为拟核(nucleoid)。原核细胞 DNA 分子比较长且反复折叠,如大肠埃希菌 DNA 全长 1 mm 左右,为菌体长度的 1 000 倍。由于原核细胞没有组蛋白,所以其 DNA 与非组蛋白组装成染色体,原核细胞只有单个染色体。

很多细菌除了基因组 DNA 外,还有一些小的双链环形 DNA 分子,叫做质粒(plasmid)。质粒长度为 1 000~30 000 bp,在胞质中能进行自我复制,其编码的蛋白质具有对抗抗生素等作用。

二、真核细胞

(一) 真核细胞的化学组成

真核细胞虽然比原核细胞复杂得多,但它们的化学组成基本相同(见表 1-1),都含有 70% 的水、7% 的小分子和 23% 左右的大分子物质。表 1-3 所示是体外培养的 HeLa 细胞(人类宫颈癌细胞系)和大肠埃希菌的大分子组成,可见两者差别不大。

表 1-3　HeLa 细胞和大肠埃希菌主要大分子的比较

组　分	HeLa 细胞	大肠埃希菌
DNA 总量(pg)	15	0.017
RNA 总量(pg)	30	0.10
蛋白质总量(pg)	300(5×10^9 个分子)	0.2(3×10^6 个分子)
细胞质核糖体(个)	4×10^6	3×10^4
细胞质 tRNA 分子(个)	6×10^7	4×10^5
细胞质 mRNA 分子(个)	7×10^5	4×10^3
核内前体 rRNA 分子(个)	6×10^4	
核不均一 RNA 分子(个)	1.6×10^5	
总干重(pg)	400	0.4

(二) 真核细胞的结构特点

与原核细胞不同,真核细胞除质膜外,还含有大量与质膜不连接的膜成分。这些胞内的膜成分称为内膜系统(endomembrane system),其成分和结构基本上与质膜一致。内膜系统在细胞质中区域化,形成许多结构功能不同的亚细胞结构,即细胞器(organelles)(图 1-15)。真核细胞的主要膜性细胞器有:①细胞核,是细胞中最大的细胞器,是细胞的遗传中心。②线粒体,是细胞呼吸和能量转换的场所。③内质网,具有蛋白质合成、加工和脂类合成等多种功能。④高尔基复合体,负责细胞中物质的加工、运输和分泌。⑤溶酶体,为动物细胞所特有,是负责细胞内消化的膜性结构。⑥过氧化物酶体,是利用氧分子进行氧化反应,从而分解细胞内的有毒物质。⑦叶绿体,是进行光合作用的细胞器,为植物细胞所特有。

真核细胞的另一结构特点是其具有微管、微丝等细胞骨架(cytoskeleton),这种非膜性细胞器是细胞内蛋白质成分构成的网架结构,与细胞形状的维持、细胞的运动及胞内物质运输等有关。

(三) 真核细胞遗传机制的特点

真核细胞的 DNA 量远远高于原核细胞(表 1-4)。细菌 DNA 基因组含约 4×10^6 bp,

真核细胞中的酵母菌基因组的 bp 数约为其 3 倍,高等动植物为其 40～1 000 倍。因此,真核细胞 DNA 所编码的蛋白质种类要比原核细胞丰富得多,而且转录和翻译调节机制要复杂得多。

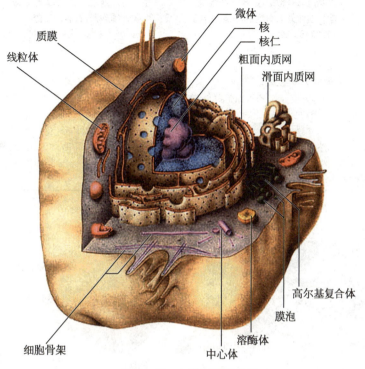

图 1-15　人体细胞模式图

表 1-4　各种细胞的 DNA 含量

生物体	DNA 基因组的大小		编码蛋白质的最大数目	染色体数（单倍数）
	bp 数量	总长度(mm)		
原核细胞				
细菌	4×10^6	1.36	3.3×10^3	1
真核细胞				
酵母	1.35×10^7	4.60	1.125×10^4	17
果蝇	1.65×10^8	56	1.375×10^5	4
人	3.2×10^9	990	2.42×10^6	23
玉米	5.0×10^9	1 710	4.0×10^6	10

真核细胞核内的 DNA 分子与组蛋白一起组装成染色体,染色体的大小数目随物种而异,一般含有 2 个或多个染色体,人类有 46 条染色体。核物质外有核膜包被,核内有 1 至数个核仁。

真核细胞和原核细胞都是由共同的祖先原始细胞进化而来的,两者有着基本的共同特征,如都具有细胞膜、DNA 和 RNA;都有核糖体参与蛋白质合成;都能以分裂方式进行繁殖等。但是,真核细胞比原核细胞在结构上和遗传机制上都更复杂精细,两者存在明显的差异(表 1-5,图 1-16)。

表 1-5　原核细胞和真核细胞的比较

特征	原核细胞	真核细胞
细胞大小	较小，1~2 μm	较大，5~100 μm
细胞壁	主要由肽聚糖组成，不含纤维素	主要由纤维素组成，不含肽聚糖
细胞质	除核糖体外无细胞器，无胞质环流	有各种细胞器，有胞质环流
核糖体	70S(50S+30S)	80S(60S+40S)，线粒体和叶绿体的核糖体是 70S
细胞骨架	无	有
内膜系统	无	有
细胞核	拟核（无核膜、核仁）	有核膜、核仁
染色体	单个，无组蛋白，有非组蛋白与 DNA 分子结合	多个，组蛋白和非组蛋白与 DNA 分子结合
细胞分裂	无丝分裂	有丝分裂、减数分裂
细胞运动	马达蛋白（驱动细菌鞭毛）	动力蛋白（驱动纤毛和真核生物鞭毛）、驱动蛋白和肌球蛋白
首次出现	3.5×10^9 年前	1.5×10^9 年前

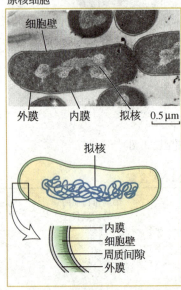
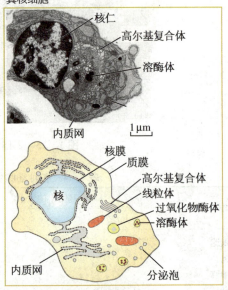

图 1-16　原核细胞和真核细胞的比较

（张　军　郭　锋）

第二章 细 胞 膜

光镜下的真核细胞基本结构可分为 3 部分，即细胞膜（cell membrane）、细胞质（cytoplasm）和细胞核（nucleus）。而在电镜下，人们从细胞内各部分结构的性质、彼此间的相互关系及各种结构的来源等出发，把真核细胞结构分为膜性结构（membranous structure）和非膜性结构（non-membranous structure）两大类。前者包括细胞膜和膜性细胞器（内质网、高尔基复合体、线粒体、细胞核、溶酶体和过氧物酶体等），后者则包括核糖体、中心体、微管、微丝、核仁、染色质等。

细胞膜是围在细胞质外表面的一层薄膜，因而也称为质膜（plasma membrane）。其基本作用是保持细胞有相对独立和稳定的内环境，并成为细胞内外物质流、信息流、能量流出入的门户。

在真核细胞，除了细胞膜外，在细胞内还有丰富的膜性结构。人们把细胞膜和细胞内各种膜性结构统称为生物膜（biological membrane）。虽然不同的生物膜各有其特殊功能，但它们的基本化学组成、分子结构都有着共同的特点，在电镜下观察也都呈现出较为一致的 3 层结构，即电子致密度高的内外两层（各厚 2.0~2.5 nm）之间夹着厚约 3.5 nm 的电子致密度较低的中间层（图 2-1），称为单位膜（unit membrane）。膜性结构的形成，在细胞功能活动方面具有十分重要的意义，即通过"区域化（compartmentation）"将某一功能有关的酶系统集中于一定区域之内，形成若干专一的功能区，使之不会与其他酶系统混杂，这样可使各个酶系统能更有效地发挥作用。

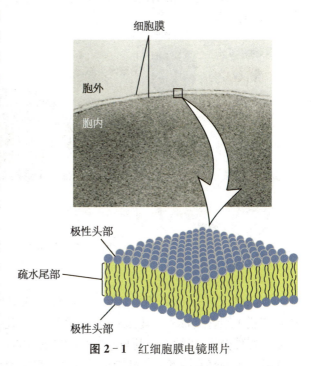

图 2-1 红细胞膜电镜照片

第一节 细胞膜的化学组成

细胞膜的主要化学成分有脂质、蛋白质及糖类。对各种细胞膜的化学分析结果表明，水分约占细胞膜总量的50%,其余主要为脂类和蛋白质,还含有2%~10%的糖类、少量的核酸和微量的金属离子等。

因细胞种类不同,细胞膜中各种化学组分,特别是脂类与蛋白质的比例,可有很大的差异。其一般规律是,在功能复杂的细胞的细胞膜中,所含蛋白质的种类和数量较多,而在功能简单的细胞的细胞膜中所含蛋白质的种类和数量则较少。例如,神经组织中的髓鞘细胞,功能较为单纯,主要起绝缘作用,髓鞘膜的组分以脂类为主,占膜化学组分总量的75%~80%,而蛋白质含量约18%,且只有数种蛋白质。而在功能复杂的生物膜中,如线粒体内膜,蛋白质组分可高达75%,脂类则约占25%。

一、脂质

脂质是细胞膜的主要成分之一。生物膜中可有多种脂质,其种类和数量依细胞而异。在真核细胞膜中的主要脂质有磷脂、胆固醇和糖脂,其中以磷脂为最多。

(一) 磷脂

真核细胞膜中的磷脂主要有卵磷脂(磷脂酰胆碱)、脑磷脂(磷脂酰乙醇胺)、磷脂酰丝氨酸和鞘磷脂等。它们是由磷脂酰碱基和脂肪酸通过甘油(或鞘氨醇)结合在一起而形成的(图2-2)。其分子头部为磷酸和碱基组成的磷脂酰碱基,极性很强,有亲水性;尾部是2条非极性的脂肪酸链,为疏水性。这种既亲水又疏水的分子被称为双亲媒性分子(amphipathic molecule)。

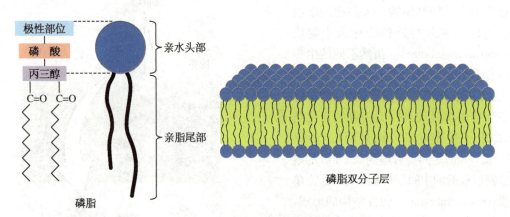

图2-2 磷脂的分子结构模型

(二) 胆固醇

胆固醇(cholesterol)为中性脂质。在原核细胞和植物细胞中基本上没有胆固醇,而在真核细胞膜中则含量较多。其分子数与磷脂分子之比,多者可达1:1。与磷脂一样,胆固醇也是双亲媒性分子,极性的羟基与非极性的脂肪酸链间由固醇环连接(图2-3)。在细胞膜中,胆固醇亲水的羟基头部紧靠磷脂极性头部,将固醇环部分固定在近磷脂头部的碳氢链上,其余部分游离,这种相互作用能阻止磷脂凝集成晶体结构。

(三) 糖脂

为含有1个或几个糖基的脂类,在所有动物细胞表面都能找到,大约占细胞膜外层脂类分子的5%。在动物细胞膜中的糖脂主要为鞘氨醇的衍生物,如脑苷脂、神经节苷脂等,其分

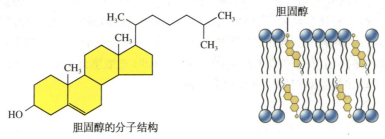

图 2-3　胆固醇分子及其在细胞膜中的位置

子结构与鞘磷脂相似,只是其极性头部由 1 至数个糖基取代了磷脂酰碱基。脑苷脂为最简单的糖脂,只含有 1 个糖基(半乳糖或葡萄糖)。神经节苷脂最为复杂,主要存在于神经细胞中(占总脂质的 6%),其头部除含半乳糖和葡萄糖外,还含有 1 个至数个唾液酸。神经节苷脂的种类很多,目前已鉴定出 30 多种,它们在细胞识别、神经突触的传导等方面都起着一定的作用;目前的研究还证明它们可能是一些激素、细菌毒素和病毒颗粒的受体。

二、蛋白质

蛋白质是细胞膜最为重要的组分,其含量和种类与细胞膜的功能密切相关。多种细胞膜功能的差异,主要在于所含蛋白质的种类不同。膜蛋白质在构型上多为球形蛋白,有的为单体,有的为二聚体,也有的为多聚体。根据其在膜中的位置不同,可分为两大类:镶嵌蛋白和边周蛋白。

(一) 镶嵌蛋白

镶嵌蛋白(mosaic protein)又称整合蛋白(integral protein),是细胞膜功能的主要承担者,占膜蛋白的 70%~80%,一般在功能复杂的细胞膜中较多,反之较少。镶嵌蛋白也可能是双亲媒性分子,故可不同程度地嵌入脂质双分子层中,有的贯穿膜的全层,两端露出于膜的两侧;有的深埋于膜内;有的一端嵌入膜内,另一端露出膜外。露出膜外的部分含有较多的极性氨基酸,具有游离的酸性或碱性基因,属于亲水性,故可与磷脂分子的亲水极相接近,露在水相之中。嵌入脂质双分子层中者是疏水性氨基酸或非极性氨基酸,包围在极性氨基酸的表面,是疏水性的,所以它们能嵌入脂质双分子层中,与脂质双分子层中的疏水性脂肪酸链相结合。

(二) 边周蛋白

边周蛋白(peripheral protein)又称外在蛋白(extrinsic protein),约占膜蛋白质的 30%,主要附着在细胞膜的内表面,暴露在水相之中。这主要是由于组成它们的氨基酸以亲水性为主,或是亲水性基团露在外面,所以易与膜表面的极性基团亲近而附着在膜的内表面。部分边周蛋白具有类似肌动蛋白和肌球蛋白的性质,能产生收缩作用,因而与细胞的胞吞作用、变形运动以及胞质分裂等作用有关;又由于边周蛋白质中有一部分可与镶嵌蛋白露在膜内表面的部分相连,所以边周蛋白的收缩作用也可以调节镶嵌蛋白的位置。

三、糖类

所有真核细胞的膜表面都有糖类,占细胞膜重量的 2%~10%。主要以糖蛋白和糖脂的形式存在于细胞膜的外表面。自然界中发现的单糖有100多种,但已知与膜蛋白和膜脂结合的单糖有9种,主要是半乳糖、岩藻糖、甘露糖、半乳糖胺、葡萄糖和氨基糖酸(唾液酸)等。由于组成寡糖链的单糖种类、数量、结合方式及排列顺序不同,因此,构成糖蛋白和糖脂外伸的糖链也以多种多样的形式被覆于细胞膜的外表面,形成细胞外被(cell coat)。它们的存在,成为细胞活动和细胞间识别的重要功能基础。

第二节 细胞膜的分子结构

上述这些化学组分在细胞膜中的位置关系、排列方式及它们之间的相互作用对于细胞膜实现其功能活动是十分重要的。

一、膜脂分子的排列特性

如前所述,细胞膜的3种主要脂质(磷脂、胆固醇和糖脂)都具有双亲媒性分子的特点,因此它们在水相中能自发地以特殊方式排列起来——分子与分子相互聚拢,亲水头部暴露于水,疏水尾部则藏在内部。这样的排列可以形成两种构造:球形的分子团(micelle)和双分子层(bilayer)。在细胞膜的双分子层中,2层分子的疏水尾部被亲水头部夹在中间。

为了进一步减少双分子层两端疏水尾部与水接触的机会,脂质分子在水中排列成双分子层后往往易于形成一种自我封闭的脂质体(liposome)(图2-4),脂质体常被用作研究膜的实验模型。当脂质体的结构被打破时,脂质分子很快重新形成新的脂质体。显然,这种在人工条件下自发形成的脂质体与真正的细胞膜脂质双分子层有很多共同点。

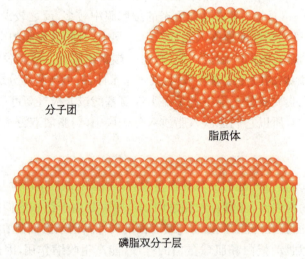

图2-4 脂质双分子层、分子团及脂质体

二、细胞膜的结构模型

早在1925年,有人曾提取红细胞膜的脂质,然后将脂质放在水面上制成由单层脂质分子构成的膜,发现此膜面积相当于所用红细胞膜总面积的 2 倍。因而认为红细胞膜是由连续的双层脂质分子组成的。这一发现第 1 次提出了双层脂质分子是细胞膜的基本结构的概念,为人们继续认识细胞膜的分子结构奠定了科学基础。迄今,科学家们已先后提出数十种不同的细胞膜分子结构模型,其中流动镶嵌模型被广为接受。

流动镶嵌模型(fluid mosaic model)是 1972 年由 Singer 和 Nicolson 提出的。其主要论点是,构成膜的脂质双分子层具有液晶态的特性,它既有晶体的分子排列有序性,又有液体的流动性,即流动脂质双分子层构成膜的连续主体;球形的膜蛋白质以各种镶嵌形式与脂质双分子层相结合,有的"镶嵌"附于膜的内表面,有的全部或部分嵌入膜中,有的贯穿膜的全层,这些大都是功能蛋白;糖类附在膜的外表面,与表层的脂质与蛋白质亲水端结合,构成糖脂和糖蛋白(图 2-5)。这一模型强调了膜的流动性和上述膜组分分布的不对称性,即认为膜的结构成分不是静止的,而是动态的。膜的流动性会使膜蛋白彼此作用或与脂类相互作用,这种相互作用是膜的功能活动所必需的条件。例如,酶的激活、外界信号进入细胞、膜成分的更新和组装、细胞运动、细胞分裂和细胞内的新陈代谢调节等都与膜组分在膜内的运动有密切关系。Singer 和 Nicolson 因此项创见而获得了诺贝尔生理学或医学奖。

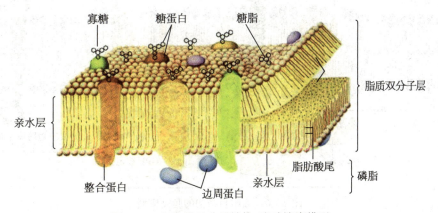

图 2-5 细胞膜的分子结构:流动镶嵌模型

但流动镶嵌模型也有不足之处,如它忽视了蛋白质分子对脂类分子流动性的控制作用,忽视了膜的各部分流动性的不均匀性等。因此,又有学者提出了一些新的模型,对流动镶嵌模型进行了进一步的完善,如 Wallach 提出的晶格镶嵌模型、Jain 和 White 提出的板块模型等。晶格镶嵌模型指出,生物膜中流动的脂质是在可逆地进行无序(液态)和有序(晶态)的相变,膜蛋白对脂类分子的运动具有控制作用。镶嵌蛋白可使其周围的脂类分子不产生单独活动,因而形成界面脂(boundary lipid)。它和嵌入的蛋白一起构成了膜中晶态部分(晶格),而流动的脂类仅呈小片的点状分布。这个模型在一定条件下可能反映了细胞膜的真实情况;板块模型认为,在流动的脂类双分子层中存在许多大小不同、刚性较大的彼此独立移动的脂质区(有序结构的"板块"),在这些有序结构的板块之间被流动的脂质区(无序结构的"板块")分割。这两者之间可能处于一种连续的动态平衡之中。因而,细胞膜实质上是同时存在有不同流动性的板块镶嵌而成的动态结构。这种结构使生物膜各部分的流动性处于不均一状态,并可能随生理状态和环境条件的变化而发生晶态和非晶态的相互转化,使膜各区域的流动处于不断变化的动态之中。

事实上,这两种模型与流动镶嵌模型并没有本质差别,只不过是对膜的流动性的分子基础作了解释,因而是对流动镶嵌模型的补充,没有根本性改变。因此,关于膜的结构的基本观点仍然是流动镶嵌模型。

不过,人们已经意识到很难用简单的模型来真实体现细胞膜结构的复杂性。脂筏模型(lipid raft model)(Simon,1988)就是对细胞膜结构复杂性的进一步认识。所谓脂筏即在以甘油磷脂为主体的生物膜上,胆固醇、鞘磷脂等形成相对有序的脂相微区(microdomain),其流动性较差,如同漂浮在脂双层上的"脂筏"一样。脂筏中含有各种执行某些特定生物学功能的膜蛋白。这种结构最初可能在内质网或高尔基复合体上形成,最终转移到细胞质膜上。有些脂筏可在不同程度上与膜下细胞支架蛋白交联。推测1个直径100 nm的脂筏可载有600个蛋白分子。目前已发现几种不同类型的脂筏,它们在细胞信号转导、物质的跨膜运输及人类免疫缺陷病毒(HIV)等病原微生物侵染细胞过程中起重要作用(图2-6)。

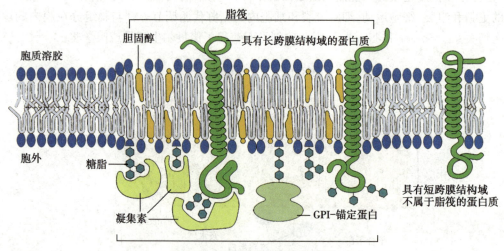

图2-6 细胞膜结构的脂筏模型

脂筏的外层主要含有鞘磷脂、胆固醇及GPI-锚定蛋白。由于鞘磷脂含有长链饱和脂肪酸,流动性较差,而邻近的磷脂区的脂肪酸多不饱和,所以出现相分离;相应地,内层与外层的脂质不完全相同,主要是在此区有许多酰化的锚定蛋白,特别是信号转导蛋白,如Src、G蛋白的$G\alpha$亚基、内皮型一氧化氮合酶(eNOS)等。脂筏中的脂类与相关的蛋白质在膜平面可进行侧向扩散。从结构及组分分析,脂筏在膜内形成一个有效的平台。它有两个特点:许多蛋白质聚集在脂筏内,便于相互作用;脂筏提供了一个有利于蛋白质变构的环境,便于形成有效的构象。目前比较公认的脂筏的功能是参与信号转导、受体介导的胞吞以及胆固醇代谢运输等。从当前的研究来看,脂筏功能的紊乱已涉及艾滋病(AIDS)、肿瘤、动脉粥样硬化、阿尔茨海默(Alzheimer)病、疯牛病及肌营养不良等疾病。

阿尔茨海默病是一种大脑神经退行性疾病。其病理学特征有细胞外的淀粉样斑,细胞内的非正常tau蛋白螺旋丝形成的神经纤维缠结,神经元的缺失和多种神经递质系统的改变。其中最显著的特征是细胞外大量的弥散性老年斑,淀粉样斑由多种蛋白质组成,其主要成分是Aβ。研究发现可溶性的、非毒性的Aβ转换为聚集的毒性的富含β-片层结构是阿尔茨海默病发生的关键步骤。Aβ 是由前体蛋白 APP 剪切而来的分子量为 4 000 的多肽,一般由 39～42 个氨基酸组成,具有两亲性,N 端亲水,C 端疏水。Aβ 包括 Aβ40 和 Aβ42,其中 Aβ42 是 APP 在内质网上被蛋白酶切产生的,在反式高尔基复合体网络中产生 Aβ40,也有人认为都是在质膜表面蛋白酶切产生的。APP 经过 2 个连续的蛋白酶切过程产生 Aβ,涉及 2 个酶:β-分泌酶和 γ-分泌酶。β-分泌酶将 APP 剪切为可溶的 sAPPβ 和 C 端片段 CTFβ,然后 CTFβ 被 γ-分泌酶酶切掉形成 Aβ。因为 APP、β-分泌酶和 γ-分泌酶都是存在于脂筏中。因此,Aβ 的产生和聚集主要发生在脂筏中。Cordy 等为了研究脂筏在 APP 酶切过程中的作用,将只存在于脂筏中的糖基磷脂酰肌酸(GPI)锚取代 β-分泌酶的 C 端和跨膜区,结果发现,与野生型的 β-分泌酶表达的 SH-SY5Y 细胞系相比,GPI-β-分泌酶表达的细胞系上调了 sAPPβ 和 Aβ 的分泌量。当脂筏被胆固醇水平损耗而引起脂筏紊乱后,这种影响得以逆转。结果也表明 APP 酶切为 Aβ 的过程主要发生在脂筏中,而且 β-分泌酶是该过程的限速酶。脂筏特别是质膜外层的脂筏容易与 Aβ 多肽发生相互作用,并是细胞功能紊乱和神经退化发生的原因之一。两种筏脂(胆固醇和 GM1)与 Aβ 的结合可能促进纤维化的形成。Kakio 等提出了 Aβ 与膜相互作用的模型,认为首先是 Aβ 专一性的识别神经节苷脂簇,胆固醇的存在有利于神经节苷脂簇的形成,然后 Aβ 在神经节苷脂簇的帮助下,蛋白质密度增加到一定高的程度后,Aβ 构象发生转换,从 α-螺旋构象转换为 β-片层构象,β-片层构象的 Aβ 作为淀粉样纤维形成的种子在与膜结合之后立刻寡聚化,同时与之竞争发生的是与膜结合的 β-片层构象的 Aβ 作为一种膜活化的物质,转位至与可溶性 Aβ 没有亲和性的膜区即非脂筏区。包含神经节苷脂簇的脂筏可能作为一个构象催化剂或者分子伴侣来辅助产生具有成熟能力的 Aβ 膜活化形式。

关于膜的分子结构还有很多问题没有解决,随着新的理化技术在生物膜研究领域的应用,将会提出更为合理反映膜的真实结构的模型。

第三节 细胞膜的生物学特性

生物膜有两个主要的特性,即不对称性(asymmetry)和流动性(fluidity)。

一、细胞膜的不对称性

膜的内外两层在结构和功能上有很大差异,这种差异即为膜的不对称性。各种膜结构都存在着不对称性。

(一)膜脂分布的不对称

脂类双层的内外两层膜脂在种类、含量和比例都是有差别的。以红细胞膜为例,含胆碱的磷脂,如磷脂酰胆碱、鞘磷脂主要分布在外层;含氨基酸的磷脂,如磷脂酰丝氨酸、磷脂酰肌醇、磷脂酰乙醇胺主要分布在内层。所以细胞膜内侧负电荷大于外侧。上述各种磷脂,在膜内外层中的分布也不均匀,特定的镶嵌蛋白质(酶)的周围需要有特定的磷脂才有活性。如 Na^+,K^+-ATP 酶需要磷脂酰丝氨酸,Ca^{2+}-ATP 酶需要磷脂酰胆碱和磷脂酰乙醇胺等。胆固醇的分布也不对称,它与鞘磷脂和磷脂酰乙醇胺亲和力较大,所以在外层含量较多,对膜的流动性有调节作用。

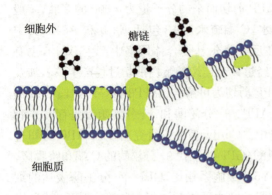

图 2-7 细胞膜分子分布的不对称

(二) 膜蛋白分布的不对称

膜蛋白分布的不对称性是绝对的,没有同一种蛋白质既分布于膜内层,又分布于膜外层。贯穿膜全层的镶嵌蛋白 2 个亲水端的长度和氨基酸种类与顺序也不相同。用冷冻蚀刻法等都能观察到,细胞膜内外层中镶嵌蛋白颗粒的分布是不对称的,内层多于外层(图 2-7)。边周蛋白多附在膜内表面。在细胞膜上有多种酶蛋白和受体,有的只见于膜外表面,如非专一的 Mg^{2+}-ATP 酶、$5'$-核苷酸酶 I 和激素受体等;有的只见于膜内表面,如腺苷酸环化酶等。

(三) 糖类分布的不对称

糖类主要分布于细胞膜的外表面,与膜脂质和膜蛋白结合成糖脂和糖蛋白。

细胞膜结构上的不对称性,保证了膜功能的方向性,如膜内、外两层的流动性不同;物质的转运有一定的方向性;信号的接收与传递也有方向性。

二、细胞膜的流动性

生物膜是一种动态的结构,膜的流动性是指膜脂和膜蛋白处于不断运动的状态,这是生物膜的基本特征之一。在生理温度下,膜脂质多呈液晶态,既有液体的流动性,又有晶体的有序性。当温度下降到某一点(相变温度)时,液晶态则变为晶态,温度上升时晶态又可熔融为液晶态。在相变温度以上,液晶态的膜脂质总是处于流动状态,嵌入其中的膜蛋白也处于运动状态,它们协同完成生物膜的各种功能。

(一) 膜脂分子的运动

近年来,人们应用了许多新技术如磁共振、电子自旋共振等来测量膜脂质分子的运动。研究表明,在相变温度以上时,膜脂质分子主要有侧向移动、自旋、左右摆动、来回振动、翻转运动和旋转等几种运动方式(图 2-8)。

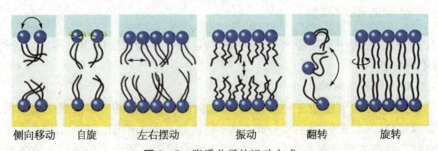

图 2-8 脂质分子的运动方式

1. **侧向移动** 脂质分子在同一单层内沿膜平面侧向与相邻分子快速交换位置,每秒约 10 次。

2. **旋转** 脂质分子围绕与平面垂直的轴进行旋转。

3. **翻转运动** 脂质分子从膜的一层翻转到另外一层的运动。这种运动速度很慢,而且极少发生,这对于保证膜脂质分子的不对称分布是十分重要的。

4. **左右摆动** 脂质分子围绕与膜平面垂直的轴线进行左右摆动。

(二) 膜蛋白的运动

膜脂质的液晶态特性,使膜蛋白质分子产生了运动性,其运动方式大体分为旋转运动和侧向运动两种。

1. **侧向移动** 它是指膜蛋白在细胞膜平面上侧向移动的运动方式,其移动速度比膜脂慢得多。

2. **旋转** 它是指膜蛋白围绕与膜平面垂直的轴线进行旋转的运动方式,旋转运动的速度要比侧向移动更缓慢。

1970年,Edidin等用细胞融合法首先证明了膜蛋白可以行侧向移动。他们把离体培养的人和小鼠细胞融合在一起,形成人-鼠杂交细胞,应用间接免疫荧光法,可通过观察两种细胞融合后膜抗原分布情况变化过程来监测细胞膜蛋白的侧向扩散运动。具体做法是,用发绿光的荧光素(fluorescein)标记小鼠的抗体,使其与小鼠膜上的抗原结合;用发红光的若丹明(rhodamine)标记人的抗体,使其与人细胞膜的抗原结合。当小鼠细胞和人的细胞刚融合成1个杂种细胞时,在荧光显微镜下观察,膜表面一半为绿色,一半为红色。经过37℃孵育后,两种不同颜色的荧光点就均匀地分布在杂种细胞膜上(图2-9)。这显然是两种细胞的膜抗原(镶嵌蛋白)相互扩散的结果。应该指出,各种膜蛋白在膜上的分布不是随机的,其流动趋向也不是任意的。

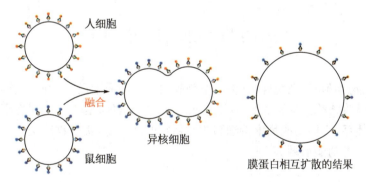

图2-9 人-鼠杂种细胞膜蛋白相互扩散运动

(三) 影响膜流动性的因素

很多因素可影响膜的流动性,归纳起来主要有以下几点。

1. **胆固醇** 在真核细胞中,膜胆固醇以特殊的排列方式与磷脂分子结合。在相变温度以上时,胆固醇能抑制磷脂分子脂肪酸链的旋转异构化运动,减少扭曲现象,从而使膜的流动性降低。在低于相变温度时,胆固醇却又能干扰膜脂有序性的出现,诱发脂肪酸链出现扭曲现象,阻止晶态形成,防止膜流动性的突然降低,即胆固醇在生理条件下有调节膜流动性的作用。

2. **脂肪酸链的长度和不饱和度** 脂肪酸链的长短与膜的流动性有关。短链能降低脂肪酸链尾部的相互作用,在相变温度以下不易凝集;长链则增加分子的有序性,使流动性降低。饱和的脂肪酸链直而不易弯曲,故流动性低;不饱和脂肪酸链的双链处易于弯曲,使脂质分子尾部难以相互靠近,彼此排列疏松。所以,脂双分子层中含不饱和脂肪酸越多,其相变温度越低,在此温度以上的流动性也越大。

3. 卵磷脂与鞘磷脂的比值　哺乳动物细胞膜中,卵磷脂与脑磷脂的含量约占整个膜脂的50%。两者由于结构的差异,含量的不同,流动性有很多差异。卵磷脂所含的脂肪酸不饱和程度高,相变温度较低,而鞘磷脂则相反。因此,卵磷脂与鞘磷脂的比值越大,流动性越大。反之,则流动性越小。在37℃条件下,两者均呈流动状态,但鞘磷脂的黏度却比卵磷脂大6倍。因此,鞘磷脂含量高则流动性低。衰老和动脉硬化都伴有卵磷脂/鞘磷脂比值下降。

4. 膜蛋白质　当膜蛋白嵌入膜脂质疏水区后,便产生与胆固醇相似的作用,使膜的黏度增加。镶嵌蛋白可使周围脂质分子不能单独活动而形成界面脂。镶嵌蛋白越多,膜脂的流动性就越小。

5. 其他因素　除上述因素外,环境的温度、pH、离子强度、金属离子等都会不同程度地影响膜脂的流动性。例如,环境温度越高,则流动性越大;反之则流动性越小。在体内生理温度下,膜脂质呈液晶态,低于或高于一定的温度会破坏液晶态,从而使体内许多代谢活动不能进行。因此,低温麻醉不能<30℃。据报道,在4℃时,肝细胞膜的许多代谢活动已不能完成。

膜的流动性是一切膜基本活动的基础。如果失去了膜的流动性,细胞就难以完成各种正常的功能,如物质运输、细胞识别、免疫反应等,最终导致细胞死亡。

第四节　细 胞 表 面

目前,人们把细胞膜、细胞外被(糖)、细胞膜内面的胞质溶胶、各种细胞连接结构和细胞膜的一些特化结构统称为细胞表面(cell surface)。细胞表面是一个以细胞膜为核心的复合的结构和功能体系,主要功能是维持细胞相对稳定的微环境,实现物质交换、信息传递、细胞识别和免疫反应等功能活动。

一、细胞外被

细胞外被是指细胞膜中糖蛋白和糖脂伸出细胞外表面的分枝或不分枝的寡糖链,其蛋白质和脂质部分参加了细胞膜本身的构成(图2-10)。在哺乳动物,小肠上皮细胞的细胞外被又称为糖萼(glycocalyx)。糖萼实质上是细胞膜结构中的一部分,但它又有一定的独立性,如果去除糖萼并不会损伤细胞膜。Luft把质膜和与细胞外被比作"皮"和"毛"的关系,这个比喻比较形象。

细胞外被位于细胞表面,在细胞的生命活动中起着多种重要的作用。例如:①消化道、呼吸道和生殖道等上皮细胞的糖萼有润滑作用,不仅可减少机械摩擦,还可阻止细菌的侵袭和保护上皮不被消化酶消化;②细胞膜抗原多为镶嵌在膜上的糖蛋白和糖脂,它们标志着细胞的不同属性,对于胚胎发育中的组织器官形成、器官移植、输血、细胞免疫和肿瘤的发生发展均有重要意义,如决定人类血型的是红细胞表面ABO血型抗原的寡糖链;③许多膜受

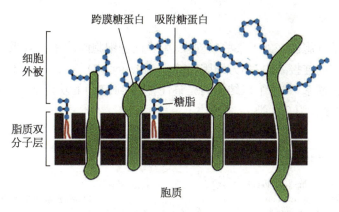

图 2-10 细胞膜结构侧面观(示细胞外被)

体是糖蛋白或糖脂蛋白,其糖链可作为细胞的"化学天线"参与细胞识别、免疫应答、物质运输和细胞间信号传送等。

二、胞质溶胶层

在细胞膜内表面的厚度 0.1~0.2 nm 的溶胶层称为胞质溶胶,其中含有浓度较高的蛋白质,一般无核糖体和线粒体,但含有较多的微丝和微管。该部分具有相当大的抗张强度,对于维持细胞的极性、形态和运动是很重要的。此外,也与胞吞胞吐作用及越膜调控有关。

三、细胞表面的特化结构

细胞表面并不是平整光滑的,通常因各类细胞的功能和生理状态不同而带有各种特化的附属结构(图 2-11)。最明显的特化结构有微绒毛(microvillus)、内褶(infolding)、纤毛(cillia)和鞭毛(flagella)等。有时还能看到一些暂时性的结构,如变形足和皱褶等。这些特化的结构在细胞执行特定的功能方面起重要作用。

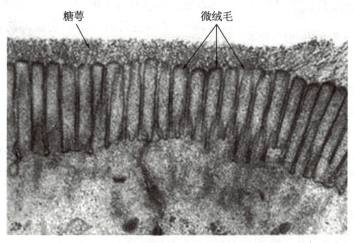

图 2-11 细胞膜外的糖萼及微绒毛

四、细胞连接

多细胞生物的细胞已丧失了某些独立性,为了促进细胞间的相互联系,相邻细胞膜接触区域特化形成一定的连接结构,称为细胞连接(cell junction)(表2-1,图2-12),其作用是加强细胞间的机械联系,维持组织结构的完整性,协调细胞间的功能活动。根据结构和功能不同,可将细胞连接分为3大类。

表2-1 动物细胞连接的类型

连接类型	主要特征
闭锁连接(occluding junction)	
紧密连接(tight junction)	相邻细胞膜形成封闭链
锚定连接(anchoring junction)	
黏合连接(adhering junction)	由张力丝锚定
黏合带(adhesion belt)	细胞与细胞间黏合
黏合斑(adhesion plaque)	细胞与胞外基质黏合
桥粒(desmosome)	有角蛋白黏合
点状桥粒(spot desmosome)	细胞与细胞间连接
半桥粒(hemidesmosome)	细胞与基底层连接
通信连接(communication junction)	
间隙连接(gap junction)	由连接子介导通讯
化学突触(chemical synapse)	由化学递质介导

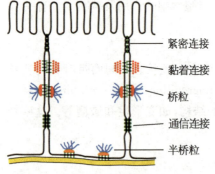

图2-12 小肠上皮细胞间的各种细胞连接

（一）闭锁连接

闭锁连接只有一种类型,即紧密连接,又称封闭小带,广泛分布于腔道上皮细胞附近管腔端的相邻细胞膜间。在该部位,相邻细胞膜的外侧相互融合,中间没有空隙,在切面上为多个对合点结构,这些点上的立体观是相邻细胞膜上相应走行的对合线断面。紧密连接不仅能使细胞连接在一起,更主要是起到封闭细胞间隙的作用,阻止物质无选择地从细胞之间通过,同时将细胞膜两端不同功能的转运蛋白隔开,防止膜蛋白自由扩散,使膜蛋白定位于质膜的一定区域内,保证物质转运的方向性。消化道上皮、膀胱上皮、脑毛细血管内皮及睾丸支持细胞之间都存在紧密连接。后两者分别是构成血-脑屏障和血-睾屏障的重要组成部分,能保护这些重要器官和组织避免或减轻异物的侵害。

（二）锚定连接

锚定连接由一个细胞骨架成分与另一个细胞的骨架成分相连接,或与细胞外基质间连接形成。根据参与的骨架纤维类型和锚定部位的不同分为黏合连接和桥粒两种。

（三）通信连接

通信连接是细胞间的一种连接通道,除了使细胞间相互连接外,还介导细胞间通信。通信连接包括缝隙连接和化学突触。

（谢　菁）

第三章　内　膜　系　统

位于细胞质中的膜性结构将细胞内部区域化,形成执行不同功能的膜性细胞器,如内质网、高尔基复合体、溶酶体、过氧物酶体及小泡和液泡等,统称为内膜系统(endomembrane system)。内膜系统是真核细胞所特有的结构。这些细胞器具有一定的形态及结构、化学组成和各自的功能。各细胞器之间或与基质之间相互依存,高度协调地进行细胞内代谢过程和生命活动。在形态结构上也相互通联,如细胞核膜外层和粗面内质网、高尔基复合体均相互连接(图3-1)。

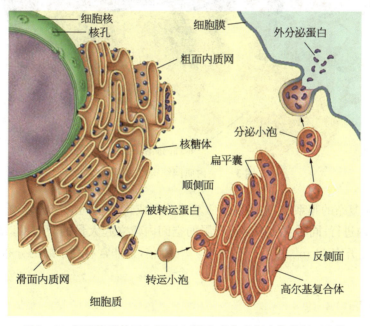

图3-1　细胞核膜外层和粗面内质网、高尔基复合体均相互连接

第一节　内　质　网

1945年,Porter等用电镜观察其培养的小鼠成纤维细胞,发现由各种大小的管、泡吻合连接而成的网状结构,多位于细胞核附近的细胞质内部区域,故称内质网(endoplasmic reticulum,ER)。后来的研究发现,ER普遍存在于动、植物细胞中,位置也不局限于内质,而是可以分布在整个细胞质中。

一、内质网的结构

所有真核细胞均含有 ER，ER 膜可占细胞全部膜成分的一半以上。电镜下内质网呈管状、泡状及扁平囊状。在某些细胞中，它围绕着细胞核呈同心圆排列；在另一些细胞中则又分布在整个细胞质中。在靠近细胞核部分，ER 膜可与核外膜相连，在靠近细胞膜部分也可以与细胞膜的内褶部分相连，形成一个相互连通的片层状管网结构（图 3-2）。由内质网膜围成的空间称为内质网腔。

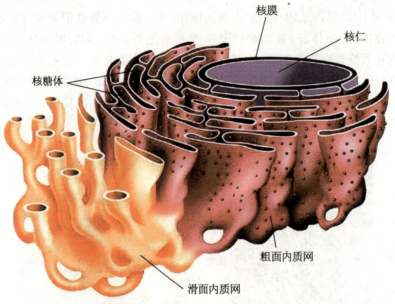

图 3-2　内质网结构模式图

ER 是一个复杂的膜系统，它将细胞质基质分隔成许多不同的小区域，有利于特定的代谢在特定环境内进行；同时它使细胞在有限的空间内建立起大量的膜表面，据估计，1 ml 肝细胞的 ER 膜展开有 11 m^2，相当于质膜的 30~40 倍，这非常有利于酶的分布及各种反应的高效率进行。

二、内质网的分类

细胞质中的 ER 可分为两种类型，即粗面内质网（rough endoplasmic reticulum，RER）和滑面内质网（smooth endoplasmic reticulum，SER）。RER 的胞质面附着有核糖体颗粒；SER 的表面光滑，没有核糖体附着。

（一）RER

电镜下 RER 呈囊状或扁平囊状，与附着的核糖体无论从形态上还是功能上均不可分割。RER 膜上含有特殊的核糖体连接蛋白，可与核糖体 60S 大亚基上的糖蛋白连接。在蛋白质合成旺盛的细胞中，RER 特别发达，如浆细胞和胰腺外分泌细胞中，RER 为许多扁平囊平行排列，附着核糖体合成的蛋白质充满 RER 腔，提示 RER 与蛋白质的合成密切相关。在蛋白质合成的同时，也要在粗面内质网内进行修饰加工，如糖基化、酰基化、肽链间二硫键形成及氨基酸的羟化等修饰作用,以及新生多肽链折叠成正确的三级结构。不仅如此,RER还是运输各种物质的通道,起胞内物质运输循环系统的作用。用 $^{14}C-1$ 亮氨酸和 $^{14}C-1$ 甘油跟踪标记,发现 RER 是内膜系统的发源地。

(二) SER

电镜下 SER 多呈管泡样的网状结构,在某些部位可与 RER 相连。SER 是一种多功能结构,在一些特化的细胞中含量比较丰富。例如,在一些脂质代谢细胞中,SER 是脂质及甾体类激素合成的场所;肝细胞中的 SER 起解毒作用;肌细胞内的 SER 又称为肌质网,是储存 Ca^{2+} 的场所,可通过释放和回收 Ca^{2+} 调节肌肉收缩。另外,SER 中含葡萄糖-6-磷酸酶,是糖原分解成葡萄糖的场所。

综上所述,ER 无论在结构上还是在功能上,在细胞中均处于中心地位。

(三) 微粒体

应用蔗糖密度梯度离心的方法可以将 RER 和 SER 分离开来。离心后,ER 断裂成许多小泡,称为微粒体(microsome)。微粒体直径约 100 nm,表面附有核糖体的为粗面微粒体,来源于 RER;表面光滑,没有附着核糖体的为滑面微粒体,滑面微粒体多数来自 SER,也有部分来源于细胞膜、高尔基复合体及线粒体等膜性结构。尽管 ER 在离心的过程中受到了一定程度的破坏,但作为 ER 的基本特征仍未消失。因此,微粒体(尤其是粗面微粒体)是研究 ER 化学组成和功能的极好的材料。

第二节　高尔基复合体

1898 年,意大利组织学家 Camillo Golgi 通过银染法在神经细胞中观察到有一网状结构,称为内网器。后来在几乎所有真核细胞中均发现这种结构,便以发现者之名将其命名为高尔基器(Golgi apparatus)或高尔基复合体(Golgi complex,GC)。其主要功能包括:①形成和包装分泌物;②蛋白质和脂类的糖基化;③蛋白质的加工改造;④细胞内膜泡运输等。

一、形态、结构

GC 是由 1 层单位膜包围而成的复杂的囊泡系统,由小泡(vesicle)、扁平囊(saccule)和大泡(vacuole)3 种基本形态组成(图 3-3)。

(一) 小泡

小泡直径 40~80 nm,膜厚约 6 nm,数量较多,覆有外衣或无外衣,散布于扁平囊周围,常见于形成面。一般认为,小泡由 GC 附近的 RER 芽生而来,载有 RER 所合成的蛋白质成分,运输到扁平囊中,并使扁平囊的膜结构和内容物不断地得到补充。Palade 由于在膜泡及蛋白运输、分泌等方面的研究工作而荣获 1974 年诺贝尔生理学或医学奖。

(二) 扁平囊

扁平囊是 GC 结构中最富特征性的一种成分。典型的 GC 一般含 3~8 个扁平囊。扁平囊平行排列,外观略呈扁盘状。GC 是一个有极性的细胞器,从凸面到凹面依次为顺面网状结构(cis Golgi network)、中间膜囊(medial Golgi stack)、反面囊(trans Golgi saccule)和反面网状结构(trans Golgi network,TGN)。它们在蛋白质的加工和修饰方面各有分工。在

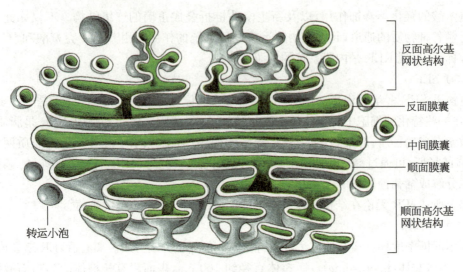

图 3-3 高尔基复合体结构模式图

有极性的细胞中,顺面(形成面)通常朝向细胞的底部,反面(分泌面)朝向细胞的表面。顺面的囊膜较薄(约 6 nm),近似内质网膜;反面的囊膜较厚(约 8 nm),近似细胞膜。因此,从发生和分化的角度来看,无论是在形态和功能方面,高尔基囊泡均可视为内质网膜与细胞膜的中间分化阶段。

(三)大泡

大泡直径为 0.1~0.5 μm,膜厚约 8 nm,数量少于小泡,多见于扁平囊的分泌面,可与之相连,也称分泌泡。大泡一般是由扁平囊的末端或分泌面局部呈小球状膨大而成的,带着扁平囊所含有的分泌物质离去,在其中分泌物继续浓缩。在一些分泌细胞中,即构成分泌颗粒。大泡的形成不仅带走了分泌物,而且也使扁平囊不断地消耗利用。

由此可知,GC 是一种动态的结构。一方面,来自 RER 的小泡不断并入 GC 的扁平囊;另一方面,大泡又不断地从扁平囊的反面脱落,使扁平囊得以不断更新。

二、GC 的数目与分布

不同类型的细胞,GC 的主要功能不同,其数目和分布也不同,具有以下一些特点:①在分泌功能旺盛的细胞中(如杯状细胞、胰腺细胞和小肠上皮细胞),GC 很发达,通常可围成环状或半环状。②GC 的发达程度与细胞的分化程度有关,在未分化的细胞(如肿瘤细胞)中,GC 往往较少;而在分化较好的细胞中,GC 较发达。但也有例外,成熟的红细胞和粒细胞中的 GC 消失或显著萎缩。③GC 在细胞中的位置基本固定在某个区域,但有些细胞在生理活动变化时,GC 的位置会发生移动,如哺乳动物的甲状腺细胞在进行细胞分泌活动时,GC 可由细胞核顶部移到细胞底部。

第三节 溶 酶 体

溶酶体(lysosome)是由 1 层单位膜包围而成的囊泡状结构,内含多种酸性水解酶,能分解内源性或外源性物质,被称为细胞内的消化器官。

一、溶酶体的结构

溶酶体呈圆形或卵圆形,大小不一,直径多数为 0.2～0.8 μm,小的只有 0.05 μm,大的可达数微米。它由厚 7～10 nm 的单位膜包围,内含 60 余种酸性水解酶,包括蛋白酶、核酸酶、糖苷酶、脂酶、磷酸酶和硫酸酯酶等,但是通常不能在同一溶酶体内找到所有的酶(图 3-4)。不同类型细胞溶酶体所含酶的种类和数量也不同。溶酶体水解酶的最适 pH 为 3.5～5.5,溶酶体内的酸性环境是依靠膜上的特殊转运蛋白(H^+ 泵)来维持的。

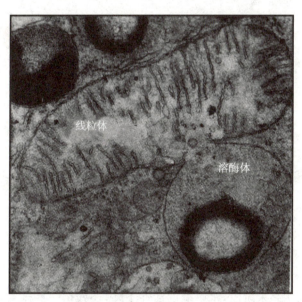

图 3-4 溶酶体电镜照片(示溶酶体正在与线粒体融合)

溶酶体的界膜比其他生物膜简单,含有较多鞘磷脂成分,允许大分子物质经水解"消化"后的终产物漏出,到达细胞基质。这些分解产物可被细胞再利用,或者排出。一旦溶酶体膜破裂,各种水解酶进入胞质,将会促使细胞分解死亡,最终导致组织自溶。溶酶体膜蛋白高度糖基化,糖链暴露在膜内表面,保护溶酶体膜不受水解酶作用。

二、溶酶体分类

以往习惯把溶酶体分为初级溶酶体(primary lysosome)和次级溶酶体(secondary lysosome),即只含水解酶而没有底物的溶酶体称为初级溶酶体;当初级溶酶体与含有被水解底物的小泡融合后称为次级溶酶体。但现在认为,从 GC 脱落下来的是带有溶酶体酶的转运小泡,其内部的 pH 值是接近中性的,所含有的水解酶没有活性。因此,此时的运输小泡尚不能行使溶酶体的功能,只有当这些转运小泡与具有酸性环境的晚期内体(late endosome)融合后才开始形成溶酶体。换句话说,任何一个溶酶体中,既含有水解酶,又含有被水解酶消化的底物(图 3-5)。

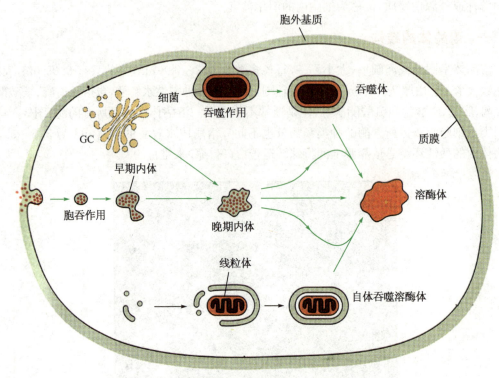

图 3-5 溶酶体的形成过程

三、残质体

吞噬性溶酶体到达终末阶段,水解酶的活性下降,还残留一些未被消化和分解的物质,形成在电镜下观察到的电子密度高、色调较深的残余物,这时的溶酶体称为残质体(residue body)。常见的残质体有脂褐质、含铁小体、多泡体和髓样结构等。残质体中的残余物,有的可通过胞吐作用排出细胞外,有的则长期蓄积在细胞内,如脂褐素。

四、溶酶体的功能

溶酶体的结构非常简单,但因为含有多种水解酶,其功能无不与酶的活动有关,如细胞内消化,以获得营养成分;吞噬细菌和病毒等有害物质,起到防御作用;清除细胞内衰老和多余的细胞器;发育过程中清除某些细胞,保证机体正常发育;动物精子的头部含有特化的溶酶体结构——顶体,顶体释放出的水解酶为精子打开卵子质膜开辟了通道。

五、溶酶体与疾病

(一)肺结核

结核分枝杆菌的外表有一层厚的蜡质外被,被吞噬后,此外被可保护细菌以抵御溶酶体水解酶的消化作用。因而结核分枝杆菌可抗白细胞和吞噬细胞的侵袭,使机体受到感染。

(二)硅沉着病(矽肺)

肺部吸入的二氧化硅颗粒被吞噬细胞吞噬后,不能被溶酶体酶所消化,而是在颗粒表面形成硅酸。硅酸的羟基和溶酶体膜的受体分子可形成氢键,使膜被破坏,释放酸性水解酶,导致细胞死亡,刺激成纤维细胞产生胶原纤维小结,造成肺组织弹性降低,呼吸功能下降。

(三)溶酶体贮积病

当溶酶体酶缺失和异常时,某些物质不能被消化降解,而遗留在溶酶体中,便会影响细胞的代谢功能,引发溶酶体贮积病(lysosome storage disease)。

(四)类风湿关节炎

这类患者的溶酶体酶膜脆性增加,溶酶体酶被释放到关节处的细胞间质中,使骨组织受到侵袭,引发炎症。肾上腺皮质激素有稳定溶酶体膜的作用,因而可被用来作为治疗类风湿关节炎的消炎剂。

第四节 过氧化物酶体

过氧化物酶体(peroxisome)又常称微体(microbody),是一层单位膜包围而成的圆形小体,直径约 0.5 μm,普遍存在于真核细胞中(图 3-6)。过氧化物酶体含多种氧化酶,如尿酸氧化酶、D-氨基酸氧化酶和过氧化氢酶等。其中,过氧化氢酶存在于所有过氧化物酶体中。尿酸氧化酶常在过氧化物酶体中央形成 1 个电子密度较高、呈规则的结晶状结构,叫做类核体。人和鸟类的过氧化物酶体不含尿酸氧化酶,所以没有类核体。

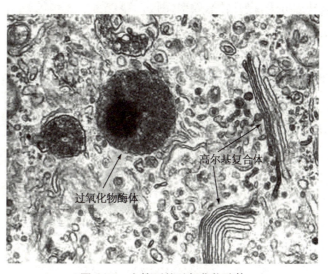

图 3-6 电镜下的过氧化物酶体

过氧化物酶体中的氧化酶能氧化多种底物,同时使氧还原成过氧化氢,而过氧化氢酶能把过氧化氢还原成水。这些反应对于肝、肾细胞的解毒作用非常重要。过氧化物酶体是细胞内糖、脂和氮的重要代谢部位。与胆固醇的代谢和甾体类化合物合成有关的细胞,如肝、肾、卵巢和睾丸间质,其过氧化物酶体特别丰富。此外,还发现服用降低血胆固醇的药物可引起肝细胞中过氧化物酶体大量增加。

第五节 囊　　泡

许多生物大分子都需要定位到不同的部位行使功能：膜蛋白需要定位到靶位点，胰岛素需要分泌出细胞外，神经递质需要扩散到下一个神经细胞……这些分子都不能直接穿过细胞中的膜结构。它们的运输需要依赖细胞内一种叫囊泡（vesicle）的结构。

囊泡是一种有膜包被的小型泡状结构。与之前提到的膜性细胞器不同，囊泡不是一种相对稳定的细胞内固有结构，其作用类似于"集装箱"，能够将待运输的分子包裹起来，通过出芽的方式脱离转运起点，送到目的地后通过膜融合的方式释放"货物"。在细胞中，囊泡的形成是持续不断的，这些"集装箱"一旦被产生出来就马上投入使用，带着它们的"货物"奔向细胞内或细胞外的目的地。细胞之所以使用囊泡进行物质的转运，是因为无论何种类型的囊泡，其囊膜均来自于细胞器膜。因此，囊泡的膜与细胞膜及内膜系统其他成员的膜成分是相似的。

囊泡的产生是由细胞膜和内膜系统部分细胞器膜的特定区域内陷或外凸形成的。在囊泡的形成过程中，其胞质面覆盖有由不同蛋白构成的衣被样结构，因而被称为有衣小泡（coated vesicles）。目前对3种有衣小泡的研究较多，它们的衣被蛋白分别是网格蛋白（clathrin）、COPⅠ和COPⅡ。其中，网格蛋白小泡穿梭于高尔基体反侧面和细胞膜之间；COPⅠ被膜小泡则主要介导蛋白质从高尔基体运回内质网；COPⅡ被膜小泡则介导将蛋白质从内质网运至高尔基体。衣被结构的形成有利于膜的内陷或外凸，促进囊泡出芽，同时还可以选择性结合被转运分子，提升转运效率（图3-7）。

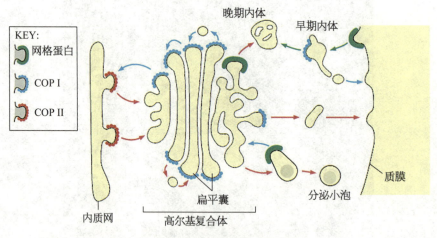

图3-7　3类囊泡转运的示意图

注：箭头指示囊泡运输方向

转运沿微管或微丝运行，动力来自马达蛋白（motor protein）。转运时马达蛋白与特定的囊泡进行严格配对，并借助于细胞骨架构建成的"轨道"向目的地输送。

（谢　菁）

第四章 线粒体

线粒体(mitochondrion,复数 mitochondria)是一种敏感而多变的细胞器,普遍存在于除哺乳动物成熟红细胞以外的所有真核细胞中。细胞生命活动所需能量的80%是由线粒体提供的,所以它是细胞进行生物氧化和能量转换的主要场所,也有人将线粒体比喻为细胞的"动力工厂"。此外,近年来的研究也显示线粒体与细胞内氧自由基的生成、细胞死亡及许多人类疾病的发生有密切的关系。

第一节 线粒体的形态、数量和结构

一、线粒体的化学组成

线粒体干重的主要成分是蛋白质,占65%~70%,多数分布于内膜和基质。线粒体蛋白质分为两类:一类是可溶性蛋白,包括基质中的酶和膜外周蛋白;另一类是不溶性蛋白,为膜结构蛋白或膜镶嵌酶蛋白。脂类占线粒体干重的25%~30%,大部分是磷脂。此外,线粒体还含有 DNA 和完整的遗传系统,多种辅酶(如 CoQ、FMN、FAD 和 NAD^+ 等)、维生素和各类无机离子。

线粒体含有众多酶系,目前已确认有120余种,是细胞中含酶最多的细胞器。这些酶分别位于线粒体的不同部位,在线粒体行使细胞氧化功能时起重要的作用。有些酶可作为线粒体不同部位的标志酶,如内、外膜的标志酶分别是细胞色素氧化酶和单胺氧化酶;基质和膜间腔的标志酶分别为苹果酸脱氢酶和腺苷酸激酶。

二、线粒体的形态、数目与组织分布

光镜下的线粒体呈线状、粒状或杆状等,直径 0.5~1.0 μm。不同类型或不同生理状态的细胞,线粒体的形态、大小、数目及排列分布常不相同。例如,在低渗环境下,线粒体膨胀如泡状;在高渗环境下,线粒体又伸长为线状。线粒体的形态也随细胞发育阶段不同而异,如人胚肝细胞的线粒体,在发育早期为短棒状,在发育晚期为长棒状。细胞内的渗透压和 pH 对线粒体形态也有影响,酸性时线粒体膨胀,碱性时线粒体为粒状。

线粒体的数量可因细胞种类而不同,最少的细胞只含1个线粒体,最多的达50万个,其总体积可占细胞总体积的25%。这与细胞本身的代谢活动有关,代谢旺盛时,线粒体数目较多,反之线粒体的数目则较少。

线粒体在很多细胞中呈弥散均匀分布状态,但一般较多聚集在生理功能旺盛、需要能量供应的区域,如在精细胞中,线粒体沿鞭毛紧密排列。有时,同一细胞在不同生理状况下,可

发现线粒体变形移位现象。例如，肾小管细胞，当其主动交换功能旺盛时，线粒体常大量集中于膜内缘，这与主动运输时需要能量有关；有丝分裂时线粒体均匀集中在纺锤丝周围，分裂终了，它们大致平均地分配到2个子细胞中。

三、线粒体的超微结构

电镜下，线粒体是由双层单位膜套叠而成的封闭性膜囊结构。2层膜将线粒体内部空间与细胞质隔离，并使线粒体内部空间分隔成2个膜空间，构成线粒体的支架（图4-1）。

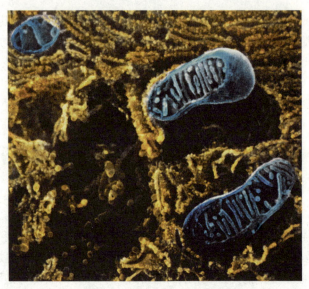

图4-1　扫描电镜下的线粒体

（一）外膜

外膜（outer membrane）是线粒体最外层所包绕的一层单位膜，厚5～7 nm，光滑平整。在组成上，外膜的1/2为脂类，1/2为蛋白质。外膜的蛋白质包括多种转运蛋白，它们形成较大的水相通道跨越脂质双层，使外膜出现直径2～3 nm的小孔，允许通过分子量在10 000以下的物质，包括一些小分子多肽。

（二）内膜和内部空间

内膜（inner membrane）比外膜稍薄，平均厚4.5 nm，也是一层单位膜。内膜将线粒体的内部空间分成两部分，其中由内膜直接包围的空间称为内腔，含有基质，也称为基质腔（matrix space）；内膜与外膜之间的空间称为外腔，或称膜间腔（intermembrane space）。内膜上有大量向内腔突起的折叠（infolding），形成嵴（cristae）。嵴与嵴之间的内腔部分称为嵴间腔（intercristae space），而由嵴向内腔突进造成的外腔向内伸入的部分称为嵴内空间（intracristae space）。内膜的化学组成中20%是脂类，80%是蛋白质，蛋白质的含量明显高于其他膜成分。内膜通透性很小，分子量＞150的物质便不能通过。但内膜有高度的选择通透性，膜上的转运蛋白控制内外腔的物质交换，以保证活性物质的代谢。

内膜（包括嵴）的内表面附着许多突出于内腔的颗粒，每个线粒体有10^4～10^5个，称为基粒（elementary particle）。基粒是由多种蛋白质亚基组成的，分为头部、柄部、基片3部分。

圆球形的头部突入内腔中,基片嵌于内膜中,柄部将头部与基片相连。基粒头部具有酶活性,能催化 ADP 磷酸化生成 ATP。因此,基粒又称 ATP 酶复合体。

(三)内外膜转位接触点

利用电镜技术可以观察到在线粒体的内、外膜上存在着一些内膜与外膜相互接触的部位,在这些部位,膜间隙变狭窄,称为转位接触点(translocation contact site)(图 4-2)。有研究估计,鼠肝直径 1 μm 的线粒体有 100 个左右的转位接触点,用免疫电镜的方法可观察到转位接触点处有蛋白质前体的积聚,显示它是蛋白质等物质进出线粒体的通道。

(四)基质

线粒体内腔充满了电子密度较低的可溶性蛋白质和脂肪等成分,称为基质(matrix)(图 4-3)。线粒体中与催化三羧酸循环、脂肪酸氧化、氨基酸分解、蛋白质合成等有关的酶都在基质中。此外,基质还含有线粒体独特的双链环状 DNA、核糖体,这些构成了线粒体相对独立的遗传信息复制、转录和翻译系统。因此,线粒体是人体细胞除细胞核以外唯一含有 DNA 的细胞器,每个线粒体中可有 1 个或多个 DNA 拷贝。

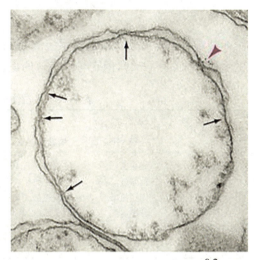

图 4-2 转位接触点

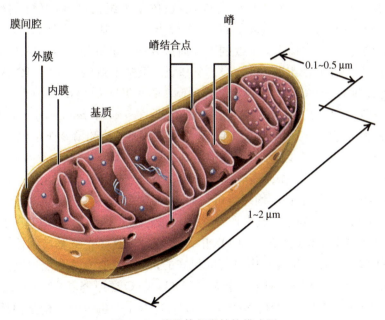

图 4-3 线粒体超微结构模式图

第二节 线粒体的遗传体系

线粒体虽然有自己的遗传系统和蛋白质翻译系统,且部分遗传密码也与核密码有不同的编码含义(表4-1),但它与细胞核的遗传系统构成了一个整体。

表4-1 线粒体与核密码子编码氨基酸比较

密码子	核密码子编码氨基酸	线粒体密码子编码氨基酸				
		哺乳动物	果蝇	链孢霉	酵母	植物
UGA	终止密码子	色氨酸	色氨酸	色氨酸	色氨酸	终止密码子
AGA、AGG	精氨酸	终止密码子	丝氨酸	精氨酸	精氨酸	精氨酸
AUA	异亮氨酸	甲硫氨酸	甲硫氨酸	异亮氨酸	甲硫氨酸	异亮氨酸
AUU	异亮氨酸	甲硫氨酸	甲硫氨酸	甲硫氨酸	甲硫氨酸	异亮氨酸
CUU、CUC CUA、CUG	亮氨酸	亮氨酸	亮氨酸	亮氨酸	亮氨酸	

线粒体的基因组只有 1 条 DNA,称为线粒体 DNA(mtDNA)。mtDNA 是裸露的,不与组蛋白结合,存在于线粒体的基质内或依附于线粒体内膜。在一个线粒体内往往有 1 至数个 mtDNA 分子,平均为 5~10 个 mtDNA 分子。它主要编码线粒体的 tRNA、rRNA 及一些线粒体蛋白质,如电子传递链酶复合体中的亚基。但由于线粒体中大多数酶或蛋白质仍由核编码,所以它们在细胞质中合成后经特定的方式转送到线粒体中。

线粒体基因组的全序列测定早已完成,线粒体基因组的序列(又称剑桥序列)共含 16 569 个碱基对(bp),为 1 条双链环状的 DNA 分子。双链中一为重链(H),一为轻链(L),这是根据它们的转录本在 CsCl 中密度的不同而区分的。重链和轻链上的编码物各不相同(图4-4),人类线粒体基因组共编码了 37 个基因。重链上编码了 12S rRNA(小 rRNA)、16SrRNA(大 rRNA)、NADH-CoQ 氧化还原酶 1(NADH-CoQ oxidoreductase 1, ND1)、ND2、ND3、ND4L、ND4、ND5、细胞色素 C 氧化酶 1(cytochrome C oxidase Ⅰ, COXⅠ)、COXⅡ、COXⅢ、细胞色素 b 的亚基、ATP 合酶的第 6 亚单位和第 8 亚单位(A6、A8)及 14 个 tRNA 等(图中用小写字母表示其对应的氨基酸);轻链编码了 ND6 及 8 个 tRNA。

在这 37 个基因中,仅 13 个是编码蛋白质的基因,13 个序列都以 ATG(甲硫氨酸)为起始密码,并有终止密码结构,长度均超过可偏码 50 个氨基酸多肽所必需的长度,由这 13 个基因所编码的蛋白质均已确定。其中,3 个为构成细胞色素 C 氧化酶(COX)复合体(复合体Ⅳ)催化活性中心的亚单位(COXⅠ、COXⅡ和 COXⅢ),这 3 个亚基与细菌细胞色素 C 氧化酶是相似的,其序列在进化过程中是高度保守的;还有 2 个为 ATP 合酶复合体(复合体Ⅴ)F_0 部分的 2 个亚基(A6 和 A8);7 个为 NADH-CoQ 还原酶复合体(复合体Ⅰ)的亚基(ND1、ND2、ND3、ND4L、ND4、ND5 和 ND6);还有 1 个编码的结构蛋白质为 $CoQH_2$-细胞色素 C 还原酶复合体(复合体Ⅲ)中细胞色素 b 的亚基;其他 24 个基因编码两种 rRNA 分子(用于构成线粒体的核糖体)和 22 种 tRNA 分子(用于线粒体 mRNA 的翻译)。

线粒体基因组与核基因组相比,经济或紧凑了许多,核基因组中编码功能的序列还不足

10%,而在线粒体基因组中只有很少非编码的序列。而转录之后,在 mRNA 转录物的特定区域加上多聚腺嘌呤核苷酸。

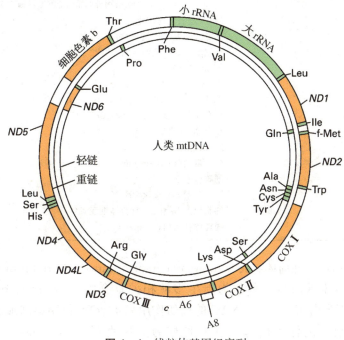

图 4-4 线粒体基因组序列

第三节 线粒体核编码蛋白的转运

线粒体中有大约有 1 000 个基因产物,其中仅 37 个基因产物由线粒体基因组编码。因此,线粒体内大多数参与电子传递链的蛋白都是核编码的线粒体蛋白(表 4-2),而在这些核编码蛋白在进入线粒体的过程中,需要分子伴侣蛋白的协助,其中绝大多数线粒体蛋白被输入到基质,少数输入到膜间腔及插入到内膜和外膜上。输入到线粒体的蛋白质都在其 N 端具有一段基质导入顺序(matrix-targeting sequence,MTS),线粒体外膜和内膜上的受体能识别并结合各种不同的但相关的 MTS。在这些顺序中,富含有精氨酸、赖氨酸、丝氨酸和苏氨酸,但少见天冬氨酸和谷氨酸。这些顺序包含了所有介导在细胞质中合成的前体蛋白输入到线粒体基质的信号。

表 4-2 部分核编码的线粒体蛋白

线粒体定位	蛋白质
基质	乙醇脱氢酶(酵母) 氨甲酰磷酸合酶(哺乳动物) 柠檬酸合酶(citrate synthase)与其他柠檬酸酶 DNA 聚合酶

(续表)

线粒体定位	蛋白质
内膜	F_1ATP 酶亚单位 α(除植物外)、β、γ、δ(某些真菌) Mn^{2+} 超氧化物歧化酶 鸟氨酸转氨酶(哺乳动物) 鸟氨酸转氨甲酰酶(哺乳动物) 核糖体蛋白质 RNA 聚合酶 ADP/ATP 反向转运体(antiporter) 复合体Ⅲ亚基 1、2、5(铁-硫蛋白)、6、7 复合体Ⅳ(COX)亚基 4、5、6、7 F_0ATP 酶 生热蛋白(thermogenin)
膜间腔	细胞色素 c 细胞色素 c 过氧化物酶 细胞色素 b_2 和 c_1(复合体Ⅲ亚基)
外膜	线粒体孔蛋白(porin)P70

当线粒体蛋白可溶性前体(the soluble precursor of mitochondrial proteins)在核糖体内形成以后,少数前体蛋白与一种称为新生多肽相关复合物(nascent-associated complex, NAC)的分子伴侣蛋白相互作用。NAC 的确切作用尚不清楚,但明显增加了蛋白转运的准确性;而绝大多数的前体蛋白都要和一种称为热休克蛋白 70(constitutive heat shock protein70, hsc70)的分子伴侣结合,从而防止前体蛋白形成不可解开的构象,也可以防止已松弛的前体蛋白聚集(aggregation)。尽管 hsc70 的这种作用对于胞质蛋白并不是必需的,但对于要进入线粒体的蛋白质却是至关重要的,因为紧密折叠的蛋白根本不可能穿越线粒体膜。目前尚不清楚分子伴侣蛋白能否准确地区分胞质蛋白和线粒体蛋白,不过胞质内某些因子显然在这种区分中发挥了作用。已经证实在哺乳动物的胞中存在着两种能够准确结合线粒体前体蛋白的因子:前体蛋白的结合因子(presequence-binding factor, PBF)和线粒体输入刺激因子(mitochondrial import stimulatory factor, MSF)。前者能够增加 hsc70 对线粒体蛋白的转运;后者能够不依赖于 hsc70,常单独发挥着 ATP 酶的作用,为聚集蛋白的解聚提供能量。

某些前体蛋白,如内膜 ATP/ADP 反向转运体与 MSF 所形成的复合体能进一步与外膜上的一套受体 Tom37 和 Tom70 相结合,然后 Tom37 和 Tom70 把前体蛋白转移到第 2 套受体 Tom20 和 Tom22,同时释放 MSF;而绝大多数与 hsc70 结合的前体蛋白常不经过受体 Tom37 和 Tom70 而直接与受体 Tom20 和 Tom22 结合,与前体蛋白结合的受体 Tom20 和 Tom22 与外膜上的通道蛋白 Tom40(第 3 套受体)相偶联,后者与内膜的接触点共同组成一个直径为 1.5~2.5 nm 的越膜通道。非折叠的前体蛋白通过这一通道转移到线粒体基质(图 4-5)。

蛋白质跨膜转运至线粒体基质后,必须恢复其天然构象以行使功能。当蛋白跨过线粒体膜后,大多数定位于基质的蛋白被基质作用蛋白酶(matrix processing protease, MPP)所移除。人们还不知道确切的蛋白水解时间,但这种水解反应很可能是一种早期事件。因为,此类 MPP 定位于线粒体内膜上。和转运过程不同,此时的蛋白质需要进行重新折叠,而在周围的蛋白质浓度为 500~600 mg/ml 的环境下,蛋白质要自发地重新折叠简直不可能。此

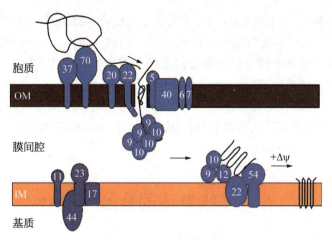

图 4-5 Tom 受体系统

时,mthsp70 又发挥了其重要的作用,但这时 mthsp70 是作为折叠因子而不是去折叠因子。分子伴侣的这种从折叠因子到去折叠因子角色的转变很可能有线粒体 Dna J 家族的参与,实验显示去除 Dna J1P 不会影响前体蛋白进入线粒体,但可以明显阻止其折叠。

在大多数情况下,输入多肽的最后折叠还需要另外一套基质分子伴侣,如 hsc60、hsc10 的协助。hsc60 的突变体并不影响前体蛋白进入线粒体,但进入的前体蛋白不能形成低聚复合物。因而,hsc70 就不能发挥作用,这一点已经通过免疫共沉淀实验证实。

第四节　线粒体的起源

线粒体可能起源于与古老厌氧真核细胞共生的早期细菌。在之后的长期进化过程中,两者共生联系更加密切。共生物的大部分遗传信息转移到细胞核上,这样留在线粒体上的遗传信息大大减少,即线粒体起源的内共生学说(图 4-6)。许多证据支持这一假说:线粒体

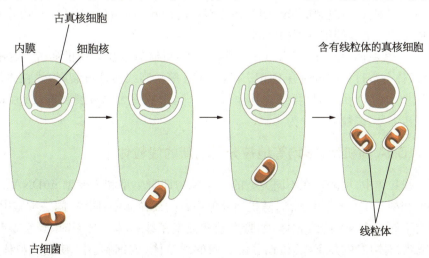

图 4-6　线粒体起源的内共生学说

的遗传系统与细菌相似,如 DNA 呈环状,不与组蛋白结合;线粒体的蛋白质合成方式与细菌相似,如核糖体为 70S,抑制蛋白质合成的机制等。但这一机制也有不足之处,所以有学者提出了非共生假说。非共生假说认为原始的真核细胞是一种进化程度较高的需氧细菌,参与能量代谢的电子传递系统、氧化磷酸化系统位于细胞膜上。随着不断进化,细胞需要增加其呼吸功能。因此,不断地增加其细胞膜的表面积,增加的膜不断地内陷、折叠、融合,并被其他膜结构包裹(形成的双层膜将部分基因组包围在其中),形成功能上特殊的双层膜性囊泡(有呼吸功能),最后演变为线粒体。

第五节 线粒体的分裂与融合

一、线粒体是通过分裂方式实现增殖的

对于现代真核细胞中的线粒体发生机制,学术界还存有争论。目前,有 3 种关于线粒体生物发生的观点:①重新合成;②起源于非线粒体的亚细胞结构;③通过原有线粒体的分裂形成。自从线粒体 DNA 发现后,生物学家较普遍地接受这样的观点:线粒体是以分裂的方式进行增殖的。Attardi 等(1975)认为,线粒体的生物发生过程分两个阶段。在第 1 阶段,线粒体进行分裂增殖;第 2 阶段包括线粒体本身的分化过程,建成能够行使氧化磷酸化功能的结构。线粒体的分裂增殖和分化阶段分别接受细胞核和线粒体两个独立的遗传系统控制。

但是,关于线粒体如何进行分裂增殖的,目前尚未完全明了。一般认为它可能包括以下 3 种分裂方式:①出芽分裂。线粒体分裂时先从线粒体上长出膜性突起,称为"小芽"(budding),随后小芽不断长大,并与原线粒体分离,再经过不断"发育",最后形成新的线粒体。②收缩分裂。这种分裂方式是线粒体在其中央处收缩形成很细的"颈",最后断裂,形成 2 个线粒体。③间壁分裂。这种分裂方式是线粒体的内膜向中心内褶形成分隔线粒体结构的间壁,随后再一分为二,形成 2 个线粒体。无论是哪一种分裂机制,线粒体的分裂都不是绝对均等的。例如,经过复制的 mtDNA 在分裂后的线粒体中的分布就是不均等的。另一方面线粒体分裂还受到细胞分裂的影响。

近年来,对线粒体分裂(mitochondrial fission)的机制有了比较多的研究。在哺乳动物中,介导线粒体分裂过程的蛋白有 Drp1、Fis1、Mff 等。当线粒体分裂时,线粒体外膜分子 Fis1 招募胞质中的 Drp1,然后再结合其他一些分子,形成更大的分裂装置;Drp1 的多聚体指环结构逐步缩紧,线粒体一分为二。

二、mtDNA 随机地、不均等地被分配到新的线粒体中

在同一线粒体中,可能存在不同类型的 mtDNA,即野生型和突变型 mtDNA。分裂时,野生型和突变型 mtDNA 发生分离,随机地分配到新的线粒体中;同时,同一细胞中,也可能存在着带有不同 mtDNA 的线粒体,如野生型和突变型线粒体。分裂时,野生型和突变型 mtDNA(或线粒体)发生分离,随机地分配到新的线粒体(或细胞)中,使子线粒体(或子细胞)拥有不同比例的突变型 mtDNA 分子,这种随机分配导致 mtDNA 异质性变化的过程称

为复制分离。在连续的分裂过程中,异质性细胞中突变型 mtDNA 和野生型 mtDNA 的比例会发生漂变,向同质性的方向发展。分裂旺盛的细胞往往有排斥突变 mtDNA 的趋势,经无数次分裂后,细胞逐渐成为只有野生型 mtDNA 的同质性细胞。突变 mtDNA 具有复制优势,在分裂不旺盛的细胞(如肌细胞)中逐渐积累,形成只有突变型 mtDNA 的同质性细胞。漂变的结果是细胞表型也随之发生改变。

三、线粒体融合是有一系列相关蛋白介导的过程

线粒体融合(mitochondrial fusion)有利于促进线粒体的相互协作,可以使不同线粒体之间的信息和物质得到相互交换,如膜电位快速传递及线粒体内容物的交换。伴随着细胞的衰老,mtDNA 会累积很多的突变,线粒体的融合可以使不同线粒体的基因组交换进行充分的 DNA 互补,并有效地修复这些 DNA 突变,保证线粒体正常的功能。线粒体的融合是由一系列蛋白分子精确调控和介导的。第 1 个被分离出的介导线粒体融合的蛋白 FZO1p/Mfns 是人们在研究果蝇线粒体时发现的。此外,介导线粒体融合的分子还有 Mgm1p/OPA1 等,在线粒体融合时 FZO1p/Mfns 介导线粒体外膜的融合,而 Mgm1p/OPA1 介导线粒体内膜的融合。

第六节 线粒体自噬

1962 年,在用胰高血糖素处理的小鼠肝细胞中观察到了细胞自噬(autophagy)现象,之后逐渐形成了细胞自噬的概念:细胞在缺乏营养和能量供应时,部分细胞质与细胞器被包裹进一种特异性的双层膜或者多层膜结构的自噬体(autophagosome)中,形成的自噬体再与溶酶体融合形成自噬溶酶体(autolysosome),胞质和细胞器成分在这里被降解为核苷酸、氨基酸、游离脂肪酸等小分子物质,这些小分子物质可以被重新利用合成大分子或者合成 ATP。

自噬作为细胞生存的一种机制,在很多生理过程,如清除损伤、衰老细胞器及冗余蛋白方面发挥着重要作用。除营养和能量缺乏外,氧化应激、感染及蛋白质大量聚集等因素也可以诱导细胞发生自噬。通过自噬,细胞可以在饥饿条件下存活数天,甚至数周。但是过度激活的自噬会引起细胞发生程序性死亡,以电镜下出现大量双层膜结构的自噬体为形态学特征。

线粒体自噬(mitochondrial autophagy)是指在 ROS、营养缺乏、细胞衰老等外界刺激的作用下,细胞内的线粒体发生去极化损伤,损伤线粒体被特异性的包裹进自噬体中并与溶酶体融合,从而完成损伤线粒体的降解,维持细胞内环境的稳定(图 4-7)。

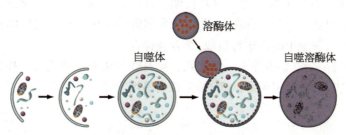

图 4-7 线粒体自噬过程示意图

通常哺乳动物的线粒体自噬可以通过大自噬（macroautophagy）或小自噬（microautophagy）来实现。大自噬即通过细胞内的膜成分包裹线粒体形成具有双层膜结构的自噬体（autophagosome），再与溶酶体融合生成自噬溶酶体，使线粒体降解。小自噬通过溶酶体或液泡表面的变形直接吞噬线粒体，使线粒体降解。目前，研究最充分的是大自噬。不同的线粒体自噬途径参与了不同组织内线粒体的降解过程，并且在神经退行性疾病、心脏病、糖尿病和肿瘤等许多重大疾病的发生、发展过程中具有重要的调控作用。

第七节　线粒体的功能

线粒体的主要功能是进行细胞呼吸。营养物质在线粒体内通过一系列氧化还原反应发生分解代谢，释放的能量可通过 ADP 的磷酸化而储存于能量转换分子 ATP 的高能磷酸键中。当细胞进行各种活动需要能量时，又可去磷酸化，断裂 1 个高能磷酸键以释放能量来满足机体需要。以葡萄糖氧化为例，经过糖酵解（glycolysis）、三羧酸循环（tricarboxylic acid cycle，TCA cycle）和氧化磷酸化（oxidative phosphorylation）3 个步骤（图 4-8），能量逐步释放，最终葡萄糖分解成 CO_2 和 H_2O，而能量储存于 ATP 中。

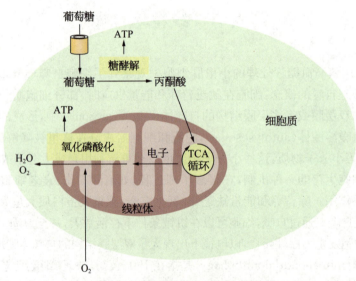

图 4-8　葡萄糖氧化的 3 个步骤

此外，线粒体还参与了离子的转运及代谢。线粒体可以对 Ca^{2+} 进行摄取和释放，和内质网一起共同调节胞质中 Ca^{2+} 的浓度，进而调节细胞的生理活动。线粒体铁蛋白则与胞质铁蛋白共同作用，对细胞中的铁进行摄取、结合及储存。

生命活动的另一个重要事件——细胞死亡也与线粒体有密切关系。损伤线粒体的增多会对细胞造成伤害，诱发阿尔茨海默病、帕金森病等细胞退行性病变。

（谢　菁）

第五章　细胞骨架

　　细胞骨架（cytoskeleton）是指由细胞内蛋白质成分组成的一个复合的网架系统,包括微管（microtubule）、微丝（microfilament）和中间丝（intermediate filament）（图 5-1）。与其他细胞结构相比,细胞骨架在形态结构上具有弥散性、整体性和变动性等特点,这些都是与它们的功能相适应的。细胞骨架为真核细胞所特有,它不仅是活细胞的支撑结构,决定了细胞的形状并赋予其强度,而且在细胞多种多样的生理活动（如细胞运动、膜泡运输和细胞分裂等）中发挥着重要作用。

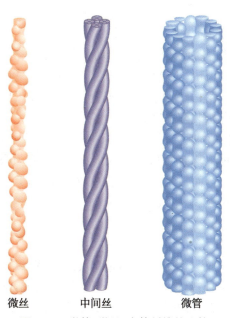

微丝　　中间丝　　微管

图 5-1　微管、微丝、中等纤维的比较

第一节　微　　管

　　微管呈中空的圆筒状,在不同的细胞中具有相同的形态。它既是鞭毛、纤毛等运动器官的一部分,也是中心粒的主要结构。微管是一种动态的结构,能很快组装和去组装,以适应细胞质经常变化的状况。

一、微管的结构和化学组成

大多数微管壁由 13 条原纤维(protofilament)包围而成,长短不一。微管的外径 25 nm,内径 15 nm,主要由微管蛋白(tubulin)和微管结合蛋白 2 种成分组成。

(一) 微管蛋白

微管蛋白占微管总蛋白的 80%,是一类酸性蛋白质。细胞质中的微管蛋白一般以异二聚体(heterodimer)的形式存在,2 个亚单位分别是 α-微管蛋白和 β-微管蛋白。α、β-微管蛋白的分子量均为 55 000,但它们的氨基酸组成和排列顺序不同,它们相间排列成 1 条长链,即为原纤维。

微管蛋白家族中的另一成员——γ-微管蛋白,广泛存在于真核细胞中,分子量约为 50 000,由 455 个左右的氨基酸残基组成。它定位于微管组织中心(microtubule organizing center,MTOC),尽管它并不是构成微管的主要成分,只占微管蛋白总含量的不足 1%,但却是微管执行功能所必不可少的。若编码 γ-微管蛋白的基因发生突变,则可引起细胞质微管数量、长度的减少和由微管组成的有丝分裂器的缺失,而且可以强烈地抑制核分裂,从而影响细胞分裂。

(二) 微管结合蛋白

微管结合蛋白的种类很多,是微管结构和功能的必需成分。一类称为微管相关蛋白(microtubule-associated proteins,MAPs),分子量 200 000~300 000,在活细胞中起稳定微管结构和促进微管聚合的作用;另一类为微管聚合蛋白(Tau 蛋白或 τ 蛋白),其功能是增加微管装配的起始点和提高起始装配速度。

(三) 与微管结合的有关分子

微管蛋白每一异二聚体上均有 GTP 和 Mg^{2+} 的结合位点,可以结合 2 分子 GTP 和 1 个 Mg^{2+}。微管蛋白与 GTP 结合而被激活,引起构象改变,从而聚合成微管。微管蛋白上还有秋水仙素和长春碱的结合位点。

二、微管的类型

细胞中微管的存在形式有 3 种:单管(singlet)、二联管(doublet)和三联管(triplet)(图 5-2)。细胞中大部分微管都是单管,由 13 条原纤维环围而成,常分散于细胞质中或成束分布;二联管由 A 管和 B 管组成,其中 A 管与单管结构相同,B 管有 3 条原纤维与 A 管共有;三联管由 A、B、C 3 管组成,其中 A、B 两管与二联管结构相同,C 管由 3 条原纤维与 B 管共有。二联管主要构成纤毛和鞭毛的杆状部分,中心粒和鞭毛、纤毛的基体由三联管构成。

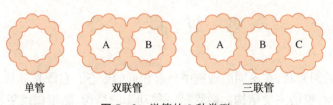

图 5-2 微管的 3 种类型

注:其中单微管由 13 条原纤维组成

三、微管的组装和极性

根据细胞的生理需要，微管蛋白聚合或解聚，引起微管的组装和去组装。这是一种可逆的过程，细胞中有的微管存在时间很短，发生快速组装和去组装，称为动态微管（dynamic microtubule），如纺锤体；另一些微管存在时间相对较长，称为稳定微管（stable microtubule），构成一些特化的细胞结构，如纤毛。作为对周围环境变化的反应，微管的稳定性可以改变。

（一）微管的体外组装

微管的组装是一个复杂而有序的过程，分为3个时期：成核期、聚合期和稳定期。

1. 成核期（nucleation phase）　首先，α-微管蛋白和β-微管蛋白形成长度为8 nm的αβ二聚体，αβ二聚体先沿纵向聚合形成1个短的寡聚体（oligomer）核心，这个寡聚体可能是不够稳定的。然后再以这个寡聚体核心为基础，经过侧面增加二聚体而扩展为弯曲的片状（sheet）结构，这种片状结构的稳定性大大提高。当片状带加宽至13根原纤维时，即合拢形成一段微管。此时由于是微管聚合的开始，速度缓慢，因此又称为延迟期（lag phase）。

2. 聚合期（polymerization phase）　也称作延长期：二聚体以较快的速度从两端加到已经形成的微管上，此时微管不断的延长。

3. 稳定期（steady state phase）　随着细胞质中的游离微管蛋白的浓度下降，当达到临界浓度时，微管聚合与解聚的速度达到平衡，此时微管组装与去组装的速度相等，微管的长度相对恒定（图5-3）。

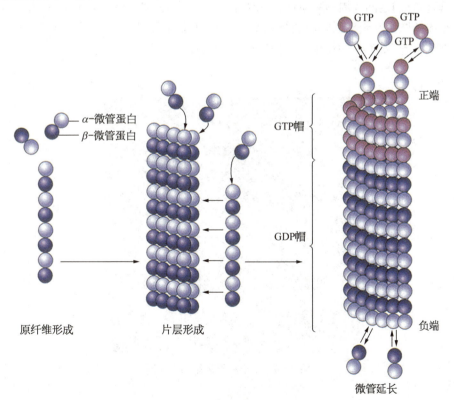

图5-3　微管的体外组装

微管蛋白是以"首尾相接"(即 αβ - αβ - αβ……)的方式形成原纤维的,因而具有极性。

许多因素影响微管的组装,微管蛋白的聚合和解聚与其周围环境条件,如温度、Ca^{2+}浓度、pH、压力等有关;秋水仙素与异二聚体结合,可抑制微管的聚合,除去秋水仙素后,聚合又能进行。

(二)微管的体内组装

微管在体内的组装比在体外复杂得多,除了遵循体外组装的规律外,还受到时间和空间的控制。活细胞内的微管组织中心(microtubule organizing center, MTOC)在微管装配过程中起重要作用。MTOC包括中心体、基体和着丝点等,它们提供了微管组装所需要的核心。事实上,微管并不是由中心粒直接发出的,而是由中心外周围物质(pericentriolar material, PCM)发射出来的。因此,中心粒本身并不是MTOC,它只是起到了稳定PCM位置的作用。此外,在活细胞内的微管装配过程中,MAPs可促进微管装配的启动,调节装配的范围和速率,还可在微管之间及与其他结构连接中起重要作用。

四、微管组成的细胞结构

微管在细胞中可以组成一些特殊的细胞结构,如中心粒(centriole)、纤毛和鞭毛等。它们主要和细胞的运动功能有关。

(一)中心粒

中心粒是短筒状小体,直径160~260 nm,长160~560 nm。细胞中的中心粒成对存在且相互垂直,它们连同其周围物质即是光镜下所见的中心体(centrosome)。横切面可见,其圆柱状小体的壁由9组三联管斜向排列呈风车状包围而成,为"9+0"的结构(图5-4)。中心粒在细胞中起MTOC的作用,参与细胞有丝分裂。

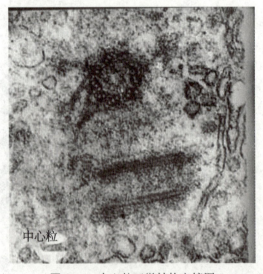

图5-4 中心粒亚微结构电镜图

(二) 纤毛和鞭毛

纤毛和鞭毛是真核细胞表面伸出的与运动有关的特化结构,通常将少而长的称为鞭毛,短而多的称为纤毛。两者在结构上同源,都是由细胞膜包绕一根轴丝(axoneme)构成的(图5-5)。轴丝为"9+2"结构,即9组二联管环绕1对中央单管。中央单管由纤维内鞘(inner sheath)包围,单管之间有横桥相连。相邻的二联管之间也有蛋白质相连,并且A管伸出两条动力蛋白(dynein)臂,指向邻近二联管的B管。动力蛋白臂能引起二联管之间的相互滑动,导致纤毛和鞭毛摆动。中央单管呈放射状发出幅条(radial spokes),伸向周围的A管。

轴丝是以纤毛和鞭毛的基体作为MTOC组装而成的。基体的结构与中心粒一样,呈"9+0"排列,即含9组三联管,无中央微管。在基体和轴丝之间有一段转换区。

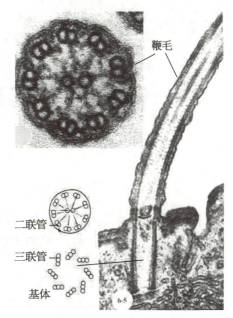

图5-5 纤毛的结构图

第二节 微 丝

微丝是一种由蛋白纤维组成的实心纤维,直径5~7 nm,长度不一。它普遍存在于真核细胞中,在具有运动功能的细胞中(如肌细胞)尤为发达。微丝也是一种可变的结构,可以排列成束、成网,也可以分散存在于细胞质中。微丝主要由肌动蛋白(actin)构成,所以又常被称作肌动蛋白丝(actin filament),在细胞运动和形态维持中发挥极其重要的作用。

一、微丝的结构和分子组成

肌动蛋白是微丝结构和功能的基础蛋白质,分子量43 000,含375个氨基酸残基。它是真核细胞内含量最丰富的蛋白质之一,在非肌细胞中占总蛋白的1%~5%,而在肌细胞中更高达10%。细胞中肌动蛋白有两种存在形式:一种是球形单体,称为G-肌动蛋白;另一种是由G-肌动蛋白聚合成的纤维状多聚体,称为F-肌动蛋白。电镜分析表明,每个G-肌动蛋白由2个亚基组成,呈现6.7 nm×4 nm×4 nm"哑铃"形,具有阳离子(Mg^{2+}和K^+或Na^+)、ATP(或ADP)和肌球蛋白的结合位点。每个肌动蛋白分子都有固定的极性,在Mg^{2+}等阳离子诱导下,它们能"首尾相接"形成螺旋状的肌动蛋白丝(图5-6)。因此,肌动蛋白丝也具有极性。

同样的肌动蛋白微丝可以形成多种不同的亚细胞结构,如张力丝、肌肉细丝和精子顶体的刺突等。这些结构的形成,以及它们的变化和功能状态,在很大程度上受到不同的肌动蛋白结合蛋白(actin-binding protein)的调节。目前已发现的这类结合蛋白有40多种,其中肌球蛋白(myosin)是一种特殊的ATP酶,能水解ATP引起构象改变,沿着微丝移动。细胞中绝大多数运动类型都必须依赖肌球蛋白和肌动蛋白之间的相互作用。

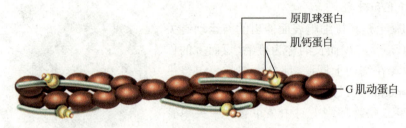

图 5-6 肌动蛋白丝的分子结构

二、微丝的组装

微丝组装的动力学比微管组装简单。在 G-肌动蛋白溶液中加入盐(如 Mg^{2+}、K^+ 或 Na^+),便能自发聚合生成 F-肌动蛋白丝。细胞中肌动蛋白的浓度(0.5 μmol/L)高于关键浓度[Cc(0.1 μmol/L)]。理论上,几乎所有肌动蛋白都应聚合成微丝,很少为 G-肌动蛋白。但实际上细胞中近 40% 的肌动蛋白以单体形式存在,原因是它们结合了"隔离蛋白"(某些肌动蛋白结合蛋白),无法自由聚合。微丝的组装还受到断裂蛋白、封端蛋白和某些真菌毒素的影响。后者如细胞松弛素 B(cytochalasin B,CB)及其衍生物细胞松弛素 D,它们能特异地破坏微丝的组装。

微丝的组装过程分为 3 个阶段:成核期、延长期和平衡期。成核期:G-肌动蛋白先慢慢聚合形成不稳定的三聚合体或者四聚体的核心。这个核心一旦形成,G-肌动蛋白就会在核心的两侧迅速聚合,使肌动蛋白纤维迅速延长,就进入第 2 个时期——延长期。随着 F-肌动蛋白纤维的不断增长,G-肌动蛋白单体的浓度就不断降低,当达到临界浓度时,肌动蛋白的组装速度等于其解离速度,微丝的长度几乎保持不变。此时,F-肌动蛋白进入第 3 个阶段:平衡期。

微丝也是具有极性的结构。G-肌动蛋白单体加到 F-肌动蛋白纤维两端的速度是不同的,速度快的一端为正端,慢的一端为负端,称为踏车现象(图 5-7)。

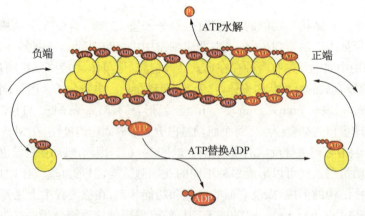

图 5-7 微丝的组装

微丝的组装过程是伴随着 ATP 的水解的。在聚合过程中,G-肌动蛋白结合 1 分子的 ATP,然后结合 ATP 的 G-肌动蛋白结合到 F-肌动蛋白纤维两端。当结合到 F-肌动蛋白纤维两端时，ATP 发生水解，形成 ADP+Pi。ATP-肌动蛋白与纤维末端的亲和力高，而 ADP-肌动蛋白与纤维末端的亲和力低。这样，ADP-肌动蛋白就会不断地从纤维末端解聚脱落下来。

第三节 中 间 丝

中间丝简称中丝，是细胞内的第 3 种骨架成分，因直径（约 10 nm）介于微管和微丝之间而得名。中间丝由不同的蛋白质组成，是空心纤维结构。由于它具有组织特异性，因此其种类、成分、结构和功能比较复杂。近年来的研究发现，中间丝的结构极其稳定，这也是它区别于微管和微丝的显著特点（图 5-8）。

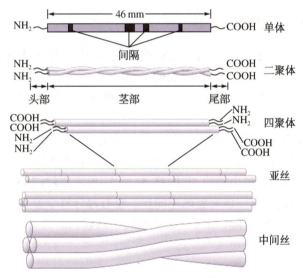

图 5-8 中间丝的分子结构模式图

一、中间丝蛋白分类

中间丝是高度螺旋的蛋白质，根据氨基酸顺序不同可分为 5 大类（表 5-1）。每种中间丝蛋白只在特定的组织和细胞中表达，其氨基酸顺序、分子量差异很大。

表 5-1 哺乳动物的中间丝蛋白

中间丝蛋白		分子量①	多肽数量	组织分布
Ⅰ型	酸性角蛋白②	40 000～57 000	>15	上皮
Ⅱ型	碱性角蛋白②	53 000～67 000	>15	上皮
Ⅲ型	结蛋白	53 000	1	肌肉
	波形蛋白	57 000	1	间质
	胶质纤维酸性蛋白	50 000	1	胶质细胞、星形细胞
	边周蛋白	57 000	1	周围和中枢神经细胞

(续表)

	中间丝蛋白	分子量①	多肽数量	组织分布
Ⅳ型	NF-L③	62 000	1	
	NF-M③	102 000	1	成熟周围和中枢神经元
	NF-H③	110 000	1	
	Internexin	66 000	1	
	巢蛋白	240 000	1	发育中的中枢神经系统:神经-上皮干细胞
Ⅴ型④	纤层蛋白A	70 000	1	
	纤层蛋白B	67 000	1	所有细胞
	纤层蛋白C	67 000	1	

注:①中间丝的分子量在种属间存在变异。②酸性(Ⅰ型)和碱性(Ⅱ型)角蛋白(keratin)不能单独组装成角蛋白质,只有当两者以1:1的比例形成异二聚体后才能形成角蛋白。③NF代表神经丝(neurofilament),L、M和H分别表示分子量低、中、高。④Ⅴ型中间丝(纤层蛋白)只存在于细胞核中,支撑核膜的结构

二、中间丝的分子结构和组装

虽然中间丝呈异质性,但它们的分子结构是相同的:中央是氨基酸顺序非常保守的α-螺旋杆状区(约300个残基);两端是非螺旋的头部(N-端)和尾部(C-端),呈球形,可有不同的氨基酸组成和化学性质。中间丝蛋白在分子量和性质上的差别,几乎完全在于其头部和尾部的多样性。

中间丝蛋白装配的机制还不十分清楚,一般认为它比微管和微丝的组装更复杂。根据已有资料分析,中间丝蛋白首先形成双股超螺旋的二聚体,然后一对二聚体反向组成四聚体。四聚体是中间丝组装的最小单位,它们首、尾相连,形成原丝(2 nm),两根原丝并排成亚丝,最后由4根亚丝围拢形成一条完整的中间丝。也有部分科学家认为,中间丝组装时不分亚丝和层次,直接由8个四聚体环围成一条管状的中间丝。总之,中间丝是由32条多肽环围成的空心管状纤维。

(王 萍 李 兰)

第六章 细 胞 核

细胞核(nucleus)是指真核细胞中由双层单位膜包围核物质而形成的多态性结构。它的出现是生物进化历程中的一次飞跃,是真核细胞结构完善的主要标志。目前,细胞核也被看做是细胞内最大的一种细胞器,它储存遗传信息,进行 DNA 复制和 RNA 转录,是细胞生命活动的调控中心。

细胞核的形态、大小、位置和数目因细胞类型不同而异。核的形态一般与细胞的形态相适应,如在球形和柱形细胞中,核多呈球形和椭圆形;细长的平滑肌细胞的核呈杆状;中性粒细胞的核呈分叶状。核的大小在不同生物和不同生理状态下有所不同,幼稚细胞的细胞核较大,成熟细胞的细胞核最小,高等动物的细胞核直径一般为 $5\sim10~\mu m$。1 个细胞通常只有 1 个细胞核,但肝细胞、肾小管细胞和软骨细胞可有双核,破骨细胞的核可达数百个。细胞核的位置一般居于中央,但有的细胞,如脂肪细胞,由于内含物较多,可将核挤于一侧。

在细胞生活周期中,细胞核有两个不同时期,即分裂间期和分裂期。分裂期的核不完整,在间期才能看到细胞核的全貌。电镜下的间期细胞核具有精细而复杂的结构,但基本由 4 部分组成:核膜(nuclear membrane)、染色质(chromatin)、核仁(nucleolus)及核基质(nuclear matrix)。

第一节 核 膜

核膜又称核被膜(nuclear envelope),是整个内膜系统的一部分。核膜的产生是细胞区域化的结果,它将核物质围于一个相对稳定的环境,成为相对独立的系统。在电镜下,核膜包括内、外两层膜,核周间隙(perinuclear space),核孔复合体(nuclear pore complex)和核纤层(nuclear lamina)。

一、双层膜结构与核周间隙

核膜由内外两层单位膜构成,每层膜的厚度约为 7.5 nm,将核质与细胞质分开,靠向细胞质的一层为外膜,靠向核质的一层为内膜,两层膜是同心排列的。内、外膜之间有宽 20~40 nm 的腔隙,称为核周间隙。

核膜上分布有许多核孔,核孔处的内膜与外膜彼此融合,因此整个核膜表面在结构上是连续的,但是它们在生化特性和功能上有差异。外膜与内质网相连,其胞质面附着有核糖体,生化性质和形态及结构也颇似粗面内质网,核周间隙也与内质网腔相通,所以可以把外膜与核周间隙视为内质网的特化区域。内膜上的特异蛋白质则与其核质一侧的核纤层上的蛋白质发生作用。双层膜结构的优点是两层核膜各自特化，分别与核质或细胞质中的组分发生相互作用，而核周间隙则成为它们中间的缓冲区。

二、核孔复合体

核膜上间隔分布着许多由内、外两层膜局部融合形成的开口，是沟通细胞核与细胞质间物质交流的通道，称为核孔。核孔的直径约 70 nm，其数目随细胞种类及生理状态不同而异，通常每 1 μm^2 核膜上有 10～60 个核孔，占核表面积的 5%～38%。核孔并非单纯的孔洞，而是 1 个复杂的盘状结构体系，称为核孔复合体。每个复合体由一串大的排列成八角形的蛋白质颗粒(ag 和 pg)所组成(图 6-1)，中央是含水的通道，允许水溶性物质出入于核与胞质之间。有时，核孔出现了 1 个大的中央颗粒(cg)，可能是正在通过的新合成的核糖体或其他颗粒，核孔复合体对大分子物质的运输具有选择性。

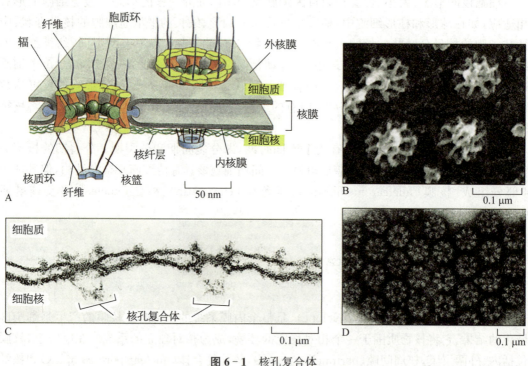

图 6-1 核孔复合体

目前大家广泛认同的是捕鱼笼式核孔复合体模型。该模型认为核孔复合体的基本结构包括：①胞质环(cytoplasmic ring)，位于胞质面一侧的环状结构，在胞质环上有 8 条短纤维伸向细胞质；②核质环(nucleoplamic ring)，位于细胞核基质层，在核质环上有 8 条纤维伸向核内侧，并且在这些纤维的末端形成 1 个由 8 个颗粒组成的小环，形成了捕鱼笼状的结构，称为核篮(nuclear basket)；③辐(spoke)，由核孔边缘伸向核孔中心，呈放射状八重对称分布，将胞质环核质环和中央颗粒连接在一起的结构；④中央颗粒(centrel granule)，位于核孔中央，是棒状或者颗粒状的运输蛋白质。

三、核纤层

内层核膜靠核质的一侧有一层由纤层蛋白（Ⅴ型中间丝蛋白）组成的纤维状网络结构，称为核纤层，几乎所有的真核细胞都有这一结构。哺乳动物的核纤层蛋白（lamin）包括 lamin A、lamin B_1、lamin B_2 和 lamin C 4 种。核纤层与核膜、染色质及核孔复合体在结构上有密切关系，它向外与内膜上的镶嵌蛋白相连，起到保持核膜外形及固定核孔位置的作用；向内则与染色质上的特异部位相结合，为染色质提供附着位点。

在细胞周期中，核膜的裂解和重建都与核纤层有关。在细胞分裂前期，核纤层蛋白磷酸化后发生解聚，核膜发生裂解，lamin A 和 lamin C 分散到胞质中，lamin B 会与核膜小泡结合，这些核膜小泡是在细胞分裂末期核膜重建的基础。在细胞分裂末期，发生了去磷酸化的核纤层蛋白在细胞核的周围重新聚合，核膜再次形成。

第二节　染色质与染色体

染色质是细胞核内能被碱性染料着色的物质，是遗传信息的载体。在间期细胞核中染色质伸展、弥散呈丝网状分布，当细胞进入有丝分裂时则高度折叠、盘曲而凝缩成条状或棒状的特殊形态，称为染色体（chromosome）。所以，染色质与染色体是同一物质周期性相互转化的不同形态表现。

一、染色质的化学组成

染色质是由核酸和蛋白质组成的核蛋白复合体，主要成分是 DNA、RNA、组蛋白和非组蛋白，比例为 1∶0.05∶1∶(0.5～1.5)。

（一）DNA

DNA 是染色质中储存遗传信息的生物大分子，是染色质中结构及性质稳定、数量恒定的基本成分。不同动植物染色质中 DNA 含量有所不同，但 DNA 含量并不随着生物体的复杂性而增加，许多植物细胞的 DNA 量超过人类数倍。真核细胞的 DNA 除了单一序列外，还有重复序列。

（二）组蛋白

组蛋白是染色质中富含精氨酸和赖氨酸的碱性蛋白，带正电荷，可与 DNA 紧密结合，对维持染色质结构和功能的完整性起关键作用。组蛋白和 DNA 结合可抑制 DNA 的复制和转录。

组蛋白是真核细胞特有的蛋白质，根据精氨酸和赖氨酸的比例分为 5 种：H_1、H_2A、H_2B、H_3 和 H_4。除了 H_1 外，其他 4 种组蛋白在进化过程中高度保守，其含量和结构都很稳定，没有明显的种属和组织特异性。

（三）非组蛋白

非组蛋白属于酸性蛋白，是染色质中除组蛋白外的其他所有蛋白质的统称。非组蛋白在细胞内的含量比组蛋白少，但种类繁多，功能各异，主要是与核酸合成、分解及染色质化学修饰有关的酶类及部分结构蛋白和调节蛋白。一般认为非组蛋白与组蛋白结合，能特异地解除组蛋白对 DNA 的抑制作用，促进复制和转录。

(四) RNA

染色质中的 RNA 含量很低,不到 DNA 的 10%。大部分是新合成的各类 RNA 前体,与 DNA 模板有联系。

二、染色质的结构及染色体的组装

人体 1 个细胞中的 DNA 序列约为 3×10^9 bp,连接起来可长达 1.74 m。这样长的 DNA 分子要在 1 个直径仅约 5 μm 的细胞核内保存并行使功能,如何折叠是非常重要的。现在已知染色体的基本结构是核小体(nucleosome),由核小体再进一步压缩,构成更高级的结构(图 6-2)。

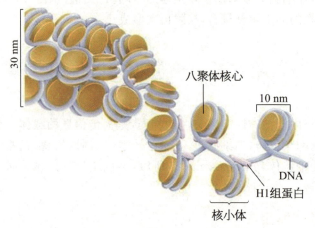

图 6-2 染色体构建的不同层次

(一) 核小体

核小体由长约 200 bp 的 DNA 和 5 种组蛋白组成。其中组蛋白 H_2A、H_2B、H_3、H_4 各 2 分子组成 1 个八聚体核心(nucleosome core),DNA 在其外表缠绕 1.75 圈(~146 bp),形成直径为 10 nm 的"珍珠"状核小体。其余 60 bp 左右的 DNA 连接相邻的核小体,对核酸内切酶敏感。组蛋白 H_1 位于连接 DNA 上。核小体是染色质的基本结构单位,若干核小体重复排列,便形成直径约 10 nm 的串珠状纤维。

核小体核心的装配与两种非组蛋白有关:①与 H_2A、H_2B 结合的核质蛋白(nucleoplasmin);②与 H_3 和 H_4 结合的 N_1 蛋白。它们和 DNA 混合,随着核质蛋白和 N_1 蛋白的释放,形成核心粒。

(二) 螺线管

电镜看到直径 10 nm 的串珠状核小体结构,若加入 Mg^{2+},则纤丝逐渐变粗,形成直径 30 nm 紧密缠绕的螺旋状态,即螺线管(solenoid),即每 6 个核小体绕 1 圈,形成外径 30 nm、内径 10 nm、螺距 11 nm 的中空管状螺线管。组蛋白 H_1 位于中空的螺线管内部,具有成群地与 DNA 结合的特性,是螺线管形成和稳定的关键因素。电镜下常见的为 30 nm 纤维的染色质天然结构,可以由螺线管得以解释。

(三) 染色体的构建

关于 30 nm 的染色质纤维如何进一步压缩形成染色体,自 20 世纪 60 年代以来,科学家们提出了多种模型,其中折叠纤维模型和4级结构模型(又称多级螺旋模型)都在一定程度上解释了染色体的一些复杂现象,但缺乏充足的实验根据。目前,受到人们广泛重视并被接受的是袢环模型(loop model)。该模型认为30 nm的染色质纤维折叠成袢环,袢环沿染色体纵轴由中央向四周放射状伸出,环的基部集中在染色单体的中央,连接在非组蛋白支架上。

1. **染色体支架与袢环结构** 如以葡萄糖处理中期染色体,去除组蛋白,在电镜下可观察到由非组蛋白的密集纤维网组成的染色体支架(chromosome scaffold)。组成支架的蛋白种类非常复杂。其中的拓扑异构酶Ⅱ(topoisomeraseⅡ)已被鉴定,是中期染色体的主要骨架蛋白。锚定在染色体支架上的DNA袢环30 nm染色质纤维构成。不同袢环的大小可能不同,一般袢环中的DNA长度为30 000～100 000 bp,平均含63 000 bp,含315个核小体,长约21 μm。一个典型的人染色体可能有2 600个袢环。

2. **袢环结构进一步组装成染色体** Painta等(1984)对袢环模型进行了较详细的研究,提出每18个袢环以染色体支架为轴心呈放射状排列一圈形成微带(miniband),若干微带沿轴心支架纵向排列便构建成染色单体(chromatid)(图6-3)。因此,微带是染色质的高级结构单位。

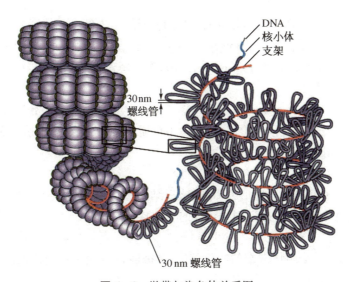

图6-3 微带与染色体关系图

三、常染色质与异染色质

间期核内的染色质可分为两种类型:处于分散状态、有功能活性(能活跃地进行DNA复制和转录)的常染色质(euchromatin);呈凝集状态、转录不活跃或者无功能活性的异染色质(heterochromatin)。常染色质不易着色,多位于核的中部,也往往以袢的形式伸入核仁内;异染色质的螺旋缠绕紧密,着色较深,常分布于间期核的周边,还有一些小块与核仁结合,附着在核仁周围,成为核仁相随染色质的一部分。

四、染色体形态特征

各种生物的染色体数目和形态各不相同,其数目和形态的变化会影响生物体的功能、形态和遗传的性状。细胞有丝分裂中期的染色体具有稳定的形态结构特征,它由 2 条姐妹染色单体在着丝粒处相连而成,包括以下几部分(图 6-4)。

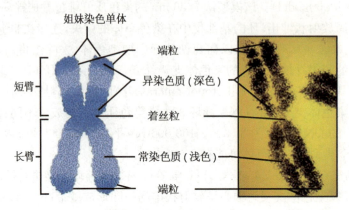

图 6-4 染色体形态图

(一) 着丝粒和动粒

着丝粒(centromere)把染色体分成两段(染色体臂)。1 条染色体通常只有 1 个着丝粒。在该处,染色体凹陷成为主缢痕(primary constriction)。在主缢痕处 2 条染色单体的外侧表层部位具有特殊的结构,称为动粒(kinetochore),是纺锤丝微管的聚合中心之一。

(二) 次缢痕

次缢痕(secondary constriction)是某些染色体除主缢痕外的另一处凹陷,染色较浅。次缢痕对于鉴别特定染色体有很大价值,该处的染色质具有缔合核仁的功能,故又称为核仁组织者区(nucleolar organizing region,NOR)。

(三) 随体

某些染色体的短臂末端呈球形或棒状,这一结构称为随体(satellite)。随体通过次缢痕的染色质丝与染色体臂相连,是识别染色体的重要特征。

(四) 端粒

端粒(telomere)是染色体末端的特化部位,有极性,具有维持染色体结构稳定性的作用。端粒 DNA 具有特殊的序列,富含 GC。

根据染色体的相对大小、着丝粒的位置、臂的长短、次缢痕及随体的有无乃至带型等特征,把某种生物体细胞中的全套染色体(显微照片)按同源染色体配对,依次排列起来,就构成了这一个体的核型(karyotype)。正常人有 23 对染色体,分为 A～G 7 组。第 1～22 对染色体是男女共有的,称为常染色体(autosome),另一对染色体(X,Y)与性别决定有关,称为性染色体(sex chromosome)。正常核型男性为 46,XY;女性 46,XX。

第三节 核　仁

核仁是细胞核内由特定染色体上的核仁组织者区缔合成的结构,是细胞内合成 rRNA、装配核糖体亚基的部位。光镜下,核仁为一强折光性的球状体,其数目和大小依细胞种类及生理状态不同而有很大变化,一般为1~2个,也可为多个。蛋白质合成旺盛的细胞核仁很大,而不具蛋白质合成能力的细胞则核仁很小,甚至没有核仁。核仁一般位于细胞核的一侧,有时会移到核膜的边缘,称为核仁边集(nucleolar margination),这样有利于把核仁合成的物质输送到细胞质。

一、核仁的化学组成

核仁的化学组成也是核酸和蛋白质,此外还有少量脂类。其中蛋白质的含量很高,约占核仁干重的80%,主要是核糖体蛋白、组蛋白和非组蛋白及碱性磷酸酶、ATP酶、RNA聚合酶等多种酶系。RNA约占核仁干重的10%,以RNP的形式存在;DNA约占8%,主要位于核仁染色质部分。

二、核仁的亚显微结构

电镜下核仁为裸露无膜、由纤维丝构成的海绵状结构。结合酶消化实验结果,一般认为核仁由以下4个特征性的基本结构部分组成。

(一)核仁相随染色质

分为核仁周围染色质(perinucleolar chromatin)和核仁内染色质(intranucleolar chromatin)。核仁内染色质是核仁相随染色质的主要部分,具有功能活性,电镜下表现为低电子密度的斑状浅染区,位于核仁的中央。它们是伸入核仁内的核仁组织者区(NOR)染色质,具有rRNA基因(rDNA)。人类共有5对染色体(第13、14、15、21和22号)含有NOR,理论上应该有10个小的核仁。但实际上它们相互融合,形成间期细胞中见到的一个较大的核仁(图6-5)。

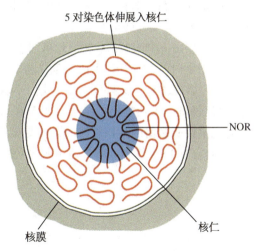

图6-5 核仁染色质与核仁的形成

(二)纤维结构

电镜下表现为电子密度致密的部分,呈圆形或半圆形分布在浅染区周围。纤维丝的直径5~10 nm,长20~40 nm,可被RNA酶与蛋白酶消化,说明它们是RNA和蛋白质的复合物。由NOR转录的rRNA与核糖体蛋白构成了核仁的海绵状网架。

(三)颗粒成分

电镜下表现为高电子密度的颗粒,直径15~20 nm,密布于浅染区及纤维结构的周围。它们的主要成分是RNA和蛋白质,可能是核糖体亚基的前体物。

(四)核仁基质

核仁基质是指无定形的蛋白质性液体物质,电子密度低,是上述3种组分的结构环境。核仁基质与核基质相沟通,有人认为两者是同一种物质。

三、核仁周期

在细胞周期中核仁发生周期性的变化。间期细胞的核仁明显,进入有丝分裂后,随着染色体浓缩,rRNA 合成停止,核仁逐渐缩小,最后消失;到了分裂末期开始形成子细胞时,rRNA 合成重新开始,核仁又重新出现。可见核仁的周期性变化是与核仁组织者区的活动密切相关的。

第四节 核 基 质

以前认为核基质是不定型的液态物质,称为核液(nuclear sap)。近年来,利用多种生化技术结合电镜观察,发现所谓无定形的核液中实际上存在着一个由纤维蛋白组成的网络结构,充满整个核内空间。目前的核基质概念仅指间期核除核膜、核孔复合体、核纤层、染色质及核仁以外的由纤维蛋白构成的核内网架结构,显然它不包括核内的可溶性成分。由于核基质的基本形态与细胞质内的细胞骨架相似,且在结构上有一定的结构联系,所以也被称为核骨架(nuclear skeleton)。

核骨架由一些直径 3~30 nm 粗细不等的蛋白纤维和一些颗粒状结构相互联系构成,主要成分是蛋白质,占 90% 以上。其中包括十多种非组蛋白,分子量为 40 000~60 000,有相当部分是含硫蛋白。此外还含有少量 DNA 和 RNA,但有人认为 DNA 不应是核骨架的成分,而仅仅是一种功能上的结合;RNA 和蛋白质结合成 RNP 复合物,是保持核骨架三维网络的完整性所必需的。核骨架与细胞骨架的中间丝相联系,起到维持细胞形态结构的作用,也参与核内 DNA 复制、DNA 包装及染色体的构建等一系列核功能活动。

(王 萍 李 兰)

第七章 细胞外基质

细胞外基质(extracellular matrix ECM)是机体发育过程中由细胞合成并分泌到细胞外的生物大分子所构成的纤维网络状物质,分布于细胞与组织之间、细胞周围或形成上皮细胞的基膜,将细胞与细胞或细胞与基膜相联系,构成组织与器官,使其连成有机整体。为细胞的生存及活动提供适宜的场所,并通过信号转导系统影响细胞的形状、代谢、功能、迁移、增殖和分化。

第一节 细胞外基质的主要成分

构成细胞外基质的大分子可大致归纳为3大类:胶原和弹性蛋白、非胶原糖蛋白、氨基聚糖与蛋白聚糖。

一、胶原和弹性蛋白

(一)胶原

胶原(collagen)是动物体内含量最丰富的蛋白质,约占人体蛋白质总量的30%以上。它遍布于体内各种器官和组织,是细胞外基质中的框架结构,可由成纤维细胞、软骨细胞、成骨细胞及某些上皮细胞合成并分泌到细胞外。

目前已发现的胶原至少有19种,由不同的结构基因编码,具有不同的化学结构及免疫学特性。Ⅰ、Ⅱ、Ⅲ、Ⅴ及Ⅺ型胶原为有横纹的纤维形胶原。

各型胶原都是由3条相同或不同的肽链形成3股螺旋,含有3种结构:螺旋区、非螺旋区及球形结构域。其中Ⅰ型胶原的结构最为典型。

Ⅰ型胶原的原纤维平行排列成较粗大的束,成为光镜下可见的胶原纤维,抗张强度超过钢筋。其3股螺旋由2条α_1(Ⅰ)链及1条α_2(Ⅰ)链构成。每条α链约含1 050个氨基酸残基,由重复的Gly-X-Y序列构成。X常为Pro(脯氨酸),Y常为羟脯氨酸或羟赖氨酸残基。重复的Gly-X-Y序列使α链卷曲为左手螺旋,每圈含3个氨基酸残基。3股这样的螺旋再相互盘绕成右手超螺旋,即原胶原(图7-1)。

原胶原分子间通过侧向共价交联,相互呈阶梯式有序排列聚合成直径50~200 nm、长150 nm至数微米的原纤维,在电镜下可见间隔67 nm的横纹。胶原原纤维中的交联键是由侧向相邻的赖氨酸或羟赖氨酸残基氧化后所产生的2个醛基间进行缩合而形成的(图7-2)。

原胶原共价交联后成为具有抗张强度的不溶性胶原。胚胎及新生儿的胶原因缺乏分子间的交联而易于抽提。随年龄增长,交联日益增多,皮肤、血管及各种组织变得僵硬,成为老

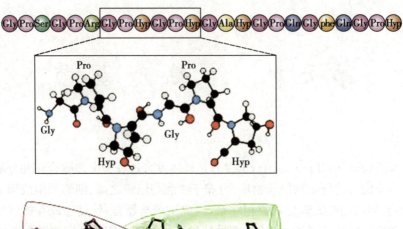

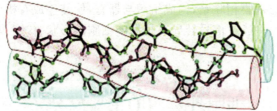

图 7-1 原胶原结构图

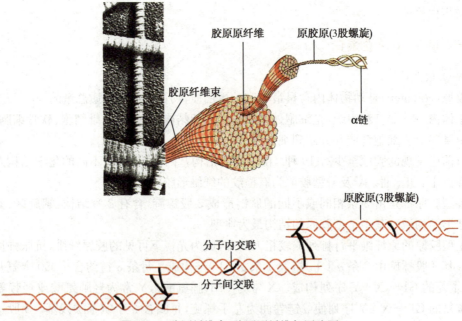

图 7-2 胶原纤维束、胶原原纤维与原胶原

化的一个重要特征。

人 α_1（Ⅰ）链的基因含 51 个外显子，因而基因转录后的拼接十分复杂。翻译后的肽链称为前 α 链，其两端各具有一段不含 Gly-X-Y 序列的前肽。3 条前 α 链的 C 端前肽借二硫键形成链间交联，使 3 条前 α 链"对齐"排列。然后从 C 端向 N 端形成 3 股螺旋结构。前肽

部分则呈非螺旋卷曲。带有前肽的3股螺旋胶原分子称为前胶原(procollagen)。胶原变性后不能自然复性重新形成3股螺旋结构,原因是成熟胶原分子的肽链不含前肽,故而不能再进行"对齐"排列(图7-3)。

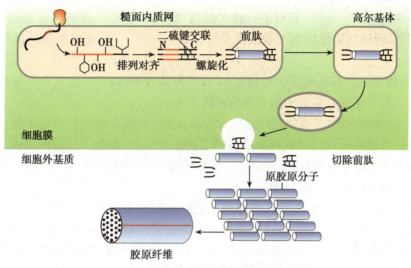

图7-3 胶原组装过程

前α链在粗面内质网上合成,并在形成3股螺旋之前于脯氨酸及赖氨酸残基上进行羟基化修饰。脯氨酸残基的羟化反应是在与膜结合的脯氨酰-4羟化酶及脯氨酰-3羟化酶的催化下进行的。维生素C是这两种酶所必需的辅助因子。维生素C缺乏导致胶原的羟化反应不能充分进行,不能形成正常的胶原原纤维,结果非羟化的前α链在细胞内被降解。因而,膳食中缺乏维生素C可导致血管、肌腱、皮肤变脆,易出血,称为坏血病。

Ⅳ型胶原与Ⅰ、Ⅱ、Ⅲ型胶原有所不同,α链中不含有规则的三肽重复序列,因此不会形成α螺旋结构。两个前胶原分子的羧基端头对头相接形成二聚体,然后几个二聚体再相互交联形成网络,构成基膜的基本骨架。

(二) 弹性蛋白

弹性蛋白(elastin)纤维网络赋予组织以弹性,弹性纤维的伸展性比同样横截面积的橡皮条至少大5倍。

弹性蛋白由两种类型短肽段交替排列构成。一种是疏水短肽赋予分子以弹性;另一种短肽为富丙氨酸及赖氨酸残基的α螺旋,负责在相邻分子间形成交联。弹性蛋白的氨基酸组成似胶原,也富于甘氨酸及脯氨酸,但很少含羟脯氨酸,不含羟赖氨酸,没有胶原特有的Gly-X-Y序列,故不形成规则的3股螺旋结构。弹性蛋白分子间的交联比胶原更复杂。通过赖氨酸残基参与的交联形成富于弹性的网状结构。

在弹性蛋白的外围包绕着1层由微原纤维构成的壳。微原纤维是由一些糖蛋白构成的。其中一种较大的糖蛋白是原纤蛋白(fibrillin),为保持弹性纤维的完整性所必需。在发育中的弹性组织内,糖蛋白微原纤维常先于弹性蛋白出现,似乎是弹性蛋白附着的框架,对于弹性蛋白分子组装成弹性纤维具有组织作用。老年组织中弹性蛋白的生成减少,降解增强,以致组织失去弹性。

二、非胶原糖蛋白

非胶原糖蛋白又称黏着糖蛋白,有数十种,研究最多的是纤粘连蛋白和层粘连蛋白。

(一) 纤粘连蛋白

纤粘连蛋白(fibronectin,FN)是一种大型的糖蛋白,存在于所有脊椎动物,分子含糖4.5%~9.5%,糖链结构依组织细胞来源及分化状态而异。FN可将细胞连接到细胞外基质上。

FN以可溶形式存在于血浆(0.3 mg/ml)及各种体液中;以不溶形式存在于细胞外基质及细胞表面。前者总称血浆FN;后者总称细胞FN。

各种FN均由相似的亚单位(分子量220 000左右)组成。血浆FN(分子量450 000)是由2条相似的肽链在C端借二硫键联成的"V"字形二聚体。细胞FN为多聚体。在人体中目前已鉴定的FN亚单位就有20种以上。它们都是由同一基因编码的产物。转录后由于拼接上的不同而形成多种异型分子。

每条FN肽链约含2 450个氨基酸残基,整个肽链由3种类型(Ⅰ、Ⅱ、Ⅲ)的模块(module)重复排列构成。具有5~7个有特定功能的结构域,由对蛋白酶敏感的肽段连接。这些结构域中有些能与其他细胞外基质(ECM),如胶原、蛋白聚糖结合,使细胞外基质形成网络;有些能与细胞表面的受体结合,使细胞附着于ECM上。

FN肽链中的一些短肽序列为细胞表面的各种FN受体识别与结合的最小结构单位。例如,在肽链中央的与细胞相结合的模块中存在RGD(Arg‑Gly‑Asp)序列,为与细胞表面某些整合素受体识别与结合的部位。化学合成的RGD三肽可抑制细胞在FN基质上黏附(图7‑4)。

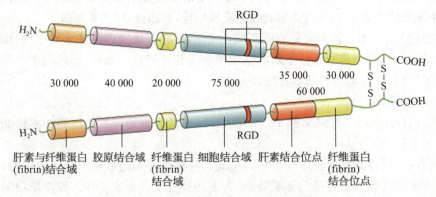

图7‑4 纤粘连蛋白结构示意图

细胞表面及细胞外基质中的FN分子间通过二硫键相互交联,组装成纤维。与胶原不同,FN不能自发组装成纤维,而是通过细胞表面受体指导下进行的,只存在于某些细胞(如成纤维细胞)表面。转化细胞及肿瘤细胞表面的FN纤维减少或缺失系因细胞表面的FN受体异常所致。

(二) 层粘连蛋白

层粘连蛋白(laminin,LN)也是一种大型的糖蛋白,与Ⅳ型胶原一起构成基膜,是胚胎发育中出现最早的细胞外基质成分。LN 分子由 1 条重链(α)和 2 条轻链(β、γ)借二硫键交联而成,外形呈"十"字形,3 条短臂各由 3 条肽链的 N 端序列构成。每一短臂包括 2 个球区及 2 个短杆区,长臂也由杆区及球区构成。

LN 分子中至少存在 8 个与细胞结合的位点。例如,在长臂靠近球区的链上有 IKVAV 五肽序列可与神经细胞结合,并促进神经生长。鼠 $LN\alpha_1$ 链上的 RGD 序列,可与 $\alpha v\beta_3$ 整合素结合。现已发现 7 种 LN 分子,8 种亚单位(α_1、α_2、α_3、β_1、β_2、β_3、γ_1、γ_2),与 FN 不同的是,这 8 种亚单位分别由 8 个结构基因编码。

LN 是含糖量很高(占 15%~28%)的糖蛋白,具有 50 条左右 N 连接的糖链,是迄今所知糖链结构最复杂的糖蛋白。而且 LN 的多种受体是识别与结合其糖链结构的。

基膜是上皮细胞下方一层柔软的特化的细胞外基质,也存在于肌肉、脂肪和施万细胞(Schwann cell)周围。它不仅仅起保护和过滤作用,还决定细胞的极性,影响细胞的代谢、存活、迁移、增殖和分化。基膜中除 LN 和 IV 型胶原外,还具有黏结蛋白(entactin)、基底膜(蛋白)聚糖(perlecan)、装饰蛋白(decorin)等多种蛋白,其中 LN 与黏结蛋白(entactin)[也称为巢蛋白(nidogen)]形成 1:1 紧密结合的复合物,通过巢蛋白与 IV 型胶原结合。

三、氨基聚糖与蛋白聚糖

(一)氨基聚糖

氨基聚糖(glycosaminoglycan,GAG)是由重复二糖单位构成的无分枝长链多糖。其二糖单位通常由氨基己糖(氨基葡萄糖或氨基半乳糖)和糖醛酸组成,但硫酸角质素中糖醛酸由半乳糖代替。氨基聚糖依组成糖基、连接方式、硫酸化程度及位置的不同可分为 6 种,即透明质酸、硫酸软骨素、硫酸皮肤素、硫酸乙酰肝素、肝素和硫酸角质素等(表 7-1)。

表 7-1 氨基聚糖的分子特性及组织分布

氨基聚糖	二糖单位	硫酸基	分布组织
透明质酸	葡萄糖醛酸,N-乙酰葡萄糖	0	结缔组织、皮肤、软骨、玻璃体、滑液
硫酸软骨素	葡萄糖醛酸,N-乙酰半乳糖	0.2~2.3	软骨、角膜、骨、皮肤、动脉
硫酸皮肤素	葡萄糖醛酸或艾杜糖醛酸,N-乙酰葡萄糖	1.0~2.0	皮肤、血管、心、心瓣膜
硫酸乙酰肝素	葡萄糖醛酸或艾杜糖醛酸,N-乙酰葡萄糖	0.2~3.0	肺、动脉、细胞表面
肝素	葡萄糖醛酸或艾杜糖醛酸,N-乙酰葡萄糖	2.0~3.0	肺、肝、皮肤、肥大细胞
硫酸角质素	半乳糖,N-乙酰葡萄糖	0.9~1.8	软骨、角膜、椎间盘

透明质酸(hyaluronic acid,HA)是唯一不发生硫酸化的氨基聚糖,其糖链特别长。氨基聚糖一般由不到 300 个单糖基组成,而 HA 可含 10 万个糖基(图 7-5)。在溶液中 HA 分子呈无规则卷曲状态。如果强行伸长,其分子长度可达 20 μm。HA 整个分子全部由葡萄糖醛酸及乙酰氨基葡萄糖二糖单位重复排列构成。由于 HA 分子表面有大量带负电荷的亲水性基团,可结合大量水分子,因而即使浓度很低也能形成黏稠的胶体,占据很大的空间,产生膨压。细胞表面的 HA 受体为 CD44 及其同源分子,属于透明质酸黏附素(hyaladherin)族。所有能结合 HA 的分子都具相似的结构域。

HA虽不与蛋白质共价结合,但可与许多种蛋白聚糖的核心蛋白质及连接蛋白质借非共价键结合而参加蛋白聚糖多聚体的构成,在软骨基质中尤其如此。除HA及肝素外,其他几种氨基聚糖均不游离存在,而与核心蛋白质共价结合构成蛋白聚糖。

（二）蛋白聚糖

蛋白聚糖(proteoglycan)是氨基聚糖(除透明质酸外)与核心蛋白质(core protein)的共价结合物。核心蛋白质的丝氨酸残基(常有 Ser - Gly - X - Gly 序列)可在高尔基复合体中装配上氨基聚糖(GAG)链。其糖基化过程为通过逐个转移糖基首先合成由四糖组成的连接桥(Xyl - Gal - Gal - GlcUA),然后再延长糖链,并对所合成的重复二糖单位进行硫酸化及差向异构化修饰。1个核心蛋白质分子上可以连接1个到上百个GAG链。与1个核心蛋白质分子相连的GAG链可以是同种或不同种的。

许多蛋白聚糖单体常以非共价键与透明质酸形成多聚体(图7-6)。核心蛋白质的N端序列与CD44分子结合透明质酸的结构域具有同源性,故亦属hyaladherin族。

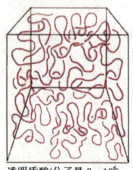

图7-5 透明质酸结构示意图

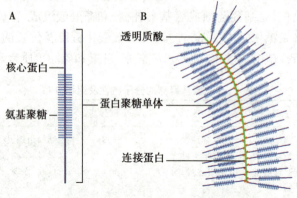

图7-6 蛋白聚糖结构示意图

蛋白聚糖多聚体的分子量可达108 000以上。其体积可超过细菌。如构成软骨的聚集蛋白聚糖(aggrecan),其GAG主要是硫酸软骨素(chondroitin sulfate, CS),但还有硫酸角质素(keratan sulfate, KS)。其含量不足或代谢障碍可引起长骨发育不良,四肢短小。

第二节　细胞外基质与细胞的相互作用

细胞外基质不只具有连接、支持、保水、抗压及保护等物理学作用,而且对细胞的基本生命活动发挥全方位的生物学作用。

一、影响细胞的存活、生长与死亡

正常真核细胞,除成熟血细胞外,大多需黏附于特定的细胞外基质上才能抑制凋亡而存活,称为定着依赖性(anchorage dependence)。例如,上皮细胞及内皮细胞一旦脱离了细胞外基质则会发生程序性死亡,此现象称为凋亡。不同的细胞外基质对细胞增殖的影响不同。例如,成纤维细胞在纤粘连蛋白基质上增殖加快,在层粘连蛋白基质上增殖减慢;而上皮细胞对纤粘连蛋白及层粘连蛋白的增殖反应则相反。肿瘤细胞的增殖丧失了定着依赖性,可在半悬浮状态增殖。

二、决定细胞的形状

体外实验证明,各种细胞脱离了细胞外基质呈单个游离状态时多呈球形。同一种细胞在不同的细胞外基质上黏附时可表现出完全不同的形状。上皮细胞黏附于基膜上才能显现出其极性。细胞外基质决定细胞的形状这一作用是通过其受体影响细胞骨架的组装而实现的。不同细胞具有不同的细胞外基质,介导的细胞骨架组装的状况不同,从而表现出不同的形状。

三、控制细胞的分化

细胞通过与特定的细胞外基质成分作用而发生分化。例如,成肌细胞在纤粘连蛋白上增殖并保持未分化的表型;而在层粘连蛋白上则停止增殖,进行分化,融合为肌管。

四、参与细胞的迁移

细胞外基质可以控制细胞迁移的速度与方向,并为细胞迁移提供"脚手架"。例如,纤粘连蛋白可促进成纤维细胞及角膜上皮细胞的迁移;层粘连蛋白可促进多种肿瘤细胞的迁移。细胞的趋化性与趋触性迁移皆依赖于细胞外基质。这在胚胎发育及创伤愈合中具有重要意义。细胞的迁移依赖于细胞的黏附与细胞骨架的组装。细胞黏附于一定的细胞外基质时诱导黏着斑的形成,黏着斑是联系细胞外基质与细胞骨架"铆钉"。

由于细胞外基质对细胞的形状、结构、功能、存活、增殖、分化、迁移等一切生命现象具有全面的影响,因而无论在胚胎发育的形态发生、器官形成过程中,或在维持成体结构与功能完善(包括免疫应答及创伤修复等)的一切生理活动中均具有不可忽视的重要作用。

(王 萍 李 兰)

第二篇
细胞的生命活动

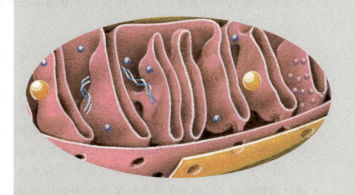

第八章　细胞的物质运输

　　细胞与外环境进行着活跃的物质交换。一方面，把细胞所需要的物质（如营养物质）不断摄入细胞内；另一方面，把细胞新陈代谢的产物及时地分泌或排出细胞外。这些物质交换过程是通过细胞膜有选择性地进行的。真核细胞的内膜系统通过区域化作用把细胞分隔成具有不同功能的区室，每一种细胞器都有其独特的酶系和大分子物质，行使不同的代谢和生理学功能。因此，各种物质在细胞内部也要进行运输和分配，到达各自的位置。这种运输可以发生在细胞质和细胞器之间、细胞器和细胞器之间及细胞质和细胞核之间。

第一节　离子和小分子的跨膜运输

　　细胞膜是细胞与外环境之间的一道半透膜，所谓半透膜是指对进出细胞的物质具有选择性调节作用，即允许或阻止某些物质通过。这种选择性通透保持了细胞相对恒定的内环境。同样，细胞器和细胞质之间内环境的差异，也是通过细胞的内膜系统来维持的。

　　由于构成细胞膜的脂双层的中间部分是疏水的，所以绝大多数极性小分子和离子是不易透过细胞膜的。细胞为了要进行复杂的生命活动，必须以特殊的方式使一些极性分子和离子快速通过细胞膜。离子和小分子的跨膜运输可分为被动运输和主动运输两大类（图8-1）。

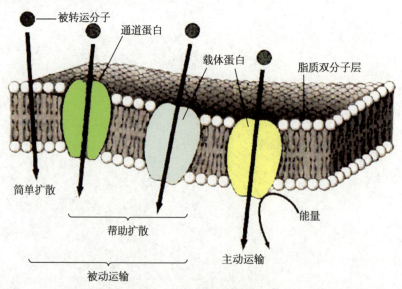

图8-1　物质的跨膜运输

一、被动运输

被动运输(passive transport)是指物质顺浓度梯度,从浓度高的一侧经细胞膜转向浓度低的一侧的运输方式,它不需消耗细胞代谢的能量。被动运输又可分为单纯扩散、通道扩散和帮助扩散3种方式。

(一) 单纯扩散

单纯扩散(simple diffusion)是最简单的一种运输方式。它不消耗细胞代谢的能量,也不依靠专一性膜蛋白分子,只要物质在膜的两侧保持一定的浓度差即可发生这种运输。它所需要的能量来自于高浓度本身相对于低浓度所含的势能(potential energy)。这种扩散方式符合物理学之单纯扩散规律,但不同分子通过脂质双分子层的扩散速率不同,主要取决于分子大小和在油脂中的相对溶解程度(图8-2)。实际上,可以借助单纯扩散通过细胞膜的物质只有两类:①疏水的(脂溶性的)小分子,如氧、氮、苯等,其中脂溶性越大的扩散越快;②不带电的极性小分子,如水、二氧化碳、乙醇、尿素、甘油等,其中分子量越大的扩散速度越慢。所以像葡萄糖这类不带电的极性分子因分子量太大,几乎不能自由扩散过膜。水能很快通过脂质双分子层,这是由于水分子很小,不带电荷,且有双极结构,因而能迅速地通过脂质双分子层。

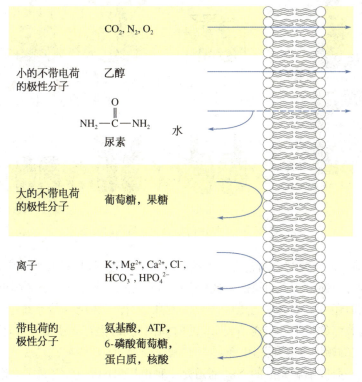

图 8-2 人工双分子脂膜对不同分子的通透性

(二) 通道扩散

细胞膜与人工脂质双层的不同在于其上镶嵌有各种结构和功能性蛋白质。因此,借助膜运输蛋白,各种极性、带电的分子,如离子、单糖、氨基酸、核苷酸及许多代谢物均可快速通过细胞膜。在细胞膜中有一种贯穿膜全层的运输蛋白，称为通道蛋白(channel protein)，它们在膜上形成许多直径为 0.35～0.8 nm 的小孔。通道蛋白的亲水基团镶在小孔的表面，小孔能持续开放，因此水和一些大小适宜的分子及带电荷的溶质，可经此小孔以单纯扩散方式顺浓度进出细胞。通道蛋白只是形成一条水通道(water channel)，并不直接与带电荷的溶质小分子相互作用。

除了上述持续开放的通道蛋白外，绝大多数跨膜通道蛋白具有"闸门"的作用，因而称为闸门通道(gated channel)(图 8 - 3)。闸门不是连续开放的，仅在对特定的刺激发生反应的瞬间打开，其他时间是关闭的。例如，有的闸门通道仅在细胞外的配体（如乙酰胆碱等化学信号）与细胞表面的受体结合时发生反应，引起通道蛋白构象发生改变，使闸门开放，这类闸门通道称为配体闸门通道(ligand-gated channel)；另一些仅当膜电位发生变化时才开放，称为电压闸门通道(voltage-gated channel)；还有的离子通道是在细胞内特定离子浓度发生变化时才开放。例如，当细胞内游离 Ca^{2+} 浓度增加时，可启动 K^+ 的闸门通道开放。闸门开放时间极短暂，只有几毫秒，随即关闭，在这短暂的时间里，一些离子、代谢产物或其他溶质，顺浓度梯度经闸门通道扩散到细胞膜的另一侧。

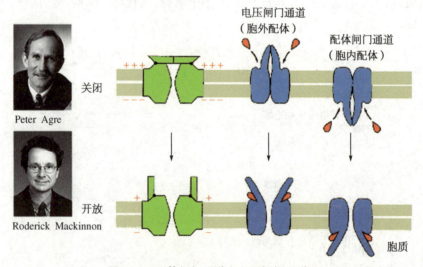

图 8 - 3 配体闸门通道和电压闸门通道

各种闸门通道的开放与关闭常常是连续相继进行的过程，具有放大效应，当物质通过一个闸门通道后，可引起另一个通道的开放；第 1 个闸门通道的快速关闭又调整了第 2 个闸门通道的活动，同时还可引起其他通道的开放。例如，在神经肌肉连接系统中，传递一个神经冲动，引起肌肉收缩的整个反应在不到 1 s 的时间内完成，但却至少有 4 个不同部位的离子通道闸门按一定的顺序开放和关闭。

存在于神经、肌肉细胞膜上的 Na^+ 通道是一种电压启闭通道，它们在动作电位的形成过程中起决定性作用。动作电位是由膜部分去极化启动的。起初，引起部分去极化的刺激使静息状态的膜上电场发生轻微改变，电压启闭的 Na^+ 通道对电场变化高度敏感，随即发生构象变化，从稳定的关闭状态变成开放状态，使少量 Na^+ 进入细胞。正电荷的流入造成进一步去极化，直至 -70 mV 的静息膜电位转变成 $+50$ mV 的 Na^+ 平衡电位。在此去极化过程中,每个 Na^+ 通道开放后就有同样强大的传送能力,每毫秒可让 8 000 个 Na^+ 通过,随后很快自动转变为失活状态,这时膜开始回复到原来负值电位,等到 Na^+ 通道转变成活化但未开放构象时,膜才能重新对刺激反应而形成下一次动作电位。这就是 Na^+ 通道的"全或无"作用方式,也说明了动作电位"全或无"性质的本质。

（三）帮助扩散

借助于细胞膜上载体蛋白(carrier protein)的构象变化而顺浓度梯度的物质运输方式称为帮助扩散(facilitated diffusion)。一些亲水性(非脂溶性)的物质,如葡萄糖、氨基酸、核苷酸和许多无机离子等,不能以简单的扩散方式通过细胞膜,但可以借助于膜上专一性很强的载体的帮助,以帮助扩散的方式通过。

载体蛋白是镶嵌于膜上运输蛋白,具有高度的特异性,其上有结合点,能特异地与某一种物质进行暂时性的可逆结合。一个特定的载体蛋白只能运输一类溶质,有时甚至仅一种分子或离子。一般认为,帮助扩散的转运机制是通过载体蛋白的构象发生可逆性变化而实现的。随着构象的变化,载体蛋白对溶质的亲和力发生改变(图 8-4)。

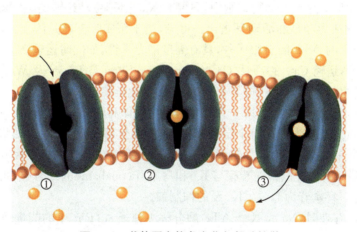

图 8-4　载体蛋白构象变化与帮助扩散

因为载体蛋白是一种多次跨膜蛋白,它不可能通过在脂双层中来回移动或翻转以转运溶质分子。由于细胞膜上运输某一种物质的载体数量是相对恒定的,所以当所有载体蛋白的结合部位全被占据时,运输速率达最大值不再上升。即帮助扩散的速率在开始时同物质的浓度差成正比,当扩散率达到一定水平时就不再受溶质浓度的影响了。

一些载体蛋白将一种溶质分子从膜的一侧转运到另一侧,称为单运输(uniport);另一些载体蛋白在转运一种溶质分子的同时或随后转运另一溶质分子,称为协同运输(coupled transport)。若两种相伴随转运的溶质分子转运方向相同,称为共运输(symport);若两种溶质分子转运方向相反,称为对向运输(antiport)(图 8-5)。

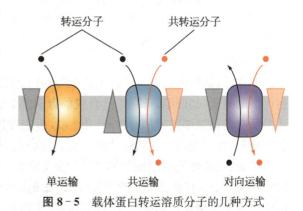

图 8-5　载体蛋白转运溶质分子的几种方式

二、主动运输

主动运输(active transport)是指物质从低浓度的一侧通过细胞膜向高浓度一侧的转运。由于运输是逆着浓度梯度进行的,需要载体的参与和消耗代谢能,这类运输方式称为主动运输。

人们早已发现,在生理条件下,人红细胞内的 K^+ 浓度为血浆中的 30 倍,而细胞内的 Na^+ 浓度比细胞外低 13 倍;但 K^+ 仍可由血浆进入细胞内,Na^+ 仍可由细胞内转到血浆中。这种运输方式及浓度差的形成和维持,显然无法用被动运输的机制来解释。研究表明,细胞具有逆浓度梯度主动运输物质的能力,才可形成和维持这种物质的浓度梯度。

(一)离子泵

关于主动运输的机制,Hodkin 和 Keynes 最先提出离子泵假说。不久,Skou(1957)发现有一种 ATP 酶,它在 Na^+、K^+、Mg^+ 存在时,能把 ATP 水解成 ADP 和磷酸,与此同时,Na^+ 和 K^+ 以逆浓度梯度方向进行穿膜转运。于是 Skou 把离子泵与 ATP 酶联系起来。后来又发现,这种酶广泛存在于动物细胞中,只要有 Na^+-K^+ 主动运输的地方就可检测到这种酶的活力,且酶的活力和泵的活动呈正比。可见,离子泵实际上就是膜上一种 ATP 酶。细胞膜上作为离子泵的 ATP 酶有很多种,具有高度的专一性,如同时运输 Na^+、K^+ 的钠-钾泵(Na^+-K^+ pump),运输 Ca^{2+} 的钙泵(Ca^{2+} pump)等。Skou 与 Boyer 及 Walker 等科学家由于在在这方面的卓越贡献分享获得了 1997 年诺贝尔化学奖。

Na^+-K^+ 泵本身就是 Na^+,K^+-ATP 酶,具有载体和酶的双重活性。一般认为它由大小 2 个亚基组成:大亚基为贯穿膜全层的脂蛋白,为催化部分;小亚基为细胞膜外侧半嵌的糖蛋白,其作用机制尚不清楚,但如将大小亚基分开,酶活性即丧失。在大亚基的细胞质端有与 Na^+ 和 ATP 结合的位点,外端有与 K^+ 和乌本苷(ouabain)的结合点,可以反复发生磷酸化和去磷酸化。乌本苷为 Na^+、K^+ 泵的抑制剂。

在 Na^+、K^+ 存在时,Na^+,K^+-ATP 酶分解 1 分子 ATP 产生的能量通过 Na^+-K^+ 泵的构象变化,可运送 3 个 Na^+ 从细胞内低浓度侧运到细胞外高浓度侧,同时把 2 个 K^+ 从细胞外低浓度侧运到细胞内高浓度侧。基本过程为:①在膜内侧,Na^+、Mg^{2+} 离子与酶结合;②酶的活性激活后,使 ATP 分解,产生的高能磷酸根使酶发生磷酸化;③酶构象改变,Na^+ 结合部位暴露到膜外侧,此时酶对 Na^+ 的亲和力变低;④Na^+ 被释放到细胞外;同时,酶对 K^+ 的亲和力增高,K^+ 结合到酶上;⑤K^+ 的结合促使酶发生去磷酸化;⑥酶去磷酸化后构象复原,K^+ 结合部位转向膜的内侧,这时的酶与 Na^+ 的亲和力高,与 K^+ 的亲和力变低,因而在膜内侧释放 K^+;⑦恢复至初始状态。如此反复进行的构象变化每秒钟可完成 1 000 多次(图 8-6)。

据估计,细胞内约有 1/3 以上的能量(ATP)是被 Na^+-K^+ 泵活动消耗的。各种影响细胞代谢的因素,如低温、抑制能量合成的毒素都会影响 Na^+-K^+ 泵的正常活动。现已知道,几乎所有的动物细胞膜都有 Na^+-K^+ 泵,由它维持的 Na^+-K^+ 浓度梯度在维持膜电位、调节渗透压、控制细胞容积和驱动糖与氨基酸的主动运输等方面都起着重要的作用。

钙泵:真核细胞的细胞质内 Ca^{2+} 浓度很低(10^{-7} mol/L),细胞外的 Ca^{2+} 浓度则很高(10^{-3} mol/L)。肌肉细胞的肌浆网(肌肉细胞的滑面内质网)是 Ca^{2+} 的储存池,其 Ca^{2+} 浓度也大大高于细胞质。细胞内外及胞质与肌浆网 Ca^{2+} 浓度梯度是由膜上的钙泵来维持的。

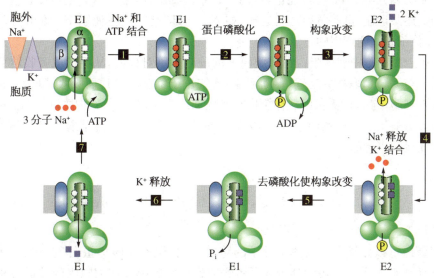

图 8-6 Na^+-K^+ 泵运输 Na^+、K^+ 进出细胞示意图

钙泵实际上也是一种酶,叫做 Ca^{2+}-ATP 酶。同 Na^+,K^+-ATP 酶一样,在主动泵运 Ca^{2+} 过程中反复磷酸化与去磷酸化,通过该酶的变构完成运输。

当神经冲动传递到肌肉细胞时,肌肉细胞膜去极化,Ca^{2+} 从肌浆网释放入细胞质内,引起肌肉收缩。释放入细胞质中的 Ca^{2+},由肌浆网膜上的 Ca^{2+} 泵泵入肌浆网,维持膜内外钙离子的浓度差。

(二) 伴随运输

有些物质逆浓度主动运输的动力不是直接来自 ATP 的水解,而是由离子梯度中储存的能量来驱动的。所有这些功能都属于协同运输,有的是共运输,有的是对向运输。在动物细胞中,驱动这种协同运输的离子通常是 Na^+,但在大多数细菌是 H^+。Na^+-K^+ 泵分解 ATP,把 Na^+ 泵出细胞外,保持细胞内外的 Na^+ 浓度梯度,由 Na^+ 的电化学梯度提供用来驱动主动运输另一种分子的能量。例如,小肠上皮细胞和肾细胞能利用 Na^+ 跨膜梯度驱动转运,特异性地吸收氨基酸和葡萄糖。这种运输过程中伴有 Na^+ 进入细胞(图 8-7)。人们把这种由 Na^+ 等离子梯度驱动的主动运输过程称为伴随运输(co-transport)。具体地讲,这种过程是由膜上的 Na^+-K^+ 泵和特异性的载体蛋白共同协作完成的。载体蛋白上具有 2 个结合位点,可分别与 Na^+ 和葡萄糖(或氨基酸)结合。当 Na^+ 顺浓度梯度进入细胞时,葡萄糖或氨基酸就利用 Na^+ 的势能驱动,随着载体蛋白构象变化,与 Na^+ 相伴逆浓度梯度进入细胞,这是一种共运输。Na^+ 浓度梯度差越大,葡萄糖或氨基酸等物质进入细胞的速度就越快,

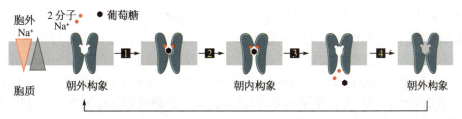

图 8-7 伴随运输示意图

Na^+-K^+ 泵则靠分解 ATP 提供能量,再把 Na^+ 泵出细胞外,维持 Na^+ 的浓度梯度。离子不仅能驱动上述共运输,也能驱动对向运输,如 Na^+-H^+ 交换载体偶联 H^+ 流出与 Na^+ 的流入,从而清除细胞代谢产生的过量 H^+。

在许多上皮细胞中载体蛋白在细胞膜上的分布是不对称的,从而形成吸收溶质的跨膜转运体系。与 Na^+ 偶联的共运输(伴随运输)系统位于细胞膜的顶面吸收区域,主动转运营养物质进入细胞;与 Na^+ 无关的载体蛋白在基底面或侧面,允许营养物质以帮助扩散的方式离开细胞。一般认为,由小肠上皮细胞吸收葡萄糖、果糖、甘露糖、半乳糖及各种氨基酸等都是通过伴随运输进行的。

第二节 生物大分子和颗粒的跨膜转运

转运蛋白可以介导许多极性小分子的跨膜运输,但不能转运蛋白质、核酸、多糖等大分子及其他颗粒物质。生物大分子和颗粒物质通过细胞膜及在细胞内的转运过程是由膜包围形成小泡来进行的,包括胞吞作用(endocytosis)和胞吐作用(exocytosis)两种基本形式。

一、胞吞作用

被摄入的物质先被细胞膜逐渐包裹,然后内陷形成小泡,再与细胞膜分离脱落进入细胞质,这个过程称为胞吞作用。根据吞入物质的状态、大小及特异程度不同,胞吞作用分为3种类型(图8-8):胞饮作用(pinocytosis)、吞噬作用(phagocytosis)和受体介导的胞吞作用(receptor-mediated endocytosis)。吞入的物质最终进入溶酶体,被溶酶体酶消化分解。

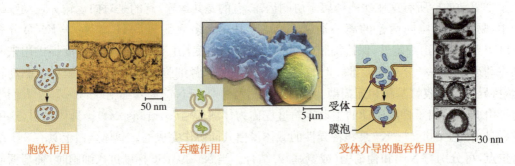

图 8-8 胞吞作用的 3 种方式

(一)胞饮作用

胞饮作用即细胞的"喝、饮",也就是吞入液体和小溶质分子的过程,形成的囊泡较小。细胞周围环境中的液体和小溶质分子先吸附在细胞表面,然后通过该部位细胞膜下微丝的收缩作用,使膜凹陷,包围了液体物质,接着与膜分离、脱落形成直径<150 nm 的胞饮体(pinosome)或胞饮小泡(pinocytic vesicle)进入细胞质内。这种现象主要发生于人体的上皮细胞、黏液细胞、成纤维细胞、毛细血管内皮细胞、肾小管细胞和巨噬细胞等。有报道,1个巨噬细胞 1 h 饮入的液体可达细胞体积的 20%~30%。

（二）吞噬作用

吞噬作用即细胞的"吃"，也就是吞入较大的固体颗粒和大分子复合物的过程，如吞噬细菌和细胞的碎片。吞噬作用形成的囊泡称为吞噬体（phagosome）或吞噬泡（phagocytic vesicle），直径一般＞250 nm。哺乳动物的大多数细胞没有吞噬作用，只有少数特化细胞才具有这一功能，如网状内皮系统的巨噬细胞、单核细胞和多形核白细胞等。它们广泛地分布在组织和血流中，共同消灭异物，防御微生物的侵入，清除衰老和死亡的细胞等。

（三）受体介导的胞吞作用

除了一般进行的非选择性的胞吞和胞饮作用外，大分子物质内吞往往首先与细胞膜上的特异性受体结合，然后内陷形成有衣小窝（在电镜图像上可见其外表面覆盖有毛刺状结构），继而形成有衣小泡进入细胞。这种受体介导的胞吞作用是高度特异性的，能使细胞摄入大量特定的配体，而不需摄入很多细胞外液，大大提高了内吞效率（可达非特异性的胞吞作用效率的 1 000 倍）。激素、转换蛋白和低密度脂蛋白（LDL）等大分子都是通过这种途径进入细胞的。

用负染方法在电镜下观察，有衣小泡的衣被呈五边形或六边形排列闭合的足球状晶体结构（图 8-9），最主要的组成成分是网格蛋白（clathrin）。这是一种高度稳定的纤维状蛋白，分子量为 1.8×10^5。网格蛋白是由 1 条重链和 1 条轻链组成的二聚体，3 个二聚体形成三脚蛋白复合体（triskelion），呈三分枝状排列，它们在有衣小泡表面组装成五角形或六角形的网状结构。人类的网格蛋白重链基因有 2 个拷贝，在大脑组织中大量表达，编码 1 675 个氨基酸的蛋白质，具有高度的进化保守性。轻链能与钙和钙调蛋白结合，易磷酸化，可能调控影响网格蛋白的组装和拆卸。网格蛋白的作用与有衣小窝最初的形成有关，一旦小泡形成，网格蛋白即解体脱下，可再去参加形成新的有衣小泡。网格蛋白与膜的结合依赖衣被中的其他蛋白，膜受体在有衣小窝内的固定也依赖衣被中的其他蛋白。

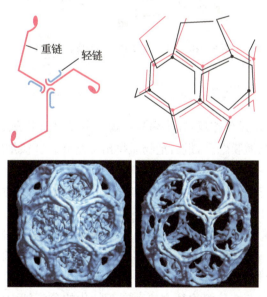

图 8-9　有衣小泡的结构和装配

受体介导的胞吞作用的典型例子是细胞对胆固醇的摄取（图 8-10）。胆固醇是动物细胞生物膜形成的必需原料,如果胆固醇不能被利用而积累在血液中,将造成动脉粥样硬化。通常血中胆固醇与蛋白质结合,以低密度脂蛋白(LDL)的形式存在和运输。当细胞需要胆固醇时,LDL 颗粒可与细胞膜上 LDL 受体特异结合,这种结合可诱使尚未结合的 LDL 受体向有衣小窝处移动来与 LDL 结合,并引起有衣小窝继续内陷,形成有衣小泡。这样与受体结合的 LDL 颗粒很快被摄入细胞,接着有衣小泡迅速地脱去网格蛋白衣被,并与细胞内其他囊泡融合,形成内体(endosome)。在内体内的 LDL 颗粒与受体分开,受体随转移囊泡返回到细胞膜,完成受体的再循环;LDL 颗粒则被溶酶体酶水解为游离的胆固醇进入细胞质,用于合成新的生物膜。每个 LDL 受体往返 1 次约需 10 min,24 h 内可往返百余次。

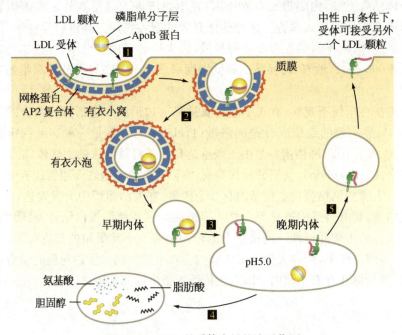

图 8-10 LDL 的受体介导的胞吞作用

二、胞吐作用

胞吐作用与胞吞作用过程相反:细胞内某些物质由膜包围形成小泡,从细胞内部逐步移到细胞膜下方,小泡膜与质膜融合,最后把物质排出细胞外。真核细胞的分泌活动几乎都是以胞吐的形式进行的。

在真核细胞中不断产生分泌蛋白,它们合成之后立即包装入高尔基体的分泌囊泡中,然后被迅速带到细胞膜处排出,这种分泌过程为结构性分泌途径(constitutive pathway of secretion)。另一些细胞所要分泌的蛋白或小分子,储存于特定的分泌囊泡中,只有当接受细胞外信号(如激素)的刺激时,分泌囊泡才移到细胞膜处,与其融合将囊泡中分泌物排出,这种分泌过程称为调节性分泌途径(regulated pathway of secretion)。结构性分泌途径几乎存在于所有细胞中,但调节性分泌途径主要存在于特化的分泌细胞(如内分泌腺体细胞、神经细胞、消化腺细胞等),通过引起细胞质 Ca^{2+} 浓度瞬时增高来启动胞吐作用。

通过胞吐作用,细胞能将细胞内产生的各种物质排到细胞外,有的黏附在细胞表面,变成细胞外被的一部分;有的则渗入到细胞外基质中;有些扩散到细胞间质或血液中作为其他细胞的营养物质或信号。与此同时,囊泡膜可掺入到细胞膜中,但也可以通过胞吞作用再回到细胞质内,还可以再被整合到新的分泌囊泡中。如此,通过胞吐作用与胞吞作用使胞内膜和细胞膜不断地得到交换和更新,形成细胞内膜的循环交流。

第三节　细胞内蛋白质的转运

新生肽链必须经过一系列加工(包括二硫键的形成、糖基化作用、羟基化作用、磷酸化作用等 100 多种化学修饰)、肽链的折叠和去折叠、运输到它发挥生物功能的场所(可能涉及多次越膜过程)、亚基的组装、水解除去前体分子中的 Pre-和 Pre-顺序而活化等,最终才形成确定的由一级结构决定的三维结构,并获得特有的生物活性,成熟成为功能蛋白分子。

1 个哺乳动物细胞含有近 1 万种,约 10^{10} 个蛋白质分子。蛋白质分子在细胞内的加工、运输和分泌主要是由真核细胞所特有的内膜系统来完成的。它们一般在细胞质中开始合成,然后根据其氨基酸顺序中有无分选信号(sorting signals)及分选信号的性质被选择性地运送到细胞的不同部位。

一、蛋白质转运的基本特征

(一) 细胞内蛋白质运输的途径

蛋白质在细胞质的核糖体上合成后,在细胞内主要通过以下 2 条途径运输(图 8-11):①蛋白质在核糖体上合成后释放到细胞质中。其中有些蛋白质带有分选信号,被分别运送

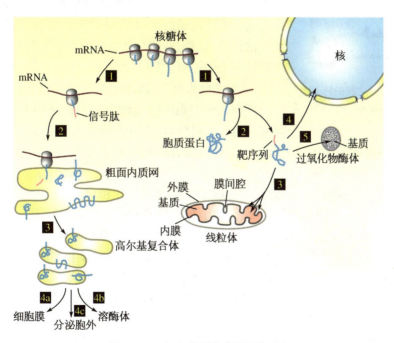

图 8-11　细胞内蛋白质的运输途径

到细胞核、线粒体和过氧化物酶体中；而大多数蛋白质没有分选信号，留在细胞质中。②蛋白质在核糖体上开始合成后不久，位于氨基末端的信号肽（signal peptide）使核糖体附着于粗面内质网上并继续合成。新合成的多肽链穿过内质网膜，有的游离于内质网腔内成为可溶性蛋白；有的插入内质网膜成为跨膜蛋白。由这一条途径合成的蛋白质进一步又有两种选择：留在内质网或被运送到高尔基复合体和细胞其他部位。

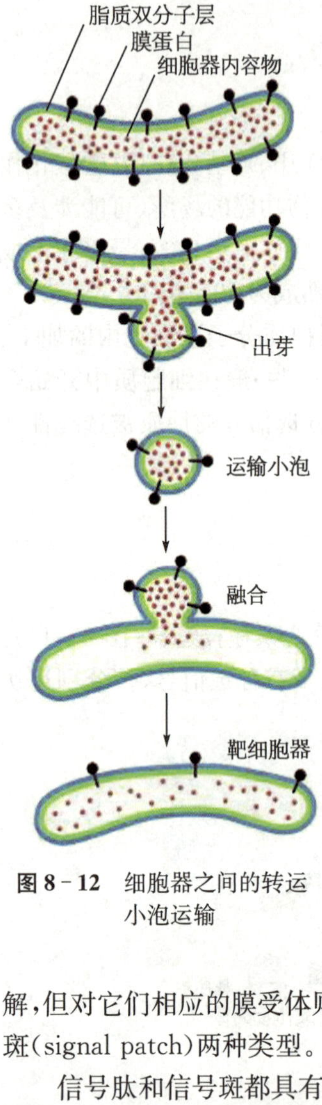

（二）细胞内蛋白质运输的方式

蛋白质从细胞质运送到细胞器，或者从一个细胞器运送到另一个细胞器，有 3 种不同的运输方式。

1. 门控性转运　门控性转运（gated transport）主要是指蛋白质分子及其形成的蛋白质颗粒通过核孔（或核孔复合体）进出细胞核的蛋白质转运方式。

2. 穿膜转运　这种方式主要发生在细胞质和细胞器之间的蛋白质运输，蛋白质穿过细胞器的膜从细胞质进入细胞器内部。这种运输需要两个条件：①膜内必须存在一种特殊的蛋白质转位装置（protein translocator）；②穿膜的蛋白质必须是非折叠的。蛋白质从细胞质进入内质网腔就是属于装置直接穿膜运输。

3. 膜性细胞器间的膜泡转运　这种方式主要见于细胞器之间的蛋白质运输，如从内质网到高尔基体，从高尔基体的一个膜囊到另一个膜囊及从高尔基体到其他细胞器的蛋白质运输都是通过转运小泡来实现的。转运小泡直径为 50～100 nm，它从一个细胞器以出芽方式（budding）形成，小泡内含有被运输的蛋白质，小泡膜上镶嵌有膜蛋白。当转运小泡达到靶细胞器即与其融合，将蛋白质从一个细胞器运送到另一个细胞器（图 8-12）。

图 8-12　细胞器之间的转运小泡运输

（三）蛋白质的分选信号

蛋白质在细胞内的运输方式是由蛋白质分子上的分选信号决定的。目前，对蛋白质的分选信号已经有了一定的了解，但对它们相应的膜受体则了解很少。蛋白质分选信号有信号肽（signal peptide）和信号斑（signal patch）两种类型。

信号肽和信号斑都具有分选信号的功能。信号肽是位于蛋白质上的一段连续的氨基酸顺序，一般有 15～60 个残基；而信号斑是位于蛋白质不同部位的氨基酸顺序在多肽链折叠后形成的一个斑块区，它是一种三维结构，组成信号斑的不同氨基酸可在多肽链上相距很远（图 8-13）。信号肽通常引导蛋白质从细胞质进入内质网、线粒体和细胞核，也引导某些蛋白质保留在内质网内。在完成分选任务，即引导蛋白质到达目的地后，信号肽往往从蛋白质上被切除。信号斑则引导其他一些分选过程，如高尔基体中某些溶酶体酶蛋白上具有信号斑，可被特殊的分选酶识别。

（四）分子伴侣

分子伴侣（molecular chaperonine）是一类与其他蛋白的不稳定构象相结合并使之稳定

的蛋白。它们通过控制结合和释放来帮助被结合多肽在细胞内进行折叠、组装、转运或降解等。分子伴侣(蛋白)本身不包括控制正确折叠所需的构象信息,而只是阻止非天然态多肽链内部的或相互间"不正确"的相互作用,或者说它们为处于折叠中间态的多肽链提供了更多的"正确"折叠的机会。因此,分子伴侣在细胞内的蛋白质转运具有特殊的意义。

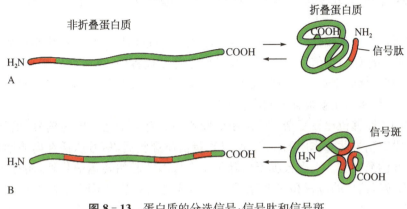

图 8-13 蛋白质的分选信号:信号肽和信号斑

二、蛋白质分拣与转运的信号假说

不同类型的信号肽引导蛋白质到达各自特定的目的地的机制可用信号假说(signal hypothesis)来解释。其基本内容是:①核糖体上信号肽合成;②胞质中信号识别颗粒(SRP)识别信号肽,形成 SRP-核糖体复合体,蛋白质合成暂停;③核糖体与内质网膜结合,形成 SRP-SRP 受体-核糖体复合体;④SRP 脱离并参加再循环,核糖体蛋白质合成继续进行;⑤信号肽被切除;⑥合成继续进行;⑦核糖体在分离因子作用下被分离;⑧成熟的蛋白质落入内质网腔。该过程中,信号肽、SRP 和 SRP 受体缺一不可,而 SRP 与信号肽结合所造成的蛋白质合成暂停也保证了这些蛋白质不会被错误地释放到细胞质中。提出这一学说的 Günter Blobel 获得了 1999 年诺贝尔生理学或医学奖(图 8-14)。

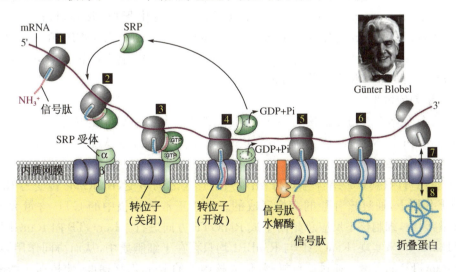

图 8-14 根据信号假说,蛋白质合成后穿越内质网膜

三、穿膜信号

在粗面内质网上合成的多肽链有两个去向:一是全部穿过内质网膜,进入内质网腔成为游离的可溶性蛋白;二是部分插入内质网膜中,成为膜蛋白。两种情况取决于新生多肽链上的穿膜信号,包括起始转运信号(start-transfer signal)和终止转运信号(stop-transfer signal)。

可溶性蛋白的氨基端信号肽具有双重功能,除了将蛋白质和核糖体引至内质网膜,还作为蛋白质穿膜的起始转运信号。在蛋白质的整个穿膜过程中,信号肽保持与膜上的蛋白转位装置结合,其他部分则陆续穿过膜而形成1个套环。当蛋白质的羧基端通过膜后,信号肽被信号肽酶切除,蛋白质就被释放到内质网腔。

膜蛋白的跨膜移位比较复杂。最简单的膜蛋白只有1个起始转运信号(信号肽),但在信号肽附近没有信号肽酶作用的位点,所以当蛋白质穿膜后,信号肽插在内质网膜中,其羧基端则游离在内质网腔。大多数膜蛋白除了1个或多个起始转运信号外,还有1个终止转运信号,根据转运信号的位置和多少,在蛋白质合成过程中形成不同类型的膜蛋白。膜蛋白可以只穿膜1次,也可以多次穿膜;可以是氨基端朝内质网腔,也可以是羧基端朝内质网腔。

四、蛋白质的门控转运

核膜是内膜系统的组成部分,它构成了细胞质和核之间的界膜。由于它是一个双层膜系统,而且分布有许多核孔复合体,使得细胞核内外的物质交换更为复杂。一般来说,水分子和一些离子,如Na^+、K^+、Mg^{2+}、Cl^-等及分子量在5 000以下的一些小分子,如单糖、氨基酸、核苷和核苷酸等可以自由通过核膜。而分子量较大的物质,如DNA聚合酶、RNA聚合酶、核糖体亚基和mRNA则要通过核孔复合体进行运输,这种转运方式即门控转运。

(一)参与门控转运的蛋白

一般来说,核转运主要有3类蛋白质参与,包括核转运受体,即以Impβ超家族受体为主的核转运受体,分子接头蛋白和RanGTP酶系统。RanGTP酶系统是这一机制的核心。

RanGTP酶系统包括核心蛋白Ran及其他调控蛋白质,主要有鸟苷酸交换因子(guanine exchange factors, GEF)RCC1、RanGTP酶活化蛋白(RanGTPase activating protein, RanGAP)、Ran结合蛋白(Ran binding protein, RanBP)RanBP1和RanBP2。

参与门控转运的核孔复合体的许多颗粒蛋白,往往带有苯丙氨酸(F)与甘氨酸(G)的二聚重复(FG重复),它可识别相关受体的特定区域。

(二)核定位信号

经核孔复合体输入到细胞核的多肽,在其肽链中必须具有特定的核定位信号(nuclear localization signal, NLS),一般包括Pro - Pro - Lys - Lys - Lys - Arg - Lys - Val。

(三)门控转运的机制

Ran蛋白可以在GDP结合与GTP结合两种形态之间转变,RanGDP转变为RanGTP是在GEF作用下,通过核苷酸的交换完成的。由于正常细胞核中的GTP含量大大多于GDP含量,因此,细胞核中反应总是向生成RanGTP方向进行。RanGTP向RanGDP的转变通过RanGAP来实现,RanGAP与RanBP1均只存在于细胞质中,从而协同作用,降低细胞质中RanGTP的含量。通过这种机制,形成核内外的RanGTP梯度,使核转运能够正常进行。

RanGTP 可以特异地与 Impβ 相关的核转运受体结合，从而调控转运受体对配体的结合。一个转运受体有两种构象，其中一种可以与 RanGTP 紧密结合。对入核受体（importin）来说，无 Ran 结合的构象对配体结合有利，而与 RanGTP 结合后将导致配体的释放。晶体结构显示配体 Impα（一种接头蛋白）的入核受体结合区 β（IBB）和 RanGTP 分别与受体结合时受体的构象变化，发现入核受体与 IBB 结合时的构象必须经过很大转变才能变成与 RanGTP 结合的构象，IBB 和 RanGTP 与入核受体的结合部位部分重叠。因此，RanGTP 与入核受体的结合使配体 Impα 脱离。对出核受体（exprotin）来说，RanGTP 与配体可以稳定同一个受体构象，即它们的结合有协同作用，同时与受体结合或解离。根据这些推测，入核受体在胞质中与配体结合，入核后由于 RanGTP 的结合使配体脱离，实现配体的内转；反之，出核受体在核内与配体以及 RanGTP 结合，转到胞质后，RanGTP 脱离，使配体也脱离受体，实现外转。以上结果提示 RanGTP 是如何调控物质转入与转出的。

五、穿膜转运

细胞内蛋白质的直接穿膜转运涉及：①穿过线粒体的双层膜进入线粒体基质（或膜间腔、内膜）；②穿过过氧化物酶体膜进入过氧化物酶体；③穿过内质网进入到内质网腔等 3 个方面。

（一）穿过线粒体膜的转运

由核编码并在细胞质中合成的线粒体前体蛋白带有一定的线粒体基质导肽，在分子伴侣的引导下，与线粒体外膜上的受体结合，进而导入线粒体。

（二）穿过内质网膜的转运

注定要进入内质网的蛋白质除了内质网本身的蛋白质外，还包括分泌性蛋白（胞外酶、激素和抗体等）、溶酶体水解酶及许多膜蛋白等。它们按信号假说的基本步骤进入内质网。

六、膜性细胞器间的囊泡转运

用单位膜特异性的或非特异性的包被一些物质或细胞内合成的蛋白质进行转运的方式称为囊泡转运（vesicular transport）。细胞内的囊泡转运是高度有序的。所有与囊泡转运相关的膜成分必须精确地选择相应货物装入囊泡，随后出芽，靶向定位，使转运囊泡与正确的靶细胞器膜进行停靠、融合，释放被转运物质，最终这些膜成分还将返回囊泡形成的起始部位，以供下一轮转运的循环使用。2013 年，Rothman，Schekman 和 Südhof 因为在囊泡转运与调节机制的研究方面作出的成就而获得诺贝尔生理学或医学奖（图 8-15）。

囊泡转运的基本途径包括：①胞吞作用（包括吞噬作用、吞饮作用和受体介导的内吞作用）；②胞吐作用；③从内质网到高尔基复合体的囊泡转运；④从高尔基复合体到内质网的囊泡转运；⑤高尔基复合体内部的囊泡转运；⑥从高尔基复合体到内体的囊泡转运；⑦从高尔基复合体到细胞表面的囊泡转运。

运输小泡由细胞膜和内膜系统部分细胞器膜的特定区域内陷或外凸形成。生成小泡的过程称为出芽（budding）。如果出芽小泡的胞质面覆盖有由不同蛋白构成的衣被样结构，就被称为有衣小泡（coated vesicles）。目前对 3 种有衣小泡的研究较多，它们的衣被蛋白分别为网格蛋白（clathrin）、衣被蛋白（COP）Ⅰ和衣被蛋白（COP）Ⅱ。衣被样结构的形成有利于

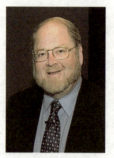 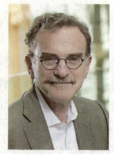 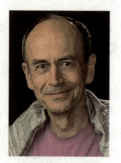

James E. Rothman　　Randy W. Schekman　　Thomas C. Südhof

图 8-15　James E. Rothman、Randy W. Schekman 和 Thomas C. Südhof

膜的内陷或外凸,促进囊泡出芽,同时还可以选择性结合被转运分子,提升转运效率。

转运沿微管或微丝运行,动力来自马达蛋白(motor protein)。与囊泡运输有关的马达蛋白有3类:一类是动力蛋白(dynein),可向微管负端移动;另一类为驱动蛋白(kinesin),可牵引物质向微管的正端移动;第3类是肌球蛋白(myosin),可向微丝的正极运动。在马达蛋白的作用下,可将囊泡转运到特定的区域。现将部分转运过程做一介绍。

(一) 从内质网到高尔基复合体的囊泡转运

1. 基本过程　这一过程包括:①新合成的蛋白质转移到内质网的末端,该处没有核糖体附着,也称为内质网出口(exit sites);②带有被转运蛋白的 COP Ⅱ (coatmer protein Ⅱ)有衣小泡通过 ERGIC (endoplasmic reticulum-Golgi intermediate compartment)将蛋白质从内质网的末端转运到高尔基复合体的顺侧(cis-Golgi network)。

2. 转运小泡的形成　COP Ⅱ 是由5个亚基组成的复合体,其主要作用是:①形成转运小泡;②选择被转运的蛋白质。COP Ⅱ 所识别的分选信号位于跨膜蛋白胞质面的结构域,形式多样,有些包含双酸性基序[DE]X[DE],其他一些具有短的疏水基序,如 FF, YYM, FY, LL, IL 等。因此在小泡形成过程中,COP Ⅱ 起着关键的作用。

在转运小泡形成过程中,首先是一种称为 Sar1 的蛋白质结合在内质网膜上。这是一种小 GTP 结合蛋白(small GTP binding protein),以两种状态存在:同 GTP 结合时处于活性状态;同 GDP 结合时则是非活性状态。存在于内质网膜上的鸟苷酸交换因子可以催化细胞质中的非活性 Sar 蛋白将 GDP 替换成 GTP,此时 Sar 蛋白转变为活性状态。Sar 蛋白含有1个疏水螺旋,在非活性状态下该结构包埋于蛋白内部,蛋白活化后疏水螺旋暴露,并插入到内质网膜的胞质面(图 8-16)。之后它起到召集者的作用,召集相应的衣被蛋白参与衣被形成;同时内质网膜上的受体从内质网腔内选择相应的被转运蛋白,并与之结合。包括 COP Ⅱ 在内的其他一些蛋白质(如高尔基复合体的酶)与 Sar 结合,所有这些蛋白质都十分协调地、按照一定的角度呈楔形

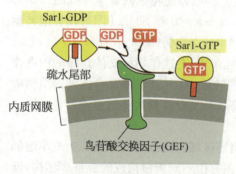

图 8-16　Sar 蛋白

(wedg-shaped)排列。因此,逐步形成芽状结构、泡状结构,最后出芽,形成小泡。

小泡脱落后,Sar 蛋白上结合的 GTP 水解成 GDP,造成衣被结构的解离。没有衣被结构的运输小泡才能与靶膜进行接触并融合。

3. 转运小泡对高尔基复合体的定向　各类运输小泡形成后就向靶细胞器移动。到达之后两者进行膜的融合,将小泡内被运输的物质释放进靶细胞器的内腔。这样的靶向移动和融合必须精确匹配,错误的转运可能会对细胞产生致命影响。而在到达正确的目的地之前,小泡会遭遇许多其他膜性结构,之所以能够准确地和靶膜融合,是因为运输小泡表面的标志蛋白能被靶膜上的受体识别,其中涉及识别过程的两类关键性的蛋白质是 Rab(targeting GTPase)和 SNARE (soluble NSF attachment protein receptor)。其中 Rab 的作用是使运输小泡靠近靶膜,SNARE 介导运输小泡特异性停泊和融合。

(1) 运输小泡被靶膜识别的过程依赖于一种叫 Rab 的蛋白质。这是一种小 GTP 结合蛋白(单体 GTP 酶),结构类似于 Ras 蛋白,已知的家族成员约 60 余种。不同膜上具有不同的 Rab 蛋白,每一种细胞器至少含有一种以上的 Rab 蛋白。

Rab 蛋白的作用是促进和调节运输小泡的停泊和融合。发挥作用时 Rab 蛋白类似"分子开关":结合 GDP 时失活,位于细胞质中;结合 GTP 后激活,借助与多肽链 C 端半胱氨酸残基相连的脂类成分定位于细胞膜、内膜和运输小泡膜上,调节 SNARE 复合体的形成,随后在 GTPase 激活蛋白(GTPase activating protein, GAP)的作用下水解 GTP。"开"/"关"状态的变化受 GEF 和 GDP 解离抑制因子(GDP dissociation inhibitor, GDI)的调控(图 8 - 17)。Rab 蛋白还有许多效应因子,其作用是帮助运输小泡聚集和靠近并拴系于靶膜上,触发 SNARE 释放它的抑制因子。许多运输小泡只有在包含了特定的 Rab 蛋白和 SNARE 之后才能形成。

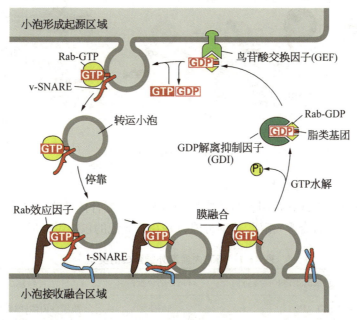

图 8 - 17　Rab 蛋白

(2) 一旦运输小泡识别靶膜并停靠在那里，囊泡就必须与之融合，不仅把囊腔中所转运的内容物送进细胞器内部，其膜成分也加入到靶膜之中。融合过程要求两个脂质双分子层贴得非常近（相距不超过 1.5 nm）。SNARE 的作用就是保证识别的特异性和介导运输小泡与目标膜的融合。目前，已发现 20 多种 SNARE，它们分别分布于特定的膜上，位于转运小泡上的叫做 v - SNARE（vesicle - SNARE），位于靶膜上的叫做 t - SNARE（target - SNARE）（图 8 - 18A）。v - SNARE 和 t - SNARE 都具有 1 个螺旋结构域，配对后能相互缠绕形成跨 SNARE 复合体（trans - SNARE complex），实现运输小泡特异性停泊，同时挤出两层膜之间的水分子（水分子的存在会阻碍膜的融合），并通过这个结构将运输小泡的膜与靶膜拉在一起融合成 1 个连续的脂质双分子层（图 8 - 18B）。除了 SNARE 之外，还有其他的蛋白参与运输泡与目的膜的融合。

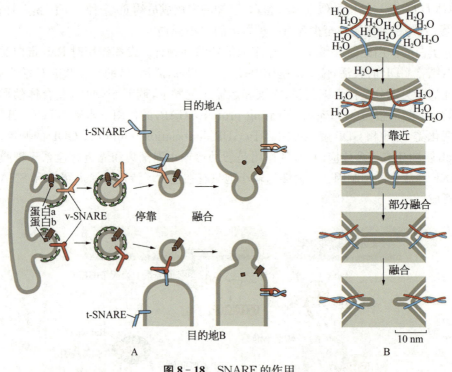

图 8 - 18　SNARE 的作用

（二）囊泡转运的其他形式

囊泡转运的其他形式在机制上与从内质网到高尔基复合体的囊泡转运机制（包括小泡的形成、定向、停泊和融合等）相似，差别可能只是在于囊泡的包被组成成分（表 8 - 1）。

表 8 - 1　细胞内囊泡外被蛋白的类型

包被囊泡类型	包被的蛋白和接头蛋白	GTP 结合蛋白	转运步骤
网格蛋白	网格蛋白 AP2	ARF	质膜→内体（胞吞作用）
	网格蛋白 AP1	ARF	高尔基复合体→内体
	网格蛋白 AP3	ARF	高尔基复合体→溶酶体，分泌泡

包被囊泡类型	包被的蛋白和接头蛋白	GTP 结合蛋白	转运步骤
COP I	COPαβ、β′、γ、δ、ε、ζ	ARF	高尔基复合体→内质网 高尔基复合体各扁平囊间的转运
COP II	Sec23/24 复合体；Sec13/31 复合体；Sec16	Sar1	内质网→高尔基复合体

(续表)

第四节　细胞内蛋白质的加工和分泌

由内质网合成并输送到高尔基体、溶酶体、细胞膜及细胞外的蛋白质大多是糖蛋白。它们的糖基化是从内质网开始的,最后在高尔基体中完成。分泌性蛋白质在成熟之前要经过很多加工和修饰,主要有糖基化、硫酸盐化及蛋白原的蛋白水解作用等。

一、蛋白质在内质网的糖基化

蛋白质进入内质网腔后立即被糖基化。蛋白质的糖基化不是把单糖一个一个加到多肽链上,而是通过一种寡糖供体把整个寡糖转移到多肽链上。这种寡糖供体是什么呢？在粗面内质网膜上有一种带有高能键的特殊脂质分子——多萜醇(dolicol)。在它上面连接着一种寡糖,当多肽链中的某些天冬酰胺(Asn‑X‑Ser 或 Asn‑X‑Thr)残基露出内质网腔面时,寡糖在糖基转移酶的催化作用下,从多萜醇转移到多肽链的 Asn 上,形成 N‑连接寡糖(图 8‑19)。N‑连接寡糖是糖蛋白中最普遍的一种糖基,催化这一过程的酶是一种活性部位暴露在内质网腔面的膜结合蛋白。实际上,这种糖基化是在内质网的腔侧面进行的,也可以理解为什么在细胞质中的游离核糖体合成的可溶性蛋白质不被糖基化的原因。

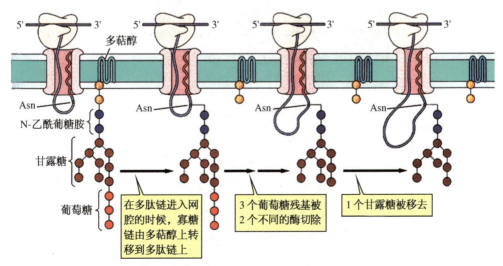

图 8‑19　蛋白质在内质网膜的糖基化作用

由多萜醇提供的连接到多肽链上的寡糖具有 2 分子 N‑乙酰葡萄糖胺、9 分子甘露糖和

3分子葡萄糖,与最终形成的糖蛋白中的寡糖有较大的差别。因此,需要进行修饰和加工。初步的修饰和加工在粗面内质网中进行,把3个葡萄糖切除,进一步的修饰和加工则在高尔基复合体中进行。

多肽链在内质网腔中还进行其他的修饰,如二硫键的修饰和正确的折叠装配。内质网腔中有协助蛋白质亚基正确适时装配的分子伴侣蛋白。

二、蛋白质在高尔基体中的糖基化

在内质网中已经过初步糖基化的蛋白质到达高尔基体后,要进行进一步糖基化和糖链修饰,即切除多余甘露糖,加上其他必要的糖基。这一过程使蛋白质的多样性更加丰富。糖蛋白中的N-连接寡糖有两类:一类是高甘露糖型;另一类是复合型。高甘露糖型寡糖只含2分子N-乙酰葡萄糖胺和6分子甘露糖残基;其中在高尔基体中进一步切除3分子甘露糖残基。复合型寡糖除在内质网已切除3分子葡萄糖外,在高尔基体中再切除6分子甘露糖,还要加上3分子N-乙酰葡萄糖胺、3分子半乳糖、3分子唾液酸,必要时还加上岩藻糖。这些修饰作用需要一系列特殊的酶,如切除甘露糖需要甘露糖苷酶,加上新的糖基需要各种糖基转移酶。这些酶都存在于高尔基体不同区室的扁平囊中,蛋白质在经过这些区室逐步转运的过程中被特定的酶按次序切除或连接上糖基(图8-20),完成加工修饰。

此外,许多糖蛋白还以O-连接的方式进行糖基化修饰。这种修饰主要或全部发生在高尔基体内。糖基有选择性地连接到如丝氨酸(Ser)或苏氨酸(Thr)残基的侧链-OH基上,通常先连接N-乙酰葡萄糖胺,然后再连接其他的糖基,糖基可多达10个以上。

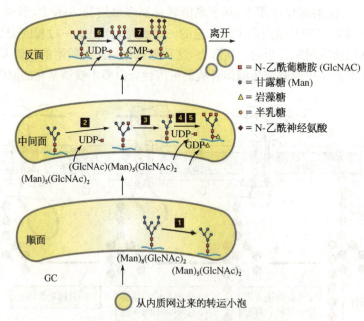

图8-20 高尔基体糖基化功能示意图

三、蛋白原的水解

许多蛋白质产物刚刚从内质网合成时是分子量较大的蛋白原,它们必须在高尔基体中水解切除部分肽段或修饰才能成为成熟的分泌蛋白。例如,胰岛素(insulin)在胰岛 B 细胞的 RER 刚合成时,新生多肽在 N 端带有信号肽,称为前胰岛素原(preproinsulin),分子量 12 000。随后在内质网腔中信号肽被切除,成为胰岛素原(proinsulin),分子量 9 000,由 A、B、C 3 个肽段组成。当胰岛素原被运送到高尔基体后,特异的蛋白酶水解切除 C 肽段,A、B 肽链通过二硫键相连并折叠,成为成熟的胰岛素,分子量约 6 000。胰岛素、C 肽及部分未经水解的胰岛素原经过高尔基体反面区室的包装和浓缩进入分泌颗粒,最后通过胞吐作用释放到细胞外。

四、蛋白质的分拣和分泌

在内质网合成的蛋白质,通过转运小泡运输到高尔基体,这种转运小泡被 COPⅡ 所包绕;蛋白质在高尔基体内进行加工和修饰,再被分拣送往细胞的相关部位,执行分拣功能的部位是反面高尔基网络(TGN)。经高尔基体内的物质运输主要有 3 条途径:有关物质运送到内体,参与溶酶体的形成;分泌物质运送到分泌颗粒,再通过分泌活动释放到细胞外;有关物质直接运送到细胞膜或细胞外。这 3 条途径均以小泡(外被网格蛋白)形式进行转运(图 8-21)。

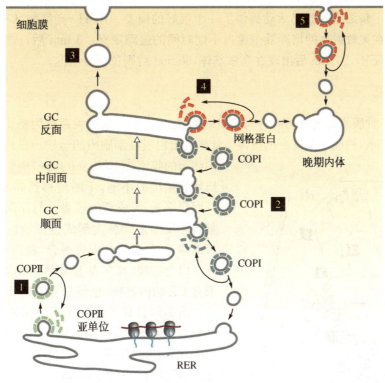

图 8-21 新合成的蛋白质的分拣运输

(一)溶酶体酶的运输

溶酶体的膜蛋白、膜脂和各种酸性水解酶都是先在内质网合成,然后在高尔基体加工修饰而成的。它们从高尔基体到溶酶体的运输通过运输小泡来完成。溶酶体酶带有分拣信号,高尔基体膜上有识别分拣信号的受体。溶酶体水解酶的分拣信号是6-磷酸甘露糖(M6P)。

溶酶体酶蛋白在内质网合成并经部分糖基化,然后运送到高尔基体,在高尔基体的顺面扁平囊,溶酶体酶蛋白上的部分甘露糖残基受磷酸转移酶的催化,被磷酸化为M6P。由于M6P的存在,溶酶体酶在高尔基体的运输过程中不会被切除。在高尔基体反面扁平囊,M6P作为一种化学信号,被反面高尔基网膜上的M6P受体识别而结合,从而使溶酶体水解酶被选择性富集,并以出芽方式形成有网格蛋白外衣的运输小泡,运输小泡离开高尔基体后很快失去网格蛋白并与内体融合,形成内溶酶体。在内溶酶体的酸性环境下,M6P与受体分离,M6P受体通过芽生小泡被转运回高尔基体膜上。M6P与受体分离后,脱去磷酸根成为甘露糖,完成了溶酶体酶蛋白从高尔基体向溶酶体的运输。

(二) 蛋白质的分泌

从高尔基体到细胞外和细胞表面的运输也是通过转运小泡来进行的。从高尔基体芽生出的转运小泡,运送到细胞表面与细胞膜融合,一方面把小泡的内容物分泌到细胞外,同时为细胞膜提供新的膜蛋白和膜脂。蛋白质的分泌有两条途径,即结构性分泌途径和调节性分泌途径。

对有关分泌过程的认识大多数来自对胰腺腺泡细胞的放射自显影研究。这种细胞合成的蛋白质大约85%是分泌型的,包括有胰蛋白酶原、糜蛋白酶原、淀粉酶、脂肪酶和脱氧核糖核酸酶等,为了解细胞的分泌活动提供了一个很好的模型。用^{3}H-亮氨酸脉冲标记胰腺腺泡细胞,然后在无放射性的培养液中通过不同时间的追踪观察。3 min后,放射自显影银粒主要集中于RER;20 min后出现在高尔基体;90 min后则位于分泌泡。

五、膜流

细胞的各种膜相结构虽然有各自的空间位置,但它们之间的关系极为密切,彼此按一定的方式相互联系,构成一个统一的整体。伴随着蛋白质在细胞内的运输和排出过程,可观察到细胞的膜流(membrane flow)现象。例如,由内质网芽生出的小泡,不断转移到高尔基复合体的顺面扁平囊,形成新的膜囊。与此同时,在高尔基复合体反面末端膨大形成分泌泡,分泌泡向细胞表面移动,最后与细胞膜融合,将内容物排出细胞外。以上过程,高尔基复合体的扁平囊不仅接受来自ER的内容物,也使扁平囊膜不断更新增添;分泌泡不但自扁平囊带走了分泌物,而且也使扁平囊膜不断消耗,使细胞膜得到不断补充。另一方面,细胞通过胞吞作用,又使细胞膜的一部分转移到细胞内,与内溶酶体融合。

由于细胞的胞吞、胞吐作用及内质网和高尔基体的物质合成、加工、运输,使细胞膜发生移位、融合或重组,细胞内各种膜性结构相互联系和转移(图8-22)。这种膜流现象表明活细胞是处于活跃的生命运动状态,并与内外环境相互联系,维

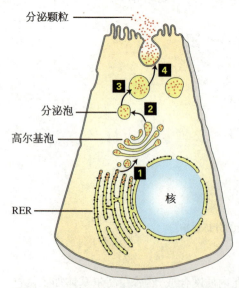

图8-22 分泌性上皮细胞的膜转移示意图

持着一个活细胞的动态平衡。

第五节　细胞物质运输与医学

　　细胞膜中存在许多与物质转运有关的转运蛋白(如载体蛋白、通道蛋白和离子泵等)。这些蛋白质结构的缺损和功能异常,都会引起物质运输障碍,产生相应的疾病。

　　胱氨酸尿症患者的尿液中含有大量的胱氨酸。它的病因是由于细胞膜上载体蛋白的先天性缺陷,造成氨基酸吸收障碍所引起的。

　　正常人在近曲小管通过 Na^+ 和葡萄糖的伴随运输对血糖重吸收,即 Na^+ 驱动的糖的主动运输,该运输需要载体。如果糖的载体功能降低,肾对葡萄糖的重吸收量降低,就会产生肾性糖尿病。

(张　军　郭　锋)

第九章 细胞的能量转换

物质代谢与能量转换是细胞生命活动的最基本形式。糖类、脂肪、蛋白质等供能物质的氧化分解在线粒体中完成,伴随着物质氧化分解,能量释放与转换也在线粒体中实现。细胞生命活动所需能量的80%是由线粒体提供的。如果没有线粒体,动物细胞将仅依赖于无氧酵解合成自己的ATP,而这种途径所产生的能量甚少,满足不了细胞对ATP的需求。因此,线粒体是物质氧化和能量转换的场所,因而有人将线粒体比喻为细胞的"能量货币"、"动力工厂"或"动力站"。

第一节 细胞呼吸与能量分子

一、细胞呼吸是氧化分解物质获取能量的过程

细胞呼吸(cellular respiration)也称生物氧化(biological oxidation)或细胞氧化(cellular oxidation),是指细胞内供能物质氧化分解,产生CO_2和H_2O,并将氧化分解过程释放的能量生成ATP的过程。

蛋白质、脂肪和糖类等供能物质的能量只有分解释放,并且转换为ATP形式才能被细胞利用。这些物质分解为氨基酸、脂肪酸和葡萄糖等小分子后被细胞摄取,在细胞内进一步分解生成乙酰辅酶A,在线粒体基质中经过三羧酸循环彻底氧化;同时,将储存的能量释放出来,经磷酸化作用生成ATP(图9-1)。为了确保氧化代谢的能量,动物细胞以脂肪的形式储存脂肪酸,以糖原的形式储存葡萄糖。从量的角度来比较脂肪与葡萄糖更加重要。因为脂肪氧化释放出的能量相当于同量的葡萄糖氧化后释放能量的6倍。科学家研究发现,1个中等体重的成人在体内储存的糖原足够他/她1天的运动量,而脂肪的储存量却能满足他/她1个月的运动量。人类的脂肪主要储存在脂肪组织中,身体需要时,早晨或当人体处于饥饿状态下,从中解离进入血液循环到所需细胞中被利用。在进食状态下,主要能量来自饭中的糖原。

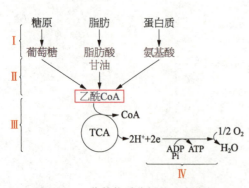

图9-1 营养物质分解的4个阶段

细胞呼吸是细胞内提供生物能源的主要途径,以葡萄糖为例介绍细胞的呼吸过程。从物质氧化到 ATP 形成大体上分 4 个步骤,即糖酵解、乙酰辅酶 A 形成、三羧酸循环和氧化磷酸化。前 3 步是物质分解和能量释放,第 4 步是能量转换。除糖酵解在细胞质中完成外,其他 3 个阶段均在线粒体内完成(图 9-2)。

细胞呼吸的特点为:①细胞呼吸的本质是在细胞线粒体内一系列酶的催化作用下进行的氧化还原反应;②所产生的能量储存于 ATP 的高能磷酸键中;③整个反应过程是分步进行的,能量也是逐步释放的;④反应是在恒温(37℃)、恒压和有水的环境中进行的。

二、细胞的能量分子——ATP

细胞进行各种生命活动的直接能源是由 ATP 提供,这些生命活动包括细胞内合成、代谢、神经传导、肌肉、纤毛收缩,细胞分裂、吸收、分泌、生物发光、体温维持等,故 ATP 被称为细胞的能量"货币"。ATP 分子中所携带的能量则来源于糖、脂肪、蛋白质等的氧化。线粒体的功能是氧化磷酸化。在活细胞线粒体内,供能长期物质释放能量,同时伴随 ATP 等含高能磷酸键物质产生的过程称为氧化磷酸化偶联或氧化磷酸化。ATP 是一种高能磷酸化合物,细胞呼吸时释放的能量可以通过 ADP 的磷酸化而及时储存于 ATP 的高能磷酸键中(图 9-3)。

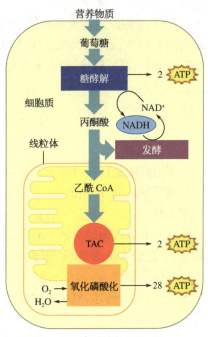

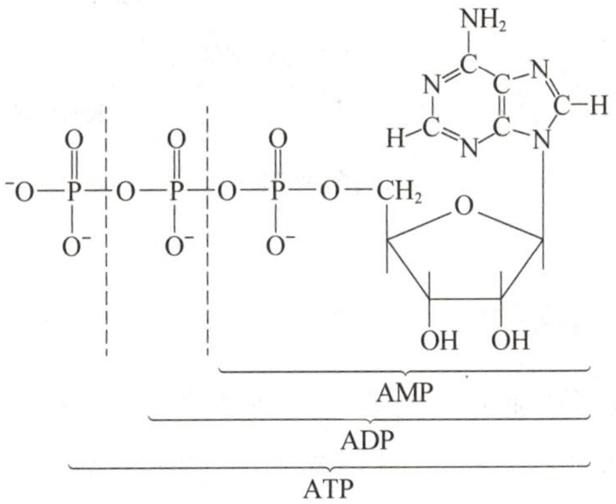

图 9-2 以葡萄糖为例的细胞呼吸

图 9-3 ATP 与高能磷酸键

当细胞需要能量时通过去磷酸化断裂 1 个高能磷酸键以释放能量来满足机体需要。随着细胞内不断进行的能量释放和储存,ATP 与 ADP 不停地进行着互变。ATP 的放能、储能反应简式为:

$$A-P\sim P\sim P \underset{\text{磷酸化}}{\overset{\text{去磷酸化}}{\rightleftharpoons}} A-P\sim P + Pi + 能量$$

ATP是细胞内能量转换的中间携带者,所以被形象地称为"能量货币"。ATP在线粒体的内膜上的ATP合成装置,即ATP酶上合成。ATP是细胞生命活动的直接功能者,也是细胞内能量获得、转换、储存和利用等环节的联系关键能量分子。

第二节 细胞的能量转换

细胞的能量转换可分为两个阶段:前面是无氧代谢;后面是有氧代谢。无氧情况下的能量转换效率极低,产生的ATP数量少,目前还有一些低等的原核生物停留在用这种方式进行能量转换。高等生物只有在特殊的情况下才用这种方式进行能量转换,正常情况下会进一步进入有氧代谢的阶段。有氧情况下的能量转换可将能量物质彻底地分解成为CO_2和H_2O,并合成大量的ATP分子,而线粒体是细胞进行有氧能量转换的主要场所。

1961~1980年,科学家提出了氧化磷酸化的化学偶联学说。逐步证明了线粒体具有三羧酸循环、电子传递、氧化磷酸化的作用,从而证明了线粒体是真核生物进行能量转换的主要部位。

葡萄糖和脂肪酸是真核细胞能量的主要来源,细胞通过对葡萄糖的代谢获取能量。葡萄糖进入细胞后先在细胞质中通过酵解作用生成丙酮酸,如果有氧存在时,丙酮酸进入线粒体基质经过三羧酸循环、电子传递和氧化磷酸化,最后生成ATP和水;如果没有氧,丙酮酸经过发酵生成乳酸或乙醇(图9-4)。

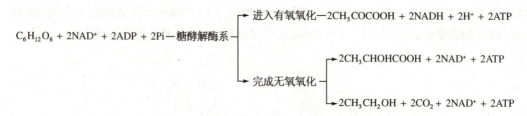

图9-4 有氧呼吸和无氧呼吸

一、细胞质中进行葡萄糖的糖酵解

糖酵解(glycolysis)是指细胞质中的葡萄糖(或糖原)在一系列酶的催化下生成丙酮酸的过程,它是细胞将葡萄糖分子(6-碳糖)分解成3-碳糖的过程。这一过程发生在细胞质中,不需要O_2的参与。

1分子葡萄糖经过十多步反应,生成2分子丙酮酸,同时脱下2对H交给受氢体NAD^+携带,形成2分子$NADH+H^+$。NAD^+能可逆地接受2个电子和1个H^+,另一个H^+则留在溶质中。在糖酵解过程中一共生成4分子ATP,但由于要消耗2分子ATP,所以净生成2分子的ATP。

这种由高能底物水解放能,直接将高能磷酸键从底物转移到ADP上,使ADP磷酸化生成ATP的作用称为底物水平磷酸化(substrate-level phosphorylation)。

在无线粒体、不能进行有氧氧化的细胞(如红细胞),糖酵解是一条重要的产能途径。剧烈运动时肌肉细胞的能量供应就依靠糖酵解,剧烈运动引起的肌肉酸痛是由于缺氧状态下糖酵解产生的丙酮酸还原为乳酸,堆积在肌组织中所致。

生物体内主要存在着两种穿梭机制,即 α-磷酸甘油穿梭机制(glycerophosphate shuttle)和苹果酸-天冬氨酸穿梭机制(malate asparate shuttle)。它们将胞质溶胶中产生的 1 分子 NADH 的电子传递到线粒体内膜参与电子传递。肝脏、肾脏和心肌线粒体转运 NADH+H$^+$ 的主要方式是苹果酸-天冬氨酸穿梭机制(图 9-5)。胞液中 NADH+H$^+$ 经苹果酸脱氢酶作用,使草酰乙酸接受 2 个 H 而成为苹果酸;苹果酸经内膜上苹果酸-α-酮戊二酸逆向运输载体的变构作用转入线粒体内;进入线粒体的苹果酸在苹果酸脱氢酶作用下,以 NAD$^+$ 为受氢体形成草酰乙酸和 NADH+H$^+$;而草酰乙酸不能经内膜回到胞液,于是它与谷氨酸经天冬氨酸氨基转移酶的作用而相互转变为天冬氨酸和 α-酮戊二酸;这两者都能在逆向运输载体的帮助下透过内膜进入胞液中;线粒体内消耗的谷氨酸则由胞液内的谷氨酸与外出的天冬氨酸通过谷氨酸-天冬氨酸逆向运输载体实现交换运输以取得补充。NADH+H$^+$ 的氢经此机制进入 NADH 氧化呼吸链,生成 3 分子 ATP。故糖酵解过程中 3-磷酸甘油醛脱氢生成的 NADH+H$^+$ 以此方式进入线粒体中,则 1 分子葡萄糖彻底氧化生成 32 分子 ATP。另外,在神经组织和骨骼肌中存在 α-磷酸甘油穿梭机制(图 9-6)。胞液 NADH 的 1 对氢原子通过胞液中磷酸甘油脱氢酶(辅酶为 NAD$^+$)催化,转移到 α-磷酸甘油,后者经线粒体内膜外侧的磷酸甘油脱氢酶(辅酶 FAD)作用,生成的磷酸二羟丙酮进入胞液,继续穿梭。而 FADH$_2$ 则进入 FADH$_2$ 氧化呼吸链被氧化,并产生 2 分子的 ATP。此机制 NADH+H$^+$ 的氢最终以 FADH$_2$ 的形式进入琥珀酸氧化呼吸链,生成 2 分子 ATP。故糖酵解中 3-磷酸甘油醛脱氢产生的 NADH+H$^+$ 经过此机制进入线粒体,则 1 分子葡萄糖彻底氧化生成 30 分子 ATP。

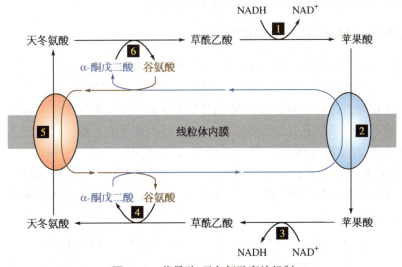

图 9-5 苹果酸-天冬氨酸穿梭机制

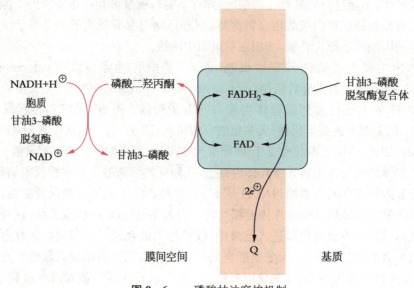

图 9-6 α-磷酸甘油穿梭机制

二、细胞质中乙酰辅酶 A(CoA) 的形成

糖酵解产生的 2 个丙酮酸分子经过线粒体的膜进入线粒体基质,在丙酮酸脱氢酶的作用下,与 CoA 反应,生成乙酰 CoA,同时脱下 1 对氢交给 NAD^+ 及 1 分子的 CO_2,反应式如下:

$$2\text{丙酮酸} + 2\text{辅酶 A} + 2NAD^+ \rightarrow 2\text{乙酰辅酶 A} + 2CO_2 + 2NADH + 2H^+$$

乙酰辅酶 A 是线粒体能量代谢的核心分子,无论是糖还是脂肪酸作为能源,都要在线粒体中被转变成乙酰辅酶 A 才能进入三羧酸循环彻底氧化。

三、线粒体基质中进行三羧酸循环

在线粒体基质中,乙酰 CoA 与草酰乙酸结合成柠檬酸而进入柠檬酸循环。由于柠檬酸有 3 个羧基,故也称为三羧酸循环(tricarboxylic acid cycle, TCA cycle)。

循环中,柠檬酸经过一系列酶促的氧化脱氢和脱羧反应,其中的 2 个碳原子氧化形成 CO_2,从而削减了 2 个碳原子。在循环的末端,又重新生成草酰乙酸,而草酰乙酸又可和另 1 个乙酰 CoA 结合,生成柠檬酸,开始下一个循环,如此周而复始(图 9-7)。

经过三羧酸循环,1 个乙酰 CoA 分子生成 4 对 H,2 个 CO_2 和 1 分子 GTP(相当于 1 分子的 ATP),脱下的氢中有 3 对是以 NAD 为载体来运输的,1 对是以 FAD 为载体来运输,总反应式如下:

$$2\text{乙酰辅酶} + 6NAD^+ + 2FAD^+ + 2ADP + 2Pi + 6H_2O \longrightarrow$$
$$4CO_2 + 6NADH + 6H^+ + 2FADH_2 + 2\text{辅酶 A} + 2ATP$$

三羧酸循环是各种有机物进行最后氧化的过程,也是各类有机物相互转化的枢纽。除了丙酮酸外,脂肪酸和一些氨基酸也从细胞质基质进入线粒体,并进一步转化成乙酰 CoA

或三羧酸循环的其他中间体。只有经过三羧酸循环,有机物才能进行完全氧化,提供远比糖无氧酵解所能提供的能量大得多的能量,供生命活动的需要。

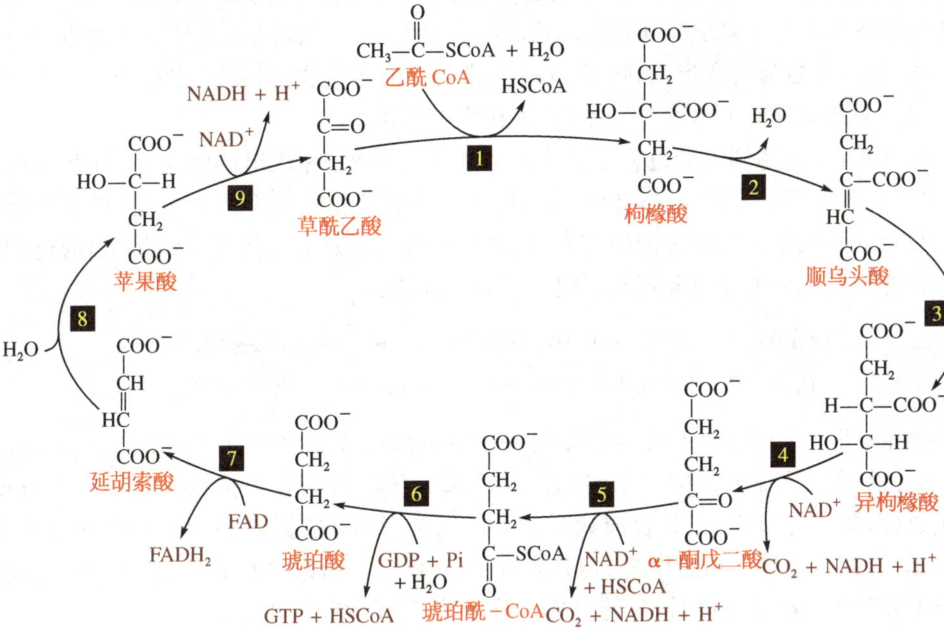

图 9-7 三羧酸循环示意图

四、线粒体的内膜上进行氧化磷酸化

电子传递(electron transport)和氧化磷酸化(oxidative phosphorylation)是线粒体能量转化的主要环节。在这个过程中,能量物质被彻底氧化成为了 CO_2 并脱去了若干对氢,NADH 和 $FADH_2$ 分子把它们从食物氧化得来的电子转移到氧分子,氧分子与氢原子反应最终形成水。高能电子沿着呼吸链(respiratory chain)传递的过程中释放出的能量绝大部分用于生成 ATP,少部分以热的形式释放。

(一) 呼吸链、ATP 酶复合体及 ATP 的合成

1. 呼吸链 三羧酸循环酶系存在于线粒体基质中,CoA 在线粒体基质中经过三羧酸循环最终被氧化为 CO_2,将能量传递给 NAD^+,使 NAD^+ 被还原为 $NADH+H^+$。NADH 的产生是呼吸链氧化还原反应的第 1 步,由它向呼吸链提供 1 对电子。电子通过呼吸链酶系传递下去,它们在内膜上有序地排列成相互关联的链状,故呼吸链又称为电子传递链。呼吸链酶系和氧化磷酸化作用定位于线粒体内膜上。

1 分子的葡萄糖经无氧氧化、丙酮酸脱氢和三羧酸循环,共产生了 6 分子的 CO_2 和 12 对 H。这些 H 必须进一步氧化生成水,整个有氧氧化过程才告结束。但 H 并不能与 O_2 直接结合,一般认为 H 须首先离解为 H^+ 和 e^-(高能电子),电子经过线粒体内膜上酶体系的逐级传递,最终使 $1/2O_2$ 成为 O^{2-},后者再与基质中的 2 个 H^+ 化合生成 H_2O。

1976 年,Hatefi 等用温和去垢剂可将呼吸链所有成分分离并纯化为 4 个独立的复合体,即复合体 Ⅰ 由 NADH-CoQ 氧化还原酶及辅基 FMN、FeS 等组成;复合体 Ⅱ 由琥珀酸-

CoQ 氧化还原酶及辅基 FAD、FeS 等组成;复合体Ⅲ由 CoQH$_2$-细胞色素 c 氧化还原酶及辅基血红素 b、FeS、血红素 c1 等组成;复合体Ⅳ由细胞色素 c 氧化酶及辅基血红素 a、Cu、血红素 a$_3$。催化细胞的氧化还原反应中的酶常常利用辅酶作为电子供体或受体,具有这种作用的辅酶是 NAD$^+$、NADP$^+$、FAD 和 FMN。4 种复合物又都是由几种不同的蛋白组成的多蛋白复合体,多数为内在蛋白,除了 CoQ 是脂溶性的蛋白质,可在脂质双分子层中从膜的一侧向另一侧移动;Cyt c 是膜外周蛋白,可在膜表面移动。

电子从 NADH 传递到氧的过程是一个释放能量的过程,释放出的能量是 ADP 磷酸化生成 ATP 的能量来源。实验证实,电子传递链各组分有严格排列顺序和方向,根据对呼吸链中不同复合物间氧化还原电位的研究发现,电子按氧化还原电位从低向高传递,通过测定呼吸链中各组分的氧还电位可确定呼吸链的排列顺序为:

$$NADH \to FMN \to CoA \to b \to c1 \to c \to aa_3 \to O_2$$
$$-0.3 \ -0.32 \ +0.1 \ +0.07 \ +0.22 \ +0.25 \ +0.29 \ +0.82$$

复合物Ⅰ、Ⅲ、Ⅳ每传递 1 对电子释放的自由能都足够合成 1 分子 ATP。因此,将复合物Ⅰ、Ⅲ、Ⅳ看成是呼吸链中电子传递与氧化磷酸化偶联的 3 个位点。如果以 FADH$_2$ 作为电子供体,则只有 2 个 ATP 合成偶联位点。因为 FADH$_2$ 提供的电子是经复合物Ⅱ、Ⅲ和Ⅳ传递的,而复合物Ⅱ不能作为 ATP 合成的偶联位点,所以只有 2 个偶联位点,这就意味着由 FADH$_2$ 作为电子供体时,只能合成 2 分子的 ATP(图 9-8)。

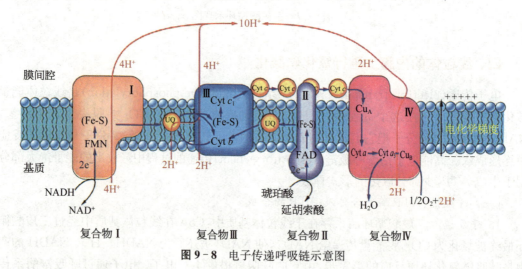

图 9-8 电子传递呼吸链示意图

电子传递呼吸链的功能是参与氧化还原作用,由于这些复合物在线粒体内膜中不停地移动,所以它们没有稳定的结构。

2. ATP 酶复合体 位于线粒体内膜上的基粒的本质是 ATP 合酶,亦称 F_1-F_0 偶联因子。基粒在结构上可分为 3 部分:头部、柄部和膜部。在 ATP 合成过程中,F_1 小球(头部)、OSCP(柄部)和 F_0 因子(膜部)共同配合发挥作用。头部与柄部相连凸出在内膜表面,柄部则与嵌入内膜的基片相连。进一步研究表明,基粒是将呼吸链电子传递过程中释放的能量用于使 ADP 磷酸化生成 ATP 的关键装置,是由多种多肽构成的复合体称为 ATP 合酶(ATP synthase)(图 9-9)。

(1) 头部(head section)：又称偶联因子 F_1，是由 α、β、γ、ε、δ 5 种亚基组成的多亚基复合体(α3 β3 γ ε δ)，分子量 360 000。纯化的 F_1 可催化 ATP 水解，但其自然状态下（通过柄部与基片相连）的功能是合成 ATP。α、β、δ 3 种亚基较大，α、β 可能是表现活性的主要部分；δ 则与基片膜蛋白相结合，作为偶联因子 F_0 与 F_1 相偶联的门户；γ、ε 亚基较小，也与 F_0 相连。F_1 因子可被 F_1 抑制蛋白(F_1 inhibitory protein)结合从而抑制 ATP 的合成。5 种亚单位有一定的排列次序，如果彼此分开，都没有酶活性，α 和 β 亚单位结合可以表现出 ATP 酶活性，能催化 ATP 合成。

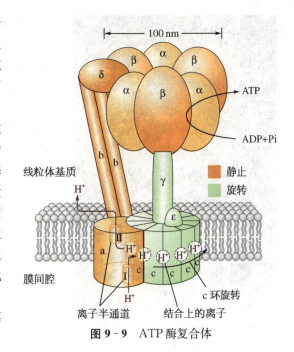

图 9-9 ATP 酶复合体

(2) 柄部(stalk section)：这是一种对寡霉素敏感的蛋白质(OSCP)，分子量 18 000。OSCP 能与寡霉素特异结合并使寡霉素的解偶联作用得以发挥，从而抑制 ATP 合成。

(3) 基片(base section)：又称偶联因子 F_0，是由至少 4 种多肽组成的疏水蛋白，分子量 70 000。其亚基类型与组成在不同物种中差别很大。F_0 镶嵌于内膜的脂质双分子层中，不仅起连接 F_1 与内膜的作用，而且还是质子(H^+)流向 F_1 的穿膜通道。

3. ATP 的合成　ADP 和 Pi 在 F_0F_1 ATP 合酶的催化下合成 ATP，可是 F_1 因子究竟如何利用 H^+ 的电化学梯度势能使 ADP 和无机磷酸间建立共价键形成 ATP，这仍是一个谜。Boyer(1989)提出了结合变构机制(binding-change mechanism)来解释 F_1 因子在 ATP 合成中的作用过程(图 9-10)，并因此于 1997 年获得诺贝尔化学奖(图 9-11)。他认为当质子穿过 F_1 因子的活性部位时可引起 F_1 颗粒的构象变化，导致底物(ADP 和 Pi)同活性部位的紧密结合和产物(ATP)的释放。在此模型中，ADP 和 Pi 合成 ATP 的反应不需要能量，而 F_1 构象变化时要依赖能量供应，所需的能量一方面是用来使 ATP 同活性部位的结合由紧密状态变为疏松状态，便于释放 ATP；另一方面使 ADP 和 Pi 同活性部位的结合由疏松变为紧密以利于 ADP 同 Pi 发生反应合成 ATP。有证据表明，在 ATP 合成过程中，ATP 合酶确实发生构象变化。

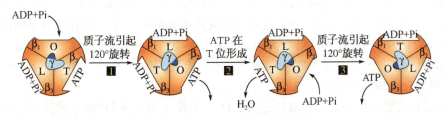

图 9-10　F_0F_1 ATP 合酶变构机制

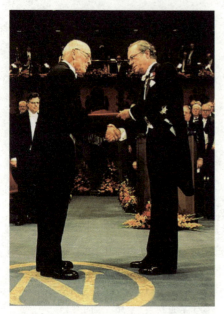

图9-11 Paul D. Boyer(左)在诺贝尔奖颁奖现场

氧化磷酸化所需的 ADP 和 Pi 是由细胞质输入到线粒体基质中的,而合成 ATP 则要输出线粒体外,可是线粒体内膜具有高度不透性。因此,这些物质进出线粒体需要依靠专门的结构。线粒体内膜上有一些专一性转运蛋白与这些物质进出线粒体有关。例如,其中一种腺苷酸转移酶能利用内膜内外 H^+ 梯度差把 ADP 和 Pi 运进线粒体基质,而把 ATP 输往线粒体外。

(二) 氧化磷酸化偶联

经糖酵解和三羧酸循环产生的 NADH 和 $FADH_2$ 是两种还原性的电子载体,它们所携带的电子经线粒体内膜上的呼吸链逐级定向传递给 O_2,本身则被氧化。电子传递过程中释放的能量被 F_1F_0 ATP 酶复合体用来催化 ADP 磷酸化而合成 ATP,这就是氧化磷酸化作用。

在正常情况下,氧化水平总是和磷酸化水平密切偶联的,没有磷酸化就不能进行电子传递。对相邻电子载体的氧化还原电位的测定表明,呼吸链中有 3 个主要的能量释放部位,即 NADH→FMN,Cyt b→Cyt c,Cyt a→O_2。这 3 个部位释放的能量依次为 50 800 J、41 000 J 和 99 500 J,每个部位氧化还原所释放的能量都足以使 1 分子 ADP 磷酸化生成 1 分子 ATP。载氢体 NADH 和 $FADH_2$ 进入呼吸链的部位不同,所释放的自由能也有差异。1 分子 NADH+H^+ 经过电子传递,释放的能量可以形成 2.5 分子 ATP;而 1 分子 $FADH_2$ 所释放的能量则能够形成 1.5 分子 ATP。

综上所述,葡萄糖完全氧化所释放的能量主要通过两条途径形成 ATP:①底物水平磷酸化生成 4 分子 ATP(其中在糖酵解和三羧酸循环中分别生成 2 分子 ATP);②氧化磷酸化生成 28 个 ATP 分子。在葡萄糖的氧化过程中,一共产生 12 对 H,其中的 10 对以 NAD^+ 为载氢体,经过氧化磷酸化生成 25 个 ATP 分子。2 对以 FAD 为载氢体进入电子传递链,经氧化磷酸化作用生成 3 个 ATP 分子。因此,1 分子葡萄糖完全氧化共可生成 32 分子 ATP,其中仅有 2 分子 ATP 是在线粒体外通过糖酵解形成的。葡萄糖有氧氧化的产能效率大大高出无氧酵解的能量利用效率。

磷酸化是如何与电子传递链相偶联的呢?1961 年,由英国人 Mitchell 提出的化学渗透偶联假说(chemiosmotic coupling hypothesis)目前被广泛接受(Mitchell 因提出该假说而获得了 1978 年的诺贝尔化学奖)。该假说认为氧化磷酸化偶联的基本原理是电子传递中的自由能差造成 H^+ 穿膜传递,暂时转变为横跨线粒体内膜的电化学质子梯度(electrochemical proton gradient)。然后,质子顺梯度回流并释放出能量,驱动结合在内膜上的 ATP 合酶,催化 ADP 磷酸化合成 ATP(图 9-12)。

这一过程可综合如下:①NADH 或 $FADH_2$ 提供 1 对电子,经电子传递链,最后为 O_2 所接受;②电子传递链同时起 H^+ 泵的作用,在传递电子的过程中伴随着 H^+ 从线粒体基质到膜间腔的转移;③线粒体内膜对 H^+ 和 OH^- 具有不可透性,所以随着电子传递过程的进

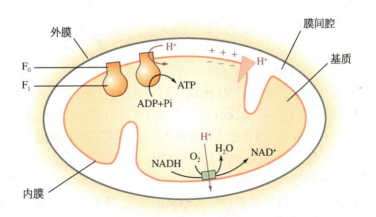

图 9-12 电化学质子梯度产生示意图

行,H$^+$在膜间腔中积累,造成了内膜两侧的质子浓度差,从而在内膜的两侧形成了电化学质子梯度(electrochemical proton gradient),也称为质子动力势(proton motive force);④膜间腔中的 H$^+$ 有顺浓度返回基质的倾向,能借助势能通过 ATP 酶复合体 F$_0$ 上的质子通道渗透到线粒体基质中,所释放的自由能驱动 F$_0$F$_1$ATP 合酶合成 ATP(图 9-13),F$_1$-F$_0$ 复合物需要 2 个质子合成 1 个 ATP 分子。

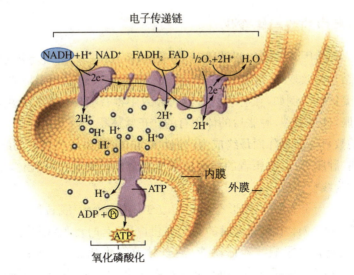

图 9-13 氧化磷酸化偶联的化学渗透学说

化学渗透假说有两个特点:一是需要定向的化学反应;二是突出了膜的结构。该学说可以解释氧化磷酸化过程中的许多特性,也得到了很多实验结果的支持。但是也仍存在一些难以用化学渗透假说解释的实验结果。因此,还必须不断地修改和完善。相继又提出了一些新的理论,但都存在一定的问题。目前,争论的焦点问题集中在电化学质子梯度如何驱动 ATP 合酶复合体上。

第三节　细胞能量代谢与医学

线粒体有非常重要的生物医学意义,体现在两个方面:首先,每一个人类细胞中带有数百至数千个线粒体,每个线粒体中又含有若干个 mtDNA 分子;其次,线粒体是细胞的能量转换站,是动力工厂,它合成的 ATP 作为细胞的"能量货币"提供细胞生命活动所需要的能量来维持正常的生命。除了能量代谢功能外,线粒体的功能还包括生成活性氧自由基、调节细胞的氧化还原电势和信号转导、调控细胞凋亡和某些基因的表达等多种极为重要的生理功能。线粒体提供细胞内氧自由基来调节细胞质的氧化-还原状态与细胞的许多生命活动有关。因此,维持线粒体的结构与功能的正常,对于细胞的生命活动至关重要。基于线粒体在细胞凋亡中的关键性作用,线粒体又被称为"细胞生存和死亡之马达"。显然线粒体合成 ATP 的功能障碍将会导致相关多组织、多器官和多系统机体功能障碍。目前,对线粒体的研究已深入生物的发育、代谢、衰老、疾病、肿瘤及进化、遗传等众多重要领域,成为当前生命科学和分子医学中最活跃的新前沿之一。

在特定条件下线粒体与疾病的发生有着密切的关系:一方面是疾病状态下线粒体作为细胞病变的一部分,是疾病在细胞水平上的一种表现形式;另一方面线粒体作为疾病发生的主要动因,是疾病发生的关键,主要表现为 mtDNA 突变导致细胞结构和功能异常。

一、疾病过程中的线粒体变化

线粒体对外界环境因素的变化很敏感,一些疾病,甚至一些外界环境因素的影响可直接造成线粒体形态结构的改变,故线粒体是细胞病变、损伤时最敏感的指标之一,是分子细胞病理学检查的重要依据。例如,在有害物质渗入导致中毒、病毒入侵导致感染等情况下,线粒体亦可发生肿胀,甚至破裂,肿胀后的体积有的比正常体积大好几倍。如人体细胞癌变过程中,线粒体嵴的数目逐渐下降而最终成为液泡状线粒体;缺血性损伤时的线粒体也会出现结构变异,如凝集、肿胀等;有些患者的病变组织中有时也可见几个线粒体融合成一个大的线粒体的现象,称为线粒体球。

周围环境改变所导致的线粒体形态结构的改变往往会致使线粒体功能的异常。一些细胞病变时,可看到线粒体中累积大量的脂肪或蛋白质,有时可见线粒体基质颗粒大量增加。这些物质的充塞往往影响线粒体功能,甚至导致细胞死亡,如线粒体在微波照射下会发生亚微结构的变化,从而导致功能上的改变;氰化物、CO 等物质可阻断呼吸链上的电子传递,造成生物氧化中断、细胞死亡;随着年龄的增长,线粒体的氧化磷酸化能力下降等。

线粒体作为细胞氧化供能的中心,形态结构和功能发生异常时,使代谢反应出现紊乱,导致疾病发生。临床上常见的甲状腺功能亢进症就是因患者甲状腺组织产生的甲状腺素增多使代谢率升高所致。目前认为,甲状腺素能活化细胞膜的 Na^+,K^+-ATP 酶,使 ATP 分解为 ADP 和 Pi 的速度增快,由于 ADP 进入线粒体的数量增加,氧化磷酸化偶联作用加强,底物氧化增快,结果耗氧量及产热皆被提高。

二、线粒体疾病

线粒体含有多拷贝自身独特的环状 DNA,但其 DNA 未和组蛋白等结合的,是裸露的,易发生突变且很少能修复;同时线粒体功能的完善还依赖于细胞核和细胞质的协调。当突变线粒体 DNA 进行异常复制时,机体的免疫系统并不能对此予以识别和阻止,于是细胞为了将突变的线粒体迅速分散到子细胞中去,即以加快分裂的方式对抗这种状态,以减轻对细胞的损害,但持续的损害将最终导致疾病的发生。

线粒体疾病(mitochondrial disorders)是指病变发生在细胞的线粒体内,是线粒体基因组(mtDNA)和(或)核基因组(nDNA)编码线粒体蛋白的基因变异导致线粒体结构和氧化磷酸化功能损伤而引起的疾病。线粒体疾病主要影响神经、肌肉系统,所以有时也统称为线粒体脑肌病(mitochondrial encephalomyopathy)。但不同的疾病、同一疾病不同的个体都有不同的临床表现。Leber 遗传性视神经萎缩症(LHON)主要以盲(男性)、共济失调、脑肌病、心电图异常、视网膜微血管病为临床症状。MERRF 综合征(myoclolus epilepcy with ragged red fiblers),即肌阵挛性癫痫伴碎红纤维病的临床症状为肌阵挛、癫痫、共济失调及肌无力、耳聋、痴呆。发病年龄为童年后期至青春期。

线粒体病通常表现为 ATP 能量减少、活性氧自由基增多和乳酸中毒等造成细胞损伤或细胞凋亡等。线粒体疾病可发生在身体某一部位或多个部位,形成多系统疾病,患者常有两种或更多病症的综合表现,形成综合征。临床症状十分复杂多样,存在明显个体差异,这与线粒体遗传的异质性和在体内的特定分布有关。线粒体疾病独特的临床表型多为肌无力、运动不耐受、听力伤失、共济失调、症状突发(脑卒中)、学习障碍、白内障、心力衰竭、糖尿病和生长缓慢等。但如果一患者兼有 3 种以上的上述病症或累及多器官和多系统,很可能就是线粒体病。但由于它没有标志性诊断标准,尚需在临床上作出进一步测试和确诊。

根据流行病学调查,线粒体疾病是代谢病中最常见的疾病之一,本病的流行率和病死率都很高(流行率达 1/8 500)。

目前,线粒体疾病治疗的基本内容包括:补充疗法、选择疗法和基因疗法。所谓补充疗法是给患者添加呼吸链所需的辅酶,目前运用较广泛的是辅酶 Q。其在卡恩斯-塞尔综合征(KSS)、心肌病及其他呼吸链复合物缺陷的线粒体病的治疗中都有一定作用;同时在对缓解与衰老有关的氧化/抗氧化平衡异常也发挥了功效。另外,辅酶 Q(ubiquinone)、L-卡尼汀(肉胆碱)、抗坏血酸(维生素 C)、2-甲基萘茶醌(维生素 K_3)和二氯乙酰酸也能暂时缓解部分线粒体病的症状。所谓选择疗法是选用一些能促进细胞排斥突变线粒体的药物对患者进行治疗以增加异质体细胞中正常线粒体的比例,从而将细胞的氧化磷酸化水平升高至阈值以上。一种可能的药物是氯霉素,作为 ATP 合成酶的抑制剂,连续低剂量使用此药能促进对缺陷线粒体的排斥。所谓基因治疗是尝试将正常的线粒体基因转入患者体内以替代缺陷 mtDNA 发挥作用。现在认为有 3 种基因治疗方法可行,即胞质 mtDNA 表达法、线粒体转染法和异质性细胞正选择法。

尽管 mtDNA 的发现已经 40 余年,线粒体疾病的概念也早于 1962 年就已提出,但它在人类病理学方面的重要性在近些年的研究中才变得越来越明显,mtDNA 突变与疾病的报道也在不断增加,因而先后提出了线粒体遗传学(mitochondrial genetics)和线粒体医学(mitochondrial medicine)等新概念及新学科,用以开展以下几方面的应用及研究:一是对人类寻根或人类起源的研究;二是对衰老和肿瘤的研究;三是对心、神经肌肉疾病的关系研究,从而探讨线粒体与人类进化、疾病和衰老的关系,并指导临床上对疾病的诊治。

三、mtDNA 用于人种起源研究

近年来,研究人体细胞的线粒体 DNA(mtDNA)多态性分析的结果表明,尽管人种间在体型、肤色方面有很大的不同,而从不同人种所采集的样本分析,显示全人类的 mtDNA 的差异却非常之小,故 mtDNA 分析,在人类学人群谱系发生和迁移流动研究、生物学考古研究及法医学检验方面,具有重要应用价值。

(1) 利用 mtDNA 进行个体身份鉴定的优越性在于:①应用 DNA 体外扩增技术,只需提取出少量 mtDNA。②mtDNA 易变异,具有高度的个体差异性,排除率高。这是 mtDNA 作为检测对象比核 DNA 作为检测对象的优点之一。③人体细胞大多只有 1 个细胞核,但具有 10~1 000 个线粒体,多数线粒体内有多拷贝的 mtDNA。因此,mtDNA 比核 DNA 具有更高的检出率。尤其是毛发、指甲等富含角化细胞的检材,细胞核发生明显转移,检测不到核染色体 DNA,但细胞质中线粒体仍然存在,可检测到 mtDNA。④核 DNA 易降解,闭环结构的 mtDNA 抵抗降解能力较强。因此,可以进行陈旧、腐败检材的分析,如腐(古)尸身份识别鉴定,灾难事件的遇难者身份识别等。⑤与细胞核染色体 DNA 不同,mtDNA 是裸露的,因此提取方便,可应用 mtDNA 多态性分析进行个体识别,这也是 mtDNA 分析的最大优点。

(2) 同胞间亲缘关系鉴定:最可取的办法是对所涉及的父母进行直接 DNA 亲子鉴定;但当涉及的父母不愿或不能参加(如已去世)时,可利用 mtDNA 进行分析鉴定。利用 mtDNA 进行亲子鉴定主要基于 mtDNA 是母系遗传。目前普遍认为,在没有突变的情况下,母系直系亲属间 mtDNA 序列完全一致,适用于单亲的亲子鉴定、身源鉴定及同一认定,尤其是对那些只有母系亲属案例的亲缘关系鉴定。已有的实验数据表明,4 代之内所有母系亲属的 mtDNA 序列相同,可以进行母系鉴定、身源鉴定。

(夏米西努尔·伊力克)

第十章 细胞信号转导

生命体是一个完整的自然的信息处理系统。无论是最简单的单细胞生物还是高等的复杂如人类的生物都具备接受信号、处理信号并做出相应反应的能力。单细胞生物可以对营养、伤害等刺激进行反馈调节以适应环境的变化。对于多细胞的高等生物而言,这个过程就复杂得多。例如,短跑运动员在接收到发令枪响这一信号后,可以做出迅速启动这样的快速反应,这个过程需要神经系统接受发令枪声的信号,同时神经细胞将信号传递给肌肉细胞产生机体的运动。又如人体的发育过程中性腺激素是一种重要的信号,肌肉组织、骨骼、生殖系统等接收到信号后会产生诸如性别特征的维持等速度慢、时程长的效应。对于体内外各种信号的刺激,生物体的正确反应除了直接接收信号的细胞外,还有赖于细胞间的通信和信号转导,以协调不同细胞的行为。

第一节 细胞信号转导概述

生物体对体内外信号的反应在细胞水平就是细胞与体内外环境及细胞之间电信号、化学信号等的传递、识别及应答。众多研究表明,从低等的海绵到高等的人类,所有多细胞生物的体内都存在着细胞间的通信以协调身体各部分细胞的活动,细胞进一步通过胞内信号转导系统对通信做出应答并产生相应的效应。

一、细胞通信

细胞之间的通信方式多种多样(图10-1),从通信距离的远近来看可以区分为远距离的内分泌方式,即内分泌细胞分泌的激素随血液循环运输至全身,作用于靶细胞;近距离的旁分泌、自分泌方式,即细胞分泌的信号分子通过扩散作用于邻近的细胞或者细胞自身,这其中还包括神经信号的传递模式,即神经递质由突触前膜释放,经突触间隙扩散到突触后膜,使信号进行跨细胞的传递;细胞之间的直接接触通信方式,细胞通过其表面信号分子与另一细胞表面的受体直接相互作用而产生细胞应答的过程,这种接触依赖性通信在胚胎早期发育过程中尤为重要;细胞间直接相连的间隙连接通信方式,允许小分子物质如Ca^{2+}、cAMP等通过,使以间隙通道相连的细胞实现代谢偶联或者电信号偶联,对外界信号进行快速的同步反应。

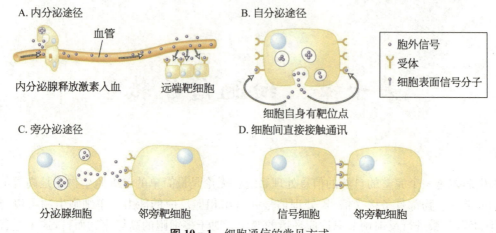

图 10-1 细胞通信的常见方式

二、细胞信号转导系统的基本组成

细胞之间复杂的通信方式是如何实现并且能够使细胞在这些纷繁复杂的信号中找到自己需要的信号并做出正确的应答呢？细胞有一套完整的信号转导系统，负责信号的接受、筛选、放大及响应，这种通过信号分子而实现对细胞的调节及其作用机制称为细胞信号转导（signal transduction）。细胞间的信号转导包括以下几个方面：①胞外信号分子，包括激素、神经递质、细胞因子、光子等，通常也称为信号转导途径中的第一信使（first messenger）。这些信号分子部分能够直接进入细胞与相应的胞内受体结合而发挥作用，而大多数信号分子本身并不进入细胞，需要通过细胞表面的受体及相关分子将信号传入。②细胞表面及细胞内部能够接受胞外信号分子的受体，一般能够与相应的信号分子特异地结合从而实现对信号的定向转导。③受体将信号分子所携带的信号传递到细胞内，其中部分受体在进行细胞信号的跨膜传递过程中产生的小分子的胞内信号分子，如 cAMP、cGMP、Ca^{2+} 等，常被称为信号转导途径中的第二信使（second messenger）。④胞内的信号转导途径。胞内信号分子通过进一步传递或信号的级联放大，最终作用于胞内的效应分子或进入细胞核启动基因转录，导致细胞的各种复杂的生物学效应。

近年来研究表明，细胞的信号传递系统是多通路、多层次和高度复杂的网络结构，细胞处在一个充满各种信号的环境中，这些信号分别或协同启动各种信号传递途径，使细胞做出合理的应答反应。因此，细胞信号转导的整合和网络研究是必然的趋势。例如，G 蛋白的发现者诺贝尔生理学或医学奖得主 Gilman 领导的联合研究团队，以"G 蛋白介导和与其相关的细胞信号转导系统"为研究对象，探讨这种"系统"里所有涉及 G 蛋白的蛋白质，还有这些蛋白质间的所有相互作用关系和信号通路，从整体上解析相关信号网络的构成及传递模式，建立相关的模型及数据库，并为世界科学家所共享。

第二节 胞 外 信 号

生物细胞所接受的信号多种多样，这些信号可以是物理信号（光、热、电等），也可以是化学信号。细胞间的通信中最广泛的信号是化学信号。因此,本章所讨论的胞外信号分子主要是化学信号分子。从化学结构来看,它们主要包括肽类分子、氨基酸、脂类、胆固醇衍生物、气体分子(NO、CO)等。它们的共同特点是:①特异性,只与特定的受体结合;②高效性,几个分子就可产生明显的生物学效应,这一特性有赖于细胞内的信号放大系统;③可被灭活,完成信息传递后可被降解或修饰而失去活性,保证信息传递的完整性及细胞免于疲劳。根据以上这些胞外信号的产生和作用方式,将其分为内分泌激素、神经递质、细胞因子、气体分子等4类。

一、内分泌激素

内分泌系统将来自环境的信号传达到生物体内的各种器官和细胞,在整体上起着综合调节生物体功能的作用。它产生的化学信号是激素,内分泌系统的细胞产生的激素释放到血液中,经过血流的运送到达靶细胞而发挥特别的作用。这样的传递方式叫内分泌作用,一般具有低浓度、全身性和长时效等特点。

二、神经递质

神经递质由神经元产生,产生后被移送至神经末梢突触部位或神经肌肉接头部位,并在突触的终端释放出来,将信号传递给靶细胞。这种方式有作用时间短、作用距离短和局部神经递质浓度高等特点。

三、细胞因子

细胞因子是多种细胞所分泌的能调节细胞生长分化、免疫功能、参与炎症发生和创伤愈合等小分子多肽的统称,绝大多数为分子量<25 000的糖蛋白,在生理状态下,细胞因子主要通过细胞外液的介导而作用于其产生细胞的邻近细胞。当这些物质作用于异种细胞时,称为旁分泌作用;作用于同种细胞时,称为自分泌作用。

四、气体分子

气体分子作为细胞间的化学信号分子的相关研究报道不多,主要是一氧化氮(nitric oxide,NO)和一氧化碳(carbon monoxide,CO),它们都具有直接跨膜、局部作用的特点。血管内皮细胞生成的NO跨细胞膜扩散至相邻的平滑肌细胞,催化合成cGMP,cGMP触发肌肉松弛、血管舒张的反应。

第三节 受 体

受体(receptor)是一种蛋白质,或存在于细胞膜上,或存在于细胞核内。它能接受外界的信号并将这一信号转化为细胞内的一系列生物化学反应,而对细胞的结构或功能产生影响。因此,受体是细胞或生物体对外界刺激产生特异性反应的基本因素之一。

受体概念的提出可追溯至19世纪末,Langley、Dale等科学家曾提出了一些特异性生理性反应的形成是通过一类称为受体类物质(receptive substance)来实现的。之后的数十年研究不仅证明了受体类物质的存在,而且证实了这类物质是蛋白质,并统称为受体。20世纪80年代以来,由于分子生物学理论的确立与技术的应用,使人们能够从基因的角度去认识受体在结构上的复杂性及在功能上的特异性。在传统生理学或药理学意义上所谓的某一种受体,在基因水平上(或者在受体蛋白的一级结构上)却有多种不同的类型,而这种不同的分子类型与过去我们难以理解的受体复杂功能是密切相关的。随着研究的不断深入,受体的基因生物学向人们揭示受体作用的精细机制。受体的作用不外乎两个方面,即识别外来信号和激起继发效应,这是两个互相衔接的过程。受体作用的性质基本属于构象的变化。当外界的化学信号与相应的受体结合时,受体被激活,引起受体蛋白构象变化,使无活性的效应部变为有活性的过程称为受体被激活。根据靶细胞上受体存在的部位,可将受体分为细胞膜受体和细胞内受体。

一、受体的特性

受体一般具有以下特性:①特异性,信号分子与受体之间通过分子之间的立体构象互补契合,引起受体或配体本身的构象变化,从而发动细胞内一系列功能转换。这就是说,这种锁-钥匙关系是一种会诱导改变分子构象以互相适应的动态关系。这种结合具有一定的专一性,但这种特异性并非绝对严格。某种化学信号可以与一种以上的受体结合,从而使细胞产生不同的效应,如肾上腺素,它既能与α受体结合,又可以与β受体结合。因此,肾上腺素对细胞起什么作用,决定于对哪一种受体起作用。②可饱和性,受体的饱和性即有限的结合能力。一个细胞或一定量组织内受体数目是有限的,各种细胞中各类受体的浓度相对恒定。曾有人计算过,细胞膜中的胰岛素受体的含量,每平方微米平均约有10个分子。因此,受体与配体的结合有一个饱和度。③高亲和力,受体与配体的结合能力,称为受体亲和力。受体对其配体的亲和力很强,作用迅速敏感。当溶液中只有相对低浓度配体时,就能使靶细胞膜上的受体与配体结合达到饱和。亲和力越大,受体就越容易被占据。能占据受体引起生物学效应的配体浓度范围,相当于体内配体的生理浓度。亲和力的大小常用配体-受体复合物的解离常数值表示,高亲和力的作用浓度通常$<10^{-6}$ mol/L。所以,受体与配体的结合具有高亲和力和低容量的特征。④可逆性,由于受体与配体分子是以非共价键结合的,与共价键相比,非共价键的强度比共价键弱得多,这就决定了分子间识别反应往往是可逆的。当结合引发出生物学效应后,受体-配体复合物就解离,受体可恢复到原来状态,能再与配体结合。

二、膜受体的结构和类型

(一) 膜受体的化学成分和结构

膜受体的化学成分多为糖蛋白,也有糖脂和糖脂蛋白(为糖脂和糖蛋白的复合物),它们占总蛋白量的1%~2%,故含量极微。膜受体糖蛋白为跨膜蛋白质,其多肽链可只1次穿过膜,也可多次穿过膜。跨膜段一般由20多个氨基酸残基构成,以疏水氨基酸为主。因此,它们一般可分为3个结构域(domain),即细胞外域(亲水部分);1个或多个跨膜域(疏水部分)和细胞内域(亲水部分)。若由1条多肽链组成的受体,称为单体型受体,若由2条以上多肽链组成的,称为复合型受体。属于前者的,如大多数生长因子受体、细胞因子受体,低密度脂蛋白受体等,它们的肽链N端伸向细胞外,C端伸向细胞内。属于后者的有胰岛素受体、N-

乙酰胆碱受体等。如 N-乙酰胆碱受体是由 4 种 5 个亚单位（α_2、β、γ、δ）组成的 5 聚体蛋白，每个亚单位的肽链都有 4 个由 20～30 个氨基酸组成的 α 螺旋结构的跨膜域。

不同的受体有不同的结构。一般认为一个完整的膜受体应包括 3 个部分：①识别部（discriminator）或调节亚单位，是受体蛋白向着细胞外的部分，多是糖蛋白带有糖链的部分。伸展至膜外面的糖链是多种多样的，使它能分别识别不同的化学信号。狭义的受体即指识别部而言。②效应部（effector）或催化亚单位，是受体向着细胞质的部分，一般具有酶的活性。在受体未接受化学信号前，该部分是无活性的，只有在受体与化学信号结合以后，才被激活而有活性，从而引起一系列变化，产生相应的生物学效应。③转换部（transducer）或传导部（inducer）是受体与效应部之间的偶联成分。它将识别部所接受的信息经过转换传给效应部。膜受体的 3 部分可以是不同的蛋白质分子，直接或间接地结合成一个复合体，也可以是同一蛋白质的不同亚单位。

目前认为，受体与效应部（酶）大多是分开的两种分子，独立存在于膜中。但这两种分子明显地保持着密切的功能联系。实际上，可以把它们看做是可分可合的功能复合体，在受体和化学信号结合后，通过在膜内侧向移动，暂时结合在一起。

（二）膜受体的类型

细胞信号转导研究中常见膜受体主要包括 G 蛋白偶联的受体、生长因子类受体、配体闸门通道、转化生长因子（TGF-β）受体、Wnt 受体、Notch 受体等。本章节述及的膜受体主要是以下 3 类：①生长因子类受体，这类受体存在于细胞膜上。受体本身具有酪氨酸激酶或者丝氨酸/苏氨酸激酶的活性，能直接催化底物的磷酸化。②某些神经递质的受体，它们也存在于细胞膜上，其本身是一种或几种离子的离子通道。配体与这类受体结合后，改变了受体的空间构象，使离子通道开放或关闭，控制着离子进出细胞。③G 蛋白偶联的受体，是神经递质、激素、肽类和胺类配体的受体。

1. 酪氨酸激酶偶联受体　细胞内的酪氨酸激酶有两种主要类型：一种存在于细胞质中，往往受第二信使的调控，使底物蛋白磷酸化；另一种就是位于细胞膜上起受体作用的酪氨酸激酶，也称为受体酪氨酸蛋白激酶（receptor tyrosine kinase, RTK）。这种酶蛋白形成跨膜结构：朝向细胞外的部分称为配体结合区，起受体的作用，与相应的配体结合；越膜区由疏水氨基酸组成；朝向细胞质一侧的部分称为激酶活性区，具有酪氨酸激酶的活性。当配体与配体结合区结合后，通过受体的二聚化，使位于细胞质部分的激酶活性区的酪氨酸残基发生自体磷酸化（autophosphorylation），从而形成被称为 1 个或数个 SH2 结合位点（SH2-binding site）的空间结构，可以与具有 SH2（Src homology 2）结构域的蛋白质（其本身是蛋白激酶、磷酸酶或磷酸酯酶）结合。激活后的蛋白质进一步催化细胞内的生物化学反应，从而把细胞外的信号转导到细胞内（图 10-2）。作为这一类受体的配体包括胰岛素、类胰岛素生长因子、血小板生长因子、集落刺激因子和表皮生长因子等。

2. 配体门控性离子通道　配体门控性离子通道（ligand-gated ion channel）常常由几个亚单位组成。而每个亚单位又带有 4 个疏水的越膜区域（transmembrane domain），分别称为 M1、M2、M3 和 M4，其羧基末端和氨基末端均朝向细胞外基质。最早被确认的这一类型的受体是 N 型乙酰胆碱受体，它由 α×2、β、δ 和 γ 等 5 个亚单位构成（图 10-3），5 个亚单位在细胞膜上共同构成 1 个通道。其中，每个亚单位的 M2 越膜区域的氨基酸组成与细胞内外离子的通过有关。

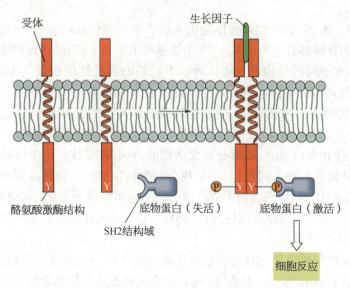

图 10-2 受体型酪氨酸激酶

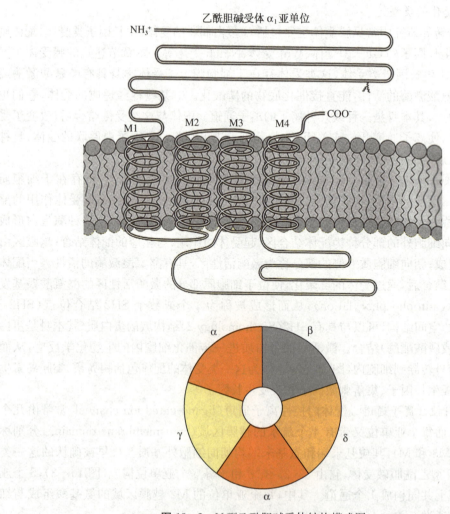

图 10-3 N型乙酰胆碱受体结构模式图

3. G 蛋白偶联受体　G 蛋白偶联受体(G protein-coupled receptor)所具有的共同结构特征是：①由 1 条多肽链组成，其中带有 7 个越膜疏水区域；②其氨基末端朝向细胞外，而羧基末端则朝向细胞内基质；③在氨基末端带有一些糖基化的位点，而在细胞内基质的第 3 个襻和羧基末端各有 1 个在蛋白激酶催化下发生磷酸化的位点(图 10 - 4)，这些位点与受体活性调控有关。在这类受体中，β-肾上腺素受体是最早被阐明具有以上结构特点的受体。当受体与相应的配体结合后，触发了受体蛋白的构象改变，后者再进一步调节 G 蛋白的活性而将配体的信号传递到细胞内。

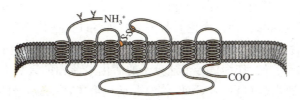

图 10 - 4　G 蛋白偶联受体的一般结构模式图

三、核受体的结构和特性

胞内受体位于细胞质内或细胞核内，其配体是疏水性小分子，如类固醇激素、甲状腺素等，可以自由扩散进入细胞，与细胞内游离的受体结合。这些受体实际上是一类转录因子，与配体结合的受体最终都要进入核内，通过构型变化进而增加与特异 DNA 序列的亲和力，最终引发特定基因的转录。因此，细胞内受体又称为核受体。

核受体家族的成员结构类似，其氨基酸序列大致可分为 A～F 共 6 个功能结构域，其 DNA 结合域(DNA binding domain)和配体结合域(ligand binding domain)是相对保守的区域，位于 N 端的转录激活域序列和长度的变异度较高。核受体与其他转录因子一样，通过 DNA 结合区与位于靶基因的启动子或增强子区域的特定的应答元件相结合，来行使转录调节功能。核受体家族的大多数成员以二聚体形式作用。

核受体大致可分为两类。一类是甾体激素受体，它们在未激活的条件下与一系列热休克蛋白(hsp90、hsp70 等)形成复合物，位于细胞质中。与配体——甾体激素结合后，受体构象改变，热休克蛋白解离，受体进入细胞核，形成二聚体并结合于特定 DNA 区域的应答元件，通过共活化子的作用激活靶基因的转录。另一类受体，甲状腺素受体、维 A 酸受体等则是一直处于位于核内、未结合配体的条件下，它们可通过共抑制子结合在 DNA 上来抑制转录，而结合配体后构象变化使得共抑制子解离，和共活化子结合，从而表现出转录活化功能。

第四节　细胞内信号传递关键分子及其特性

细胞的受体接收配体的信号后，胞内一系列的信号转导分子被依次激活，最终引起细胞的各种反应，如代谢活性的变化、基因表达的变化，或者是细胞形状的变化、细胞的运动等。为了实现细胞对外界复杂信号的正确反应，胞内的信号传递分子具有一些特殊的属性。有些分子接收到上游信号后可迅速被活化，传递信号后会被迅速灭活，能够起到"分子开关"

(molecular switch)的作用,有些分子能够对信号进行转换和放大。

一、G 蛋白

G 蛋白(G protein)的全称为鸟苷酸结合蛋白(guanine nucleotide-binding protein),一般是指任何可与鸟苷酸结合的蛋白质的总称。其主要特征是具有 GTP 酶活性,并且可以与 GTP 结合。G 蛋白一般分为两类,都能够参与信号转导并在细胞内广泛存在。一类是异三聚体 G 蛋白(heterotrimeric GTP binding protein),能够与膜受体偶联介导信号传导。另一类是小分子 G 蛋白,又称单体 G 蛋白(monomeric GTP-binding proteins),能够通过活化和非活化状态的改变参与信号传递。无论是异三聚体 G 蛋白,还是小分子 G 蛋白,其非活化状态下是与 GDP 结合的,在上游信号刺激下,GTP 替代 GDP 与 G 蛋白结合,使其处于活化状态,并将信号向下游转导。作为信号传递分子的活化 G 蛋白的灭活十分直接,其本身具有 GTP 酶活性,能够迅速水解 GTP 为 GDP,恢复非活化形式,完成信号的传递过程。因此,G 蛋白通过"结合 GDP-结合 GTP"之间转换实现分子开关的功能进行信号转导。

二、第二信使

细胞的胞外信号一般被称为第一信使,而第二信使是指受体被胞外信号激活后在细胞内产生的介导信号转导通路的活性物质。它们能够激活级联系统中酶的活性,以及非酶蛋白的活性,并由此进一步调节细胞内代谢系统的酶活性,控制细胞的生命活动,包括葡萄糖的摄取和利用、脂肪的储存和移动及细胞产物的分泌。目前发现的第二信使包括 cAMP、cGMP、三磷酸肌醇(inositol 1,4,5-triphosphate,IP_3)、二酰甘油(diacylglycerol,DAG)、Ca^{2+} 等。它们能够在第一信使的刺激下快速产生,然后被快速灭活,起到信号传递的作用。

cAMP 是最早确定的第二信使,它是细胞膜的腺苷酸环化酶作用 ATP 后的产物,在 1958 年被 Sutherland 发现。它的作用是激活依赖 cAMP 的蛋白质激酶(PKA)(图 10-5),与糖原的代谢有关。通常细胞内 cAMP 的浓度为 10^{-6} mol/L 以下。腺苷酸环化酶在胞外信号刺激下合成 cAMP,使其浓度增加数十倍,cAMP 激活 PKA 将信号传下去,这个过程也是信号放大的过程。完成信号传递功能后,cAMP 被 cAMP 磷酸二酯酶(phosphodiesterase,PDE)水解灭活,生成 $5'-AMP$,达到了信号转导一过性的效果。

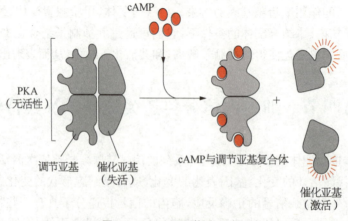

图 10-5 cAMP 激活 PKA

三、蛋白激酶

蛋白激酶(protein kinases)是一类催化蛋白质磷酸化反应的酶。它能把三磷酸腺苷(ATP)上的γ-磷酸转移到蛋白质分子特定的氨基酸残基上。蛋白激酶种类很多,根据其底物蛋白被磷酸化的氨基酸残基来区分的话,最常见的两类是蛋白质丝氨酸/苏氨酸激酶(serine/threonine kinases)和蛋白质酪氨酸激酶(tyrosine kinase),部分蛋白激酶同时兼具两种激酶的活性。这两类酶的蛋白质激酶结构域的大小为250～300个氨基酸残基,在进化上密切相关,并认为它们有共同的祖先。蛋白激酶通过磷酸化特定蛋白质分子中某些丝氨酸、苏氨酸或酪氨酸残基,改变蛋白质、酶的构象和活性,从而在细胞信号转导系统中起到传递信号或者产生生物学效应的作用。细胞内还有一类蛋白磷酸酶,磷酸酶是一种能够将对应底物去磷酸化的酶,即通过水解磷酸单酯将底物分子上的磷酸基团除去,产生与蛋白激酶相拮抗的作用,共同调节特定蛋白分子的功能及生物学效应。

第五节　G蛋白偶联受体信号转导途径

G蛋白偶联受体介导的信号转导是最典型的膜受体信号途径,它能被环境中的激素、神经递质、趋化因子和光线等各种因素激活并触发细胞内的一系列信号通路,最终引起细胞状态的改变。G蛋白偶联受体传递信号包括几个主要步骤:来自细胞膜外侧的配体与受体相结合引起后者的构象变化,激活受体;发生了构象变化的受体随即会进一步激活附着在其细胞膜内侧端的异三聚体G蛋白,表现为G蛋白上原先结合的GDP被替换为GTP;激活后的G蛋白会进一步激活其效应蛋白(effector protein),引发一系列的下游效应,其中所涉及的具体信号通路则取决于G蛋白的种类(图10-6)。

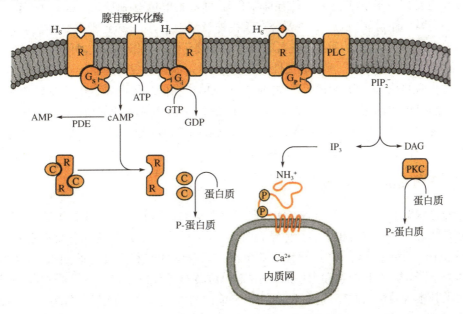

图10-6　受体、G蛋白、效应蛋白和细胞效应

一、G蛋白家族

在配体与受体结合后进而把细胞外信号转为细胞内信号时,G蛋白发挥了重要的作用。G蛋白包括与受体偶联的多亚基的G蛋白及其他一些低分子量的单一多肽的G蛋白,我们这里讨论的G蛋白是指信号转导途径中与受体偶联的鸟苷酸结合蛋白。G蛋白最早由Rodbell、Gilman等分离纯化,并予命名。他们也因此获得了1994年的诺贝尔生理学或医学奖(图10-7)。迄今,已发现了G蛋白家族中的若干成员,它们的共同特征是:①由α、β、γ等3个不同的亚单位构成的异聚体;②具有结合GTP或GDP的能力,并具有GTP酶(GTPase)的活性,能将与之结合的GTP分解形成GDP;③其本身的构象改变可进一步激活效应蛋白,使后者活化,实现了把细胞外的信号传递到细胞内的过程。

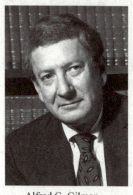
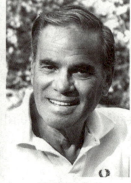

Alfred G. Gilman　　Martin Rodbell

图10-7 Martin Rodbell 和 Alfred G. Gilman 获1994年诺贝尔生理学或医学奖

在人体各组织中存在有多种多样的G蛋白,有些G蛋白的功能和作用方式已经阐明,有些则知之甚少。G蛋白大概可分为3类,即Gs家族、Gi家族和Gq家族。这一分类的基础是组成G蛋白的α亚单位的结构与活性,对效应蛋白起激活作用的α亚单位为αs亚单位,由此亚单位构成的G蛋白则为Gs蛋白;对效应蛋白起抑制作用的α亚单位为αi亚单位,由此亚单位构成的G蛋白则为Gi蛋白。

具有激活作用的α亚单位有αS1、αS2、αolf 3种,它们均有激活腺苷酸环化酶的作用,其中αolf主要存在于嗅细胞中。具有抑制作用的α亚单位有αi1~3、αo1~2和αt1~2、αgust及αz等9种,其中αt1~2主要分布于视神经细胞中,而αgust则主要存在于味觉上皮细胞膜表面,这类G蛋白的激活往往具有抑制腺苷酸环化酶的作用,但也可直接作用于离子通道或激活磷脂酶C及磷酸二酯酶的活性。目前对于Gq家族的成员的功能尚不完全清楚。

虽然普遍的观点认为,组成G蛋白的β、γ亚单位在信号传递过程中的重要性不及α亚单位,但越来越多的证据显示,β、γ亚单位不仅是G蛋白实现其功能所必不可少的,而且对于调节G蛋白的活性具有重要的意义。迄今,已从基因角度分离到β1、β2、β3、β4等4个亚型和γ1、γ2、γ3、γ4、γ5、γ7等6个不同的亚型。

二、G蛋白的作用机制

在静息状态下,G蛋白以异三聚体的形式存在与细胞膜上,并与GDP相结合,而与受体则呈分离状态。当配体与相应的受体结合时,触发了受体蛋白分子发生空间构象的改变,从而与G蛋白α亚单位相接触,这导致α亚单位与鸟苷酸的亲和力发生改变,表现为与GDP的亲和力下降,与GTP的亲和力增加,故α亚单位转而与GTP结合。α亚单位与GTP的结合诱发了其本身的构象改变,这一方面使α亚单位与β、γ亚单位相分离,另一方面促使与GTP结合的α亚单位从受体上分离成为游离的α亚单位;这是G蛋白的功能状态,能调节细胞内的效应蛋白的生物学活性,实现细胞内外的信号传递。当配体与受体结合的信号解除时,完成了信号传递作用的 α 亚单位同时具备了 GTP 酶的活性,能分解 GTP 释放磷酸根,生成 GDP,这诱导了 α 亚单位的构象改变,使之与 GDP 的亲和力增强,并与效应蛋白分离。最后,α 亚单位与 β、γ 亚单位结合,恢复到静息状态下的 G 蛋白(图 10-8)。

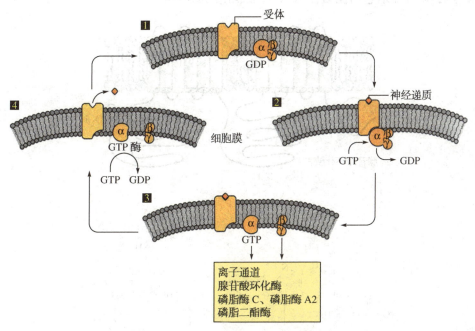

图 10-8　G 蛋白作用过程示意图

β 亚单位的浓度调节着 G 蛋白的作用强度,β 浓度越高,越趋向于形成静息状态的 G 蛋白异三聚体,因而 G 蛋白的作用越小;反之,浓度越低,越有利于 α 亚单位处于游离状态,因而 G 蛋白的作用也就越大。此外,一些研究也显示 β 和 γ 亚单位复合体也可以调节某些效应蛋白的活性。

被 G 蛋白结合的效应蛋白的种类取决于细胞的类型和 α 亚单位的类型,包括前述的离子通道、腺苷酸环化酶、磷脂酶 C、磷脂酶 A2 及磷酸二酯酶等。一般认为以离子通道为效应蛋白的配体-受体作用(或 G 蛋白的效应)快速而短暂,而以酶分子为效应蛋白的配体-受体作用(或 G 蛋白的效应)缓慢而持久。

三、腺苷酸环化酶与 cAMP 信号转导通路

激素、神经递质等第一信使与相应的膜受体结合后,可以激活 G 蛋白,并活化位于细胞膜上的 G 蛋白效应蛋白——腺苷酸环化酶(adenylate cyclase,AC),使 ATP 转化生成第二信使 cAMP。cAMP 可进一步分别引起相应底物的磷酸化级联反应、离子通道活化等效应参与调节细胞代谢、增殖、分化等不同生理过程。AC 是 cAMP 信号传递系统的关键酶。生物化学和分子生物学的研究显示 AC 可能具有多种不同的亚型,迄今已至少发现了 6 种 AC 的亚型,称为 AC Ⅰ～Ⅵ型。所有的这些酶都是膜结合型的,但不同亚型的酶受到不同的调控,它们在不同组织的分布也不一致。例如,AC Ⅰ型主要分布于脑组织中,而Ⅲ型则主要分

布于味觉上皮细胞中。AC 的氨基酸顺序显示,组成 AC 的多肽链具有 2 个大的疏水区,靠近氨基端的称为 M1,靠近羧基端的称为 M2。每个疏水区有都含有 6 个越膜区域,无论是氨基端,还是羧基端,它们均朝向细胞质一侧。还有 2 个较大的细胞质区域:一个位于 M1 与 M2 之间,称为 C1;另一个位于羧基端,称为 C2(图 10-9)。在不同亚型的 AC 中,C1、C2 是高度保守的,研究显示它们能结合 ATP 并表现出酶的活性。

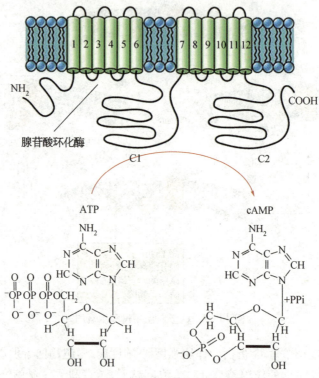

图 10-9 腺苷酸环化酶的分子结构

AC 催化 ATP 分解形成的 cAMP 作为第二信使在嗅觉上皮细胞可调控离子通道的通透性;而在绝大多数细胞,cAMP 再进一步特异地活化 cAMP 依赖性蛋白激酶 A(cAMP-dependent protein kinase A, PKA)来调节细胞的新陈代谢。一般而言,PKA 可使某些特殊的底物蛋白磷酸化,这种底物蛋白通常是 cAMP 反应元件结合蛋白(cAMP responsive element-binding protein, CREB)等基因表达的调节因子,激活后的 CREB 可结合相关基因的 CRE 区(序列为:TGACGTCA),在其他特异性转录因子的调控下,启动基因的表达,表达的蛋白质产物对细胞产生各种生物学效应(图 10-10)。在不同的组织中,依赖 cAMP 的蛋白激酶 A 的底物大不相同,cAMP 通过活化或抑制不同的酶系统,使细胞对外界不同的信号产生不同的反应。

对于不同亚型的 AC 来说,影响其活性的因素也不一样,对于 AC I 型来说,αS 是激活因素,而 βγ 复合体则是抑制因素。除了 G 蛋白的调节作用以外,细胞内的因子,如钙调素/Ca^{2+} 也可激活 AC;而对于 AC II 性型来说,αS 和 βγ 复合体都是 AC 酶活性的激活因素。从另一方面来看,所生成的 cAMP 在细胞内的 cAMP 磷酸二酯酶(PDE)的催化下快速降解生成 5'-AMP,使 cAMP 的水平下降,适宜地终止 cAMP 的作用,也是 cAMP 信号传递系统的调节形式之一。

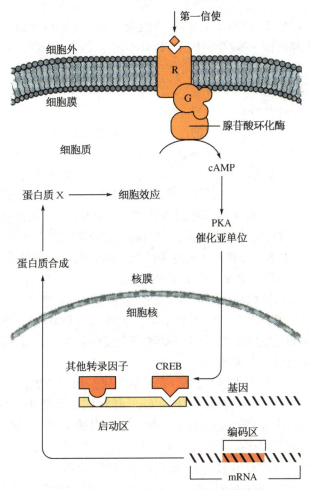

图 10-10　cAMP 通过 PKA 调节细胞代谢

四、磷脂酰肌醇信号通路

磷脂酰肌醇信号通路是指膜受体与其相应的信号分子结合后，通过膜上的 G 蛋白活化磷脂酶 C（phospholipase C，PLC）催化细胞膜上的 4,5-二磷酸酯酰肌醇（phosphatidyliositol 4,5-biphosphate，PIP_2）分解为 2 个重要的细胞内第二信使——DAG 和 IP_3。IP_3 动员细胞内 Ca^{2+} 库中的 Ca^{2+} 到细胞质中。细胞外信号就是通过这样一条路线产生了 IP_3、DAG 和 Ca^{2+} 等第二信使，进而使细胞产生对外界信号（第一信使）的相应反应，故被称为 DAG、IP_3 和 Ca^{2+} 信号体系（图 10-11）。

刺激 PIP_2 分解代谢的第一信使主要有神经递质、多肽激素、生长因子、神经递质，如毒蕈

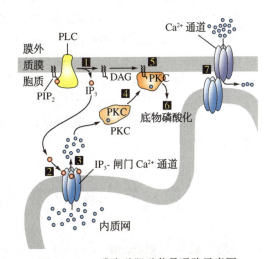

图 10-11　磷脂酰肌醇信号通路示意图

碱型乙酰胆碱、α_1 肾上腺素、5-羟色胺等；多肽激素主要有 v_1-后叶加压素、血管紧张素 II、P 物质和促甲状腺素释放因子等；生长因子，如血小板生长因子(PDGF)、T 细胞有丝分裂原(植物凝集素和刀豆球蛋白 A 等)等。它们与其相应的细胞表面受体结合，可通过激活 PLC 来实现细胞内外的信号转导。

（一）DAG 活化蛋白激酶 C

在细胞膜上，PLC 水解 PIP_2 生成的产物之一是脂溶性的 DAG。它与细胞膜结合，可活化细胞膜中的蛋白激酶 C(protein kinase C，PKC)。PKC 是有广泛分布的具有单一肽链的蛋白质，有一个亲水的催化活性中心和一个膜结合区。在未受外界信号刺激的细胞中，它主要分布在细胞质中，呈非活性结构；当细胞膜受体与相应外界信号结合后 PIP_2 水解，细胞膜中的 DAG 瞬间增多。PKC 紧密结合在膜的内面，受 DAG 的作用而活化。此时，PKC 对 Ca^{2+} 的亲和力增强，从而实现其对底物蛋白酶的磷酸化功能。有人认为 PKC 能催化未被其他激酶催化的蛋白，如催化与分泌及增殖有关的蛋白磷酸化。它还可活化 Na^+-H^+ 交换系统，使细胞内 H^+ 减少，提高细胞质中的 pH，还可增强 Na^+-K^+ 泵的运转等。

DAG 只是由 PIP_2 水解而得的暂时性产物，可靠两种方式终止其信号作用：一种是被 DAG 激酶磷酸化为磷脂酸，后者参加肌醇脂循环，重新形成 DAG；另一种是被 DAG 脂酶水解等过程分解为甘油和花生四烯酸，花生四烯酸可合成许多生物学活性物质如前列腺素等。

（二）IP_3 动员细胞内 Ca^{2+} 的释放

IP_3 是由 PIP_2 水解产生的水溶性物质，它从细胞膜扩散到细胞质，与内质网膜上的 IP_3 受体结合，动员 Ca^{2+} 库(主要是内质网)中的 Ca^{2+} 转移到细胞质中，以提高细胞质中游离 Ca^{2+} 的浓度。IP_3 受体是一个分子量为 313 000 的蛋白质分子，与肌浆膜上的 Ca^{2+} 通道(raynodine 受体)有高度同源性，其羧基端含有 7 个跨膜区，并形成可调控的 Ca^{2+} 通道。当 IP_3 与受体结合后，Ca^{2+} 通道即开放，Ca^{2+} 由内质网腔释入细胞质中。

信号 Ca^{2+} 在细胞内的调节机制，是通过 Ca^{2+} 活化钙结合蛋白进行的。钙结合蛋白有多种，其中了解最多的是钙调素(calmodulin, CaM)，它由 1 条多肽链组成，广泛分布于真核细胞质中，有 4 个可与 Ca^{2+} 结合的区域，每个区域结合 1 个 Ca^{2+}。CaM 本身无活性，与 Ca^{2+} 结合后，引起构象改变，形成 Ca^{2+}/CaM 复合物而被活化，活化后可激活蛋白激酶或磷酸酶，后两者可磷酸化底物蛋白，调节细胞内代谢活动。此反应方向是可逆的：Ca^{2+} 浓度高时则与 CaM 结合，Ca^{2+} 浓度低时则解离，长时间维持细胞质中 Ca^{2+} 的高浓度会使细胞中毒。细胞膜和内质网上的 Ca^{2+} 泵可把细胞质中的 Ca^{2+} 泵到细胞外或内质网腔中，使浓度恢复到常态水平(10^{-7} mol/L)。此时发生 CaM-酶复合物解离，酶即失去活性，导致细胞反应终止。

IP_3 动员细胞内 Ca^{2+} 与 DAG 活化 PKC 既是各自独立的又是互相协调的。有人认为它们本身都不能完成信号跨膜传递活动，两者间的协调作用对于跨膜控制细胞内反应是十分必要的。

第六节　酶偶联膜表面受体介导的信号通路

酶偶联型受体(enzyme coupled receptor)为单向一次跨膜蛋白，主要分两类：一类本身具有激酶活性，如肽类生长因子(EGF、PDGF 等)受体；其二是本身没有酶活性，但可以连接非受体酪氨酸激酶,如细胞因子受体超家族。受体与配体的结合可使受体酶活性激活,或者激发受体偶联酶的活性,通过级联磷酸化反应产生效应。主要的类型包括受体酪氨酸激酶、酪氨酸激酶连接的受体、受体鸟苷酸环化酶、受体丝氨酸/苏氨酸激酶、受体酪氨酸磷脂酶等。

一、受体酪氨酸激酶介导的 RTK - Ras 信号通路

受体酪氨酸激酶(receptor tyrosine kinase,RTK)包括许多多肽生长因子受体,包括表皮生长因子受体、血小板生长因子受体、神经生长因子受体等,其结构的共同特点是整个分子可分成 3 个结构区,即细胞外的配体结合区、细胞内部具有酪氨酸蛋白激酶活性的区域和连接这两个区域的跨膜结构。

配体与 RTK 胞外结构域的结合首先触发膜上相邻的 RTK 相互靠近形成二聚体乃至寡聚体并促进 RTK 胞内区的相互作用,使胞内段互为对方激酶的底物,引发二聚体或寡聚体的自身磷酸化。RTK 的胞内段非激酶区酪氨酸残基的磷酸化能够被一系列的下游信号转导蛋白识别这些位点并与之结合,从而形成了一个大的信号转导复合体。含磷酸化酪氨酸的序列能够被具有 SH2(Src Homology 2)结构域的信号分子识别,这是细胞内信号分子相互识别的普遍机制。信号转导分子中存在着一些由 50~100 个氨基酸构成的结构域,它们在不同的信号转导分子中具有很高的同源性。这些结构域的作用是在细胞中介导信号分子的相互识别和连接,与细胞信号分子识别有关的结构域主要有:SH2,由约 100 个氨基酸组成,介导信号分子与含磷酸酪氨酸的蛋白分子结合;SH3(Src Homology 3)结构域,由 50~100 个氨基酸组成,介导信号分子与富含脯氨酸的蛋白分子结合;PH(Pleckstrin Homology)结构域,由 100~120 个氨基酸组成,可以与膜上磷脂类分子 PIP_2、PIP_3、IP_3 等结合,使含 PH 结构域蛋白由细胞质中转位到细胞膜上。

信号复合体内的不同信号转导蛋白可启动不同的信号通路,其中最重要的一条是 RTK - Ras 介导的丝裂原激活的蛋白激酶(mitogen-activated protein kinase,MAPK)级联通路。这条通路与细胞的增殖、分化有密切的关系。Ras 蛋白是一种定位于膜上的小分子 G 蛋白,其活化过程相对复杂:活化的 RTK 需要通过鸟苷酸交换因子 Sos 激活 Ras,但 Sos 有 SH3 结构域,没有 SH2 结构域,不能直接与 RTK 受体结合。因此,需要通过含 SH2 结构域的接头蛋白 Grb2 进行连接,即 Grb2 通过 SH2 结构域与 RTK 受体结合,再与 Sos 的 SH3 结构域结合,Sos 与膜上的 Ras 接触,从而活化 Ras。另外,由于 Ras 本身的 GTP 酶活性不强,需要 GTP 酶活化蛋白(GAP)的参与。

活化的 Ras 蛋白与 Raf 的 N 端结构域结合并使其激活,Raf 是丝氨酸/苏氨酸(Ser/Thr)蛋白激酶(又称 MAPKKK),活化的 Raf 结合并磷酸化另一种蛋白激酶 MEK(又称 MAPKK),使其活化,MEK 又使 MAPK 的苏氨酸和酪氨酸残基使之激活。MAPK 属丝氨酸/苏氨酸残激酶。活化的 MAPK 进入细胞核,可使许多转录因子活化,产生效应(图 10 - 12)。

Ras - MAPK 途径是多条信号通路共有的通路,包括多种生长因子、细胞因子、G 蛋白偶联受体、整合素等都与此通路相关。在不同的刺激因素诱导下,MAPK 上游调节因子、MAPK 的亚型和所调节的转录因子及细胞反应不同。MAPK 的亚型包括胞外信号反应性激酶(extracellular signal response kinase,ERK)、P38 及 c - Jun N - 末端激酶(c - Jun N - terminal kinase,JNK),与细胞增殖、细胞应激、细胞凋亡等密切相关。

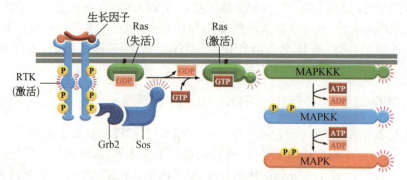

图 10-12　RTK-Ras 介导的 MAPK 通路

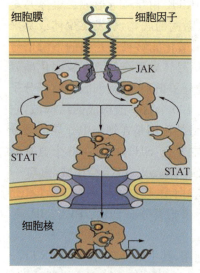

图 10-13　JAK-STAT 通路

二、酪氨酸蛋白激酶连接受体介导的信号通路

白细胞介素、干扰素、集落刺激因子等细胞因子（cytokine）对体内造血细胞、免疫细胞功能的调节有重要的作用。这类细胞因子的受体为酪氨酸激酶连接受体（tyrosine kinase linked receptor），受体本身不具有酶活性，是单次跨膜蛋白，但与配体结合后发生二聚化而激活，与胞内非受体酪氨酸激酶 JAK（just another kinase 或 janus kinase）结合，激活 JAK-STAT 途径。JAK 的底物为 STAT，即信号转导子和转录激活子（signal transducer and activator of transcription，STAT），具有 SH2 和 SH3 两类结构域。STAT 被 JAK 磷酸化后发生二聚化，然后穿过核膜进入核内调节相关基因的表达（图10-13）。

三、鸟苷酸环化酶与 cGMP

鸟苷酸环化酶（guanylate cyclase，GC）以一种类似于 AC 的方式分解 GTP 成为 cGMP，后者是信号传递系统中另一个较早被确认的第二信使。与 AC 不同的是 GC 有两种存在形式：一是细胞膜结合性的；另一个是可溶性的。它们都可以调节细胞中的 cGMP 含量（图 10-14）。

膜结合性的 GC 是一种跨膜蛋白，其细胞表面的结构域起着受体的作用，能与以神经肽为主的第一信使起反应。该跨膜蛋白朝向细胞质一侧的结构域具有分解 GTP 成为 cGMP 的活性。当神经肽与 GC 的受体部位结合后触发了该蛋白质的构象改变，使 GC 的酶活性部位活化。根据 GC 的分子结构及与第一信使结合的类型不同，GC 至少可包括 3 个亚型。可溶性的 GC 存在于细胞质中，为由两个亚单位组成的异二聚体，每个亚单位均含有 1 个酶的活性部位。

可溶性 GC 的活性需要另一种信号分子——一氧化氮（NO）的激活，这种激活不需要 G 蛋白偶联跨膜受体的介导，而是由一氧化氮（NO）直接透过细胞膜，作为细胞内信号分子执

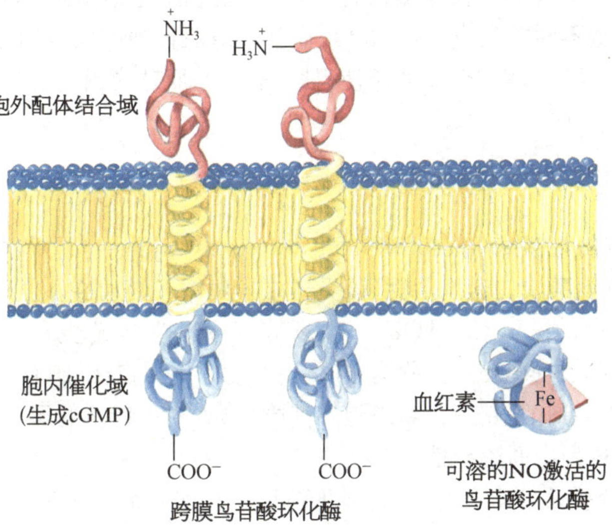

配体(心房促尿钠排泄因子、内毒素等)

胞外配体结合域

胞内催化域
(生成cGMP)

跨膜鸟苷酸环化酶

血红素

可溶的NO激活的
鸟苷酸环化酶

图 10-14　第一信使刺激鸟苷酸环化酶机制

行功能,这是近年来生命科学领域研究的一个重要成就。1998 年,Furchgott,Ignarro 和 Murad 由于发现一氧化氮分子作为信号分子在心血管系统中发挥作用而获得诺贝尔生理学或医学奖(图 10-15)。细胞内 NO 的产生是由 NO 合酶(NO synthase)完成的。NO 合酶是一种 Ca^{2+}/钙调素敏感性酶,细胞内 Ca^{2+} 离子浓度的增加能够提高 NO 合酶的活性。一般认为,乙酰胆碱、谷氨酸、P 物质、组胺等神经递质均可通过产生 NO 而提高细胞内的 cGMP 浓度,临床上用硝酸甘油治疗缺血性心脏病的原理也在于此。NO 合酶的组织分布有一定的特异性,但由于 NO 能通过细胞膜弥散于细胞内外,故也可影响周围不具有 NO 合酶的细胞,通过 NO 调节细胞的新陈代谢。

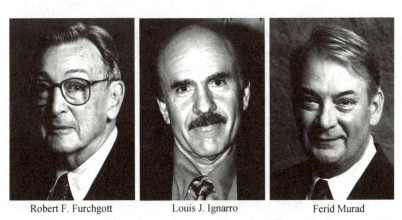

Robert F. Furchgott　　Louis J. Ignarro　　Ferid Murad

图 10-15　Robert F. Furchgott, Louis J. Ignarro 和 Ferid Murad

由两种不同的 GC 所催化形成的 cGMP 可进一步作用于细胞内的蛋白质分子,但在不同的细胞中,它们作用的底物不同。在视网膜光感受器上的 cGMP 直接作用于离子通道;而在别的细胞中,cGMP 则与 cAMP 一样激活的是蛋白激酶,称为 cGMP 依赖性蛋白激酶

(cGMP-dependent protein kinase，PKG），后者可进一步使某些底物分子磷酸化而传递信号，在不同的组织中 PKG 的底物大不相同，cGMP 通过活化或抑制不同的酶系统，使细胞对外界不同的信号产生不同的反应。在 NO 致血管平滑肌松弛的信号通路中，NO 提高细胞内的 cGMP 浓度，激活 PKG，而 PKG 通路使得肌动蛋白-肌球蛋白复合物受到抑制。因此，平滑肌细胞松弛，血管扩张。

四、受体丝氨酸/苏氨酸激酶介导的信号通路

受体丝氨酸/苏氨酸激酶(receptor serine/threonine kinases)是单次跨膜蛋白受体，在胞内区具有丝氨酸/苏氨酸蛋白激酶活性，该受体以异聚体行使功能。主要配体是转化生长因子(transforming growth factor TGF-β)家族成员、骨形成蛋白(bone morphogenetic protein，BMP)、激活素(activin)等，称为 TGF 超家族。它们对细胞具有多方面的效应。依细胞类型不同，可能抑制细胞增殖、刺激胞外基质合成、刺激骨骼的形成、通过趋化性吸引细胞和作为胚胎发育过程中的诱导信号等。

TGF-β 超家族受体分 I 和 II 型，以异聚体形式与配体结合而激活。一般配体首先与 II 型受体二聚体结合，然后 II 型受体引发 I 型受体二聚体的磷酸化，进而形成 1 个活化的受体四聚体。活化的 I 型受体能够结合并活化 Smad 蛋白。Smad 大致可分为 3 类：第 1 类是膜受体激活的 Smad，包括 Smad1、2、3、5、8 亚型，可被激活的受体磷酸化，它们被磷酸化后即可与胞质中的 Smad4 结合为二聚体转位入核；第 2 类是通用的 Smad，主要是 Smad4，Smad4 不能与受体相互作用，但可与 Smad 家族中的其他成员异源多聚体，并对靶基因进行转录调节；第 3 类包括 Smad6、7，能与受体结合，但不能被磷酸化和被释放，是 TGF-β 信号通路的抑制蛋白。

第七节 其他膜表面受体介导的重要信号通路

前面几节介绍的信号通路多与膜表面受体或受体偶联分子的酶活性有关，细胞中还存在一些进化上保守的、与发育过程密切相关的信号通路，也是由膜表面受体介导，但是其受体既不偶联 G 蛋白或酶，本身也无酶活性，其信号转导的特点是外来信号作用下会引起某个信号蛋白的装配或者水解的变化，并进一步传递信号。这类通路包括 Wnt、Notch、Hedgehog、NF-κB 等，尤其是 Wnt、Notch、Hedgehog 通路主要影响相邻细胞的分化，在生物体的早期发育过程中起着非常重要的作用。

一、Wnt 信号途径

Wnt 信号通路作为一种在进化中高度保守的信号通路，在生长、发育、代谢和干细胞维持等多种生物学过程中有重要作用。

Wnt 信号通路由以下部分组成：细胞外的 Wnt 配体蛋白、细胞膜上的受体、细胞质内的信号传导部分和核内的转录调控部分。Wnt 是一类分泌型糖蛋白，通过自分泌或旁分泌发挥作用。Wnt 的受体是卷曲蛋白(frizzled，Frz)，为 7 次跨膜蛋白，通过胞外富含半胱氨酸的结构域(cysteine rich domain，CRD)与 Wnt 结合，结合过程还涉及 Wnt 另外一个共受体

(co-receptor)，即 LRP5/6。Dishevelled(DSH)是细胞膜相关 Wnt 受体复合物的关键成分，它与 Wnt 结合后被激活，可对胞内 β-catenin 浓度进行调节。活化的 Dishevelled 能抑制 β-catenin 降解复合物的形成，该复合物包括 axin、GSK-3 与 APC 蛋白。当 β-catenin 降解复合物被抑制后，胞质内的 β-catenin 得以稳定存在，部分 β-catenin 进入细胞核与 T 细胞因子（T cell factor/lymphoid enhancer factor，TCF/LEF）相互作用，调节靶基因的表达。

二、Notch 信号途径

Notch 基因最早被发现于果蝇，部分功能缺失导致翅缘缺刻，命名为 Notch。研究表明，Notch 通路与早期发育过程中细胞分化的侧向抑制有关。另外，该通路还在血管发生、肿瘤形成等方面有重要调控作用。

Notch 信号途径由 Notch、Notch 配体(DSL 蛋白)和 CSL（一类 DNA 结合蛋白）等组成。Notch 及其配体均为单次跨膜蛋白，Notch 的胞外区是结合配体的区域，具有不同数量的 EGF 样重复序列(EGF-R)和 3 个 LNR(Lin/Notch repeats)。胞内区由 RAM(RBP-J kappa associated molecular)结构域、6 个锚蛋白(cdc10/ankyrin，ANK)重复序列、2 个核定位信号和 PEST 结构域。RAM 结构域是与 CSL 结合的区域，PEST 结构域与 Notch 的降解有关。Notch 的配体又被称为 DSL 蛋白（在哺乳动物中称为 Jagged），其胞外区含有数量不等的 EGF 样重复区，N 端有 1 个结合 Notch 体必需的 DSL 序列。

配体与 Notch 胞外区结合后，Notch 蛋白被肿瘤坏死因子-α 转化酶(TNF-α-converting enzyme，TACE)切割，然后被 γ-促分泌酶(γ-secretase)切割，后者需要早老蛋白(presenilin，PS)参与。酶切以后释放 Notch 胞内区 ICN，ICN 进入细胞核后与转录因子 CSL 结合，诱导相关基因的表达。

第八节　信号转导途径的主要特点

细胞处在一个极其复杂的环境中，不断接收者体内外各种信号的刺激，如何对这些信号进行正确的应答是细胞必须应对的挑战，也是细胞内信号转导系统必须具备的基本功能和特性。

一、细胞信号转导系统的特异性

在细胞信号转导链中，由受体、信号转导蛋白或第二信使作为信号分子，使胞外配体的信号能够沿着传导链顺序往下传递，最终到达特定靶蛋白，引发基因转录或特定的细胞反应。在这些环节中，配体与受体的特异性结合是确保信号转导系统特异性的结构基础，受体和配体通过结构上的契合性及在表达时间、空间上的匹配性，使得细胞能在正确的时间和地点识别正确的信号。另外，在细胞胞内的信号转导过程中，一些特定通路的信号分子能够依托一些支架蛋白或者细胞膜实现相互之间的聚集，使信号的传递更加准确；胞内的信号分子大多具有分子开关的特性，即信号在短时间内迅速产生、短时间内又迅速灭活，保证信号传递的一过性，避免持续的信号产生非特异的效应。

二、信号转导过程中的级联式反应

细胞内信号的传递很多情况下是一种级联化反应的模式,如蛋白质的磷酸化和去磷酸化引起级联反应,即催化某一步反应的蛋白质由上一步反应的产物激活或抑制。这种级联效应对细胞至少有两方面好处:一系列酶促反应仅通过单一种类的化学分子便可以加以调节;使信号得到逐渐放大。例如,血中仅需 10^{-10} mol/L 肾上腺素,便可刺激肝糖原和肌糖原分解产生葡萄糖,使血糖升高 50%;如此微量的激素可以通过信号转导促使细胞生成 10^{-6} mol/L 的 cAMP,信号被放大了 10 000 倍(图 10-16)。此后,经过 3 步酶促反应,信号又可放大 10 000 倍。

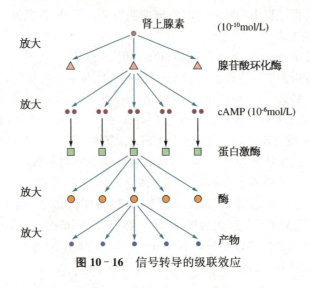

图 10-16 信号转导的级联效应

三、信号转导途径的通用性与相互交叉

信号转导途径的通用性是指同一条信号转导途径可在细胞的多种功能效应中发挥作用,如 cAMP 途径不仅可介导胞外信号对细胞的生长、分化产生效应,也可在物质代谢的调节、神经递质的释放等方面起作用,使得信号转导途径呈现出保守、经济的特点,这是生物进化的结果。

由于细胞内的信号通路的数量是有限的,而细胞接收的信号种类异常复杂,很多信号是共用一些通路的,即使不同的信号通路之间,相互的交叉也非常普遍。另外,每一种受体被活化后通常导致多种第二信使的生成,而不同种类的受体也可以刺激或抑制产生同一种第二信使,包括 Ca^{2+}、DAG 和 IP_3 等。这些情况使整个信号转导途径之间形成复杂的信号网络,这种信号网络使细胞在处理复杂多信号信息时能够有效进行信号的整合,并权衡进行最合理的反应。

第九节 信号转导与医学

细胞的各项生物学功能均受信号转导通路的调控。正常有序的信号转导是正常生命活动的基础,信号转导异常可以导致各种病理过程。已有证据表明,人类很多疾病,如肿瘤、心血管病、糖尿病及老年痴呆,均与细胞信号转导通路障碍有关。细胞信号转导的研究不仅有助于深入认识各种疾病的发病机制,而且为临床诊断和治疗技术提供新的标靶。近年来,这些领域的研究越来越深入,这里仅举数例说明之。

一、信号通路分子的异常导致的疾病

(一) 重症肌无力

重症肌无力(myadsthenia gravis)是一种神经肌肉疾病,患者的体内产生了抗乙酰胆碱受体的抗体,抗体与乙酰胆碱受体结合,封闭了乙酰胆碱的作用,并促进乙酰胆碱受体的分解,使患者体内受体的数目明显减少,使通过乙酰胆碱受体进行的信号转导过程障碍,而出现重症肌无力病征。

(二) 家族性高胆固醇血症

在肝细胞及肝外组织的细胞膜表面广泛存在着低密度脂蛋白(LDL)受体,它能与血浆中富含胆固醇的 LDL 颗粒相结合,并转运入细胞,LDL 在溶酶体内降解并释放出胆固醇,供给细胞代谢需要并降低血浆胆固醇含量。人 LDL 受体编码基因位于 19 号染色体上,LDL 受体基因突变会引起家族性高胆固醇血症,为常染色体显性遗传,目前已发现 LDL 受体有 150 多种突变,包括基因缺失与插入、错义与无义突变等,可干扰受体代谢的各个环节。

LDL 受体数量减少或功能异常导致其对血浆 LDL 的清除能力降低,患者出生后血浆 LDL 含量即高于正常,发生动脉粥样硬化的危险也显著升高。如果患者 LDL 受体的等位基因均有缺陷,血浆中 LDL 水平可高达正常人的 6 倍,常在 20 岁前就因严重的动脉粥样硬化而过早死亡;LDL 受体等位基因的单个基因突变所致,发病率约为 1/500,使患者的 LDL 受体量为正常人的一半,血浆 LDL 含量为正常人的 2～3 倍,患者多于 40～50 岁发生冠心病。

(三) G 蛋白功能异常

霍乱是由于霍乱弧菌附于小肠黏膜进行繁殖而引起的急性腹泻。由霍乱弧菌所产生的霍乱毒素由 A、B 两个亚基组成,其中 B 亚基可与细胞膜上的受体结合,A 亚基能穿过细胞膜,催化细胞内的 NAD^+ 中的 ADP 核糖基不可逆地结合在 Gs 的 α 亚基上,使 α 亚基与 β、γ 亚基分离并与 GTP 结合,但此时 α 亚基丧失了 GTP 酶的活力,因而不能把 GTP 水解为 GDP,所以 G 蛋白处于持续激活状态;同时 AC 被活化了的 α 亚基持续激活,从而使细胞中的 cAMP 大量增加,可高达正常值的 100 倍以上,促使大量的 Cl^- 和 HCO_3^- 离子从细胞内进入肠腔,细胞内外渗透压失去平衡,引起大量水分进入肠腔,造成剧烈的腹泻。

(四) 非胰岛素依赖性糖尿病

非胰岛素依赖性糖尿病(non-insulin dependent diabetes mellitus, NIDDM)又称 2 型糖尿病,患者的致病表型是血糖升高,但是其体内的胰岛素含量可表现为增高、正常或轻度降低多种状态。胰岛素受体异常是造成细胞对胰岛素反应性降低的重要原因。

胰岛素受体属于受体酪氨酸激酶家族,导致其受体异常的原因多种多样:基因突变所致可致受体合成减少或结构、功能异常,如受体肽链 735 位氨酸突变为丝氨酸,使合成的受体不能正确折叠,与胰岛素亲和力下降;血液中存在抗胰岛素受体的抗体,导致自身免疫性胰岛素受体异常;其他原因引起的高胰岛素血症可使胰岛素受体继发性下调,引起胰岛素抵抗综合征。

(五) 肿瘤与信号通路异常

肿瘤的发生本质上是细胞增殖调控的失常而导致的细胞过度生长。因此，与细胞周期控制相关的信号转导系统各环节的异常均与肿瘤的发生发展密切相关。一些典型的例子如表皮生长因子受体、小分子 G 蛋白 Ras 等。

表皮生长因子受体（EGFR）是一种跨膜糖蛋白，分子量为 170 000。受体由 3 部分组成：胞外的配体结合区、由单链构成的跨膜区及胞内的酪氨酸激酶区。EGFR 是许多正常上皮组织的组成性表达成分。同时，EGFR 被发现在很多人类肿瘤中发现有 EGFR 的过量表达或突变，如膀胱癌、非小细胞肺癌、卵巢癌、头颈部鳞癌、乳腺癌等。EGFR 在各种肿瘤组织中表达率不同，其表达模式与肿瘤的分化程度、恶性程度及浸润程度密切相关。

Ras 蛋白是许多信号通路中的关键信号分子，参与调控细胞的增殖、分化、凋亡。人类肿瘤中约有 30% 以上存在 ras 基因的突变。ras 基因突变降低 Ras 蛋白自身 GTP 酶活性，使其水解 GTP 的效率降低，从而使 Ras 蛋白维持于活化状态，可导致信号转导紊乱，致使细胞大量增殖，出现恶性转化。

二、细胞信号通路分子与靶向药物设计

目前，关于疾病发生过程中的细胞信号分子异常的研究日益受到重视，其原因在于这种研究不但有助于疾病分子机制的阐明，更为重要的是可以发现新的药物治疗靶点。这个领域涉及的内容非常广泛，在此我们以肿瘤的靶向药物研究为例，进行简要介绍。

肿瘤靶向药物是指以特异性肿瘤细胞受体或细胞信号分子为治疗靶点，设计相应的药物以特异性地杀伤肿瘤细胞，同时尽可能降低对正常细胞的毒性。酪氨酸激酶受体是细胞增殖控制最重要的一类受体，也是目前最受重视的药物设计靶点，目前已有多种药物上市。抑制酪氨酸激酶受体活性的策略主要包括 2 种。一是制备单克隆抗体，如曲妥珠单抗（herceptin）是能够作用于表皮生长因子受体 HER2 的单克隆抗体，主要用于治疗 HER2 阳性的转移性乳腺癌。并且曲妥珠单抗与紫杉醇类等化疗药物有很好的协同治疗作用。抑制酪氨酸激酶受体的另一个常用策略是设计特异性的小分子抑制剂，抑制剂能够高度选择性地结合受体的酪氨酸激酶区域，抑制其自身磷酸化。比较成功的例子，如伊马替尼（格列卫）（gleevec），能抑制细胞膜 EGFR、PDGF-R、Abl 等受体的酪氨酸激酶，抑制 ATP 催化作用，使癌细胞凋亡。慢粒白血病的费城染色体中存在 Bcr-Abl 融合基因，导致 Abl 的异常激活，gleevec 对此有选择性作用，对慢粒白血病有非常显著的疗效，缓解率在 90% 以上。

Ras 蛋白是肿瘤靶向药物设计的另一个热门靶点。抑制 Ras 最常用的策略是使用法尼基转移酶抑制剂（farnesyl transferase inhibitor, FTI）。法尼基修饰是 Ras 蛋白合成和进行细胞膜定位必须过程，通过抑制法尼基转移酶可使 Ras 蛋白无法定位于细胞膜，从而阻断 Ras 蛋白对 MAPK 途径的激活作用。FTI 已经被证实对多种血液疾病有效，包括急、慢性髓样白血病、骨髓增生异常综合征等。

（刘 炎）

第十一章　细胞运动

细胞运动(cell motility)是生命进化的最重要成果之一。原始的细胞可能是不能主动地运动的,它们飘浮在周围的液体环境中,代谢物靠扩散作用在细胞内分布。但是随着细胞体积的增大及功能的越来越复杂,细胞内形成了负责物质流动的转运系统。这些系统同时也构成了细胞的运动器,使细胞能够转移到更适合其生长的地点。细胞运动与医学也有着密切的联系。

第一节　细胞运动的形式

细胞运动的表现形式多种多样,从染色体分离到纤毛、鞭毛的摆动,从细胞形状的改变到位置的迁移。所有的细胞运动都和细胞内的细胞骨架体系(尤其是微管、微丝)有关,同时需要 ATP 和马达蛋白(motor protein),后者分解 ATP,所释放的能量驱使细胞运动。

一、细胞的位置移动

与位置移动有关的细胞运动方式大体上可分为:①局部性的、近距离的移动;②整体性的、远距离的移动。例如,在动物发育过程中,胚胎内单个细胞或一群细胞发生位置迁徙,形成原始器官;吞噬细胞具有趋向性,能主动搜寻侵入体内的病原微生物,保护宿主抵御感染。另一方面,肿瘤扩散也是由于癌细胞的运动功能失去控制而造成的。

(一) 鞭毛、纤毛摆动

从细胞水平而言,单细胞生物可以依赖某些特化的细胞结构,如纤毛、鞭毛的摆动在液态环境中移动其体位。高等动物精子的运动基本上也属于这一类。在多细胞动物中,纤毛摆动有时不能引起细胞本身在位置上的移动,但可以起到运送物质的作用。例如,哺乳类的输卵管内摆动的纤毛能将卵细胞推向子宫的方向;人体气管的纤毛上皮细胞凭借纤毛的摆动,可使混悬在液体中的固体颗粒在细胞表面运行。

(二) 阿米巴样运动

原生动物阿米巴(amoeba)是进行这类运动的典型例子,这种运动方式也因此而得名。高等动物中巨噬细胞和部分白细胞等也进行类似的运动方式。

当阿米巴附着在固体的表面移动时,在前进方向的一端,细胞伸出一个或数个大小不等的伪足(pseudopodium),一部分细胞质就移进这些伪足,同时后面的原生质也随着收缩前进。应该指出,如果细胞不附着于固体表面的话,虽然仍可有伪足伸出,但细胞不能前进。这说明,细胞进行阿米巴样运动需要有"附着点"。

（三）褶皱运动

将哺乳动物的成纤维细胞进行体外培养，可以看到另一种细胞运动方式，即细胞膜表面变皱，形成若干波动式的褶皱和较长的突起。细胞的移动是靠这些褶皱和突起不断交替地与玻璃表面相接触。在细胞移动时，原生质也跟着流动，但仅局限于细胞的边缘区，而不像阿米巴样运动那样是在细胞的中央部位。

二、细胞的形态改变

并非所有的细胞都会产生位置的移动。事实上，体内大多数细胞的位置是相对固定不变的，但是它们仍然能表现出十分活跃的形态改变。例如，肌纤维收缩、顶体反应、神经元轴突生长、细胞表面突起（微绒毛、伪足等）、细胞分裂中的胞质分裂（cytokinesis）等。细胞骨架能维持细胞的形状，却又不仅仅是一个被动的支架，而是非常复杂的动态网络，不断组装（聚合）和去组装（解聚），使细胞能适应其功能状态发生形状改变及其他运动方式。

在形态发生时，某些细胞的移动是微丝收缩的结果，如神经板形成神经沟、胰脏的开始隆起和原肠的形成等。参与这些形态建成的细胞顶端，都有一圈微丝纤维束，当微丝收缩时，使平板内陷或外突而形成沟或束。有的形态建成运动与微管的作用密切相关。例如，当精细胞形成精子时，细胞核伸得很长，与此同时，细胞中出现有大量规则排列的微管与细胞核相互缠绕在一起。

三、细胞内运动

细胞运动中最复杂微妙的方式当属那些发生在细胞内的运动。

（一）细胞质流动

在体积较大的圆柱状藻类植物，如丽藻（nitella）和轮藻（characeae）中很容易观察到细胞质流动（cytoplasmic streaming），即细胞质以大约 4.5 mm/min 的速率进行快速环流。细胞代谢物主要通过胞质环流来实现在细胞内的扩散，这对于植物细胞和阿米巴等体积较大的细胞尤为重要。研究发现，胞质流动的速率从细胞中央（O）到细胞壁（最大）逐渐增大，说明驱动细胞质流动的力量位于细胞膜。研究证明：在细胞质中有成束的微丝存在并与环流方向平行。

（二）膜泡运输

细胞内常见的而且很重要的运输形式是以生物膜将所要运输的物质包装起来，形成膜泡在细胞内移行运输。这些包装膜可以源自细胞膜、内质网膜及高尔基复合体的膜囊等，分别运输不同的内容物。膜泡运输不仅把某些物质从甲地运至乙地，同时也说明细胞内各种膜性结构的动态关系及膜的相互移行现象，这对于树立细胞整体性的观点和理解细胞活动是很重要的。

胞吞作用与微丝密切相关。在将要形成吞噬体的细胞膜下方，微丝明显增多。在吞噬体形成过程中，微丝集中在其周围，一待吞噬泡完全形成，微丝即迅速消失。关于胞吐作用，多数学者认为它与微丝、微管有一定关系。

（三）物质运输

神经元是一种具有特别形状的细胞，其轴突可长达数米。由于核糖体只存在于神经元的胞体和树突中。因此，在胞体中合成的蛋白质、神经递质、小分子物质及线粒体等膜性结构都必须沿轴突运输到神经末梢;同理,一些物质也要运回胞体,在胞体内被破坏或重新组装;有些病毒或毒素进入外周后,也可沿轴突到达胞体。这些发生在轴突内的物质运输称为轴突运输(axonal transport)。目前已知,轴突运输是沿着微管提供的轨道进行的。

许多两栖类的皮肤和许多鱼类的鳞片含有特化的色素细胞。在神经和肌肉的控制下,这些细胞中的色素颗粒可以在几秒钟内迅速地分布到细胞各处,从而使皮肤颜色变深;又能很快地运回到细胞中心,而使皮肤颜色变浅。观察表明,微管为这一过程提供了运输轨道。

(四)染色体分离

在周期细胞的有丝分裂期,染色体在细胞内剧烈运动。中期时染色体排列组装赤道板上,后期姐妹染色单体分离移向细胞的两极。染色体的这种运动对于其正确分离,保证遗传稳定性具有重要意义。生殖细胞在减数分裂产生配子的过程中也要进行染色体分离。

第二节 细胞运动的机制与实例

细胞运动有两种基本机制:第1种机制需要一类特殊的酶参与,这些酶即马达蛋白。马达蛋白能水解ATP获得能量,沿着微丝或微管移动;第2种机制是由于微管蛋白或肌动蛋白聚合,组装成束状或网络而引起细胞运动。此外,有些细胞运动方式由两种机制共同参与。

一、马达蛋白

马达蛋白能沿着有细胞骨架铺就的"轨道"运动,所需的能量由ATP提供。与微丝有关的马达蛋白是肌球蛋白;而与微管有关的马达蛋白有驱动蛋白和动力蛋白等。

(一)肌球蛋白

所有真核细胞都含有肌球蛋白(myosin),目前已鉴定出了十余种肌球蛋白家族成员,其中含量最丰富的是肌球蛋白Ⅰ和Ⅱ。此外,肌球蛋白Ⅴ也引起了关注。肌球蛋白Ⅱ为肌肉收缩和胞质分裂提供动力;肌球蛋白Ⅰ、Ⅴ则与骨架-膜的相互作用(如膜泡运输)有关。

每个肌球蛋白分子由1条重链和数条轻链组成,用胰凝乳蛋白酶(chymotrypsin)和木瓜蛋白酶(papain)可以将其消化成3个片段(图11-1):①头部又称S1片段,由重链的N端构成,序列很保守,其上有结合肌动蛋白和ATP的位点,是水解ATP产生动力的部位;

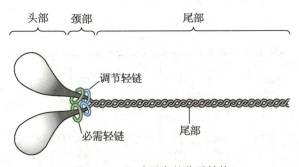

图11-1 肌球蛋白的分子结构

②颈部为高度 α-螺旋的区域,可以通过结合钙调素或类似的轻链来调节头部的活性;③尾部是重链的 C 端,含有特殊的结合位点,决定了肌球蛋白是形成二聚体还是细丝,是与其他尾部结合还是与膜结合。3 种肌球蛋白的主要异同如图 11-1 和表 11-1 所示。

表 11-1　3 种主要肌球蛋白类型的比较

区别点	Ⅰ 型	Ⅱ 型	Ⅴ 型
存在形式	单体	二聚体	二聚体
膜结合位点	有	无	有
轻链成分	钙调蛋白×3	钙调蛋白样蛋白(必需轻链×1 调节轻链×1)	钙调蛋白×4

(二) 驱动蛋白

驱动蛋白(kinesin)是微管马达蛋白,其分子结构和肌球蛋白类似,由 2 条重链和 2 条轻链聚合而成。驱动蛋白含有 3 个结构域:一对大球形的头部、中央长柄部和一对小球形尾部(尾部含轻链)(图 11-2)。其中头部是产生动力的活性部位,尾部能与膜泡结合。

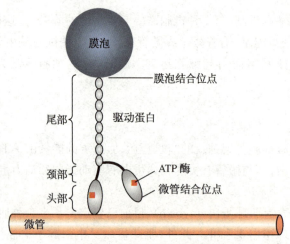

图 11-2　驱动蛋白的分子结构

(三) 动力蛋白

细胞中还存在另一种微管马达蛋白——动力蛋白(dynein)。动力蛋白又可分为胞质动力蛋白(介导膜泡转运)和纤毛(或鞭毛)动力蛋白(图 11-3)。

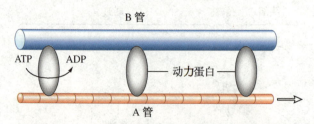

图 11-3　动力蛋白参与鞭毛 A 管、B 管之间的滑动

胞质动力蛋白不能直接与膜泡相连接,必须借助于接头蛋白对不同的膜泡进行选择。

动力蛋白激活蛋白(dynactin)能够帮助动力蛋白与膜泡及微管进行连接,还可以调节动力蛋白的活性。它是短杆状的多亚基复合体,由几个多肽和1个短的纤维结构组成,纤维的成分是肌动蛋白相关蛋白1(actin-related protein 1,Arp1)。高尔基体的膜上覆盖一些蛋白质[如锚蛋白(ankyrin)和血影蛋白(spectrin)],能与Arp1纤维结合,从而介导动力蛋白附着到细胞器上(图11-4)。

二、马达蛋白介导细胞运动的机制

下面主要以肌球蛋白为例阐述马达蛋白介导细胞运动的机制。在ATP存在的情况下,肌球蛋白的头部结合在肌动蛋白丝(微丝)上,通过水解ATP,朝向微丝的(+)端移动。这种移动是不连续的,每水解1分子ATP,肌球蛋白移动2~3个肌动蛋白亚基的距离(11~15 nm),同时产生3~4 pN的力量,这一力量足以引起膜泡运输以及肌细胞中粗细肌丝的滑动。

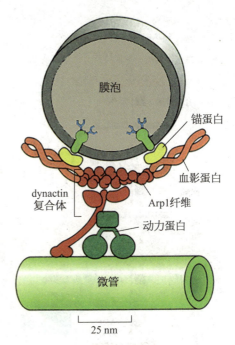

图11-4 动力蛋白激活蛋白(dynactin)复合体连接动力蛋白与膜泡

假设水解1分子ATP引发肌球蛋白的一个运动周期,其机制如图11-5所示:①在初始状态,肌球蛋白与肌动蛋白紧密结合,此时ATP结合位点是空的。②当结合ATP后,肌球蛋白头部的肌动蛋白结合位点开放,头部从肌动蛋白丝解离。③ATP被水解成ADP和Pi,ATP结合位点关闭,引起肌球蛋白头部变构弯曲。④变构的肌球蛋白头部结合到新的肌动蛋白亚基上,这时结合还不牢固,随后Pi从ATP结合位点释放出来,结合变得十分牢固。随后肌球蛋白头部的构象恢复,带动颈部和尾部朝肌动蛋白丝的(+)端移动。⑤ADP释放,肌球蛋白恢复初始状态。

肌球蛋白Ⅰ和Ⅴ的尾部具有膜结合位点,通过上述机制能携带它们的货物(膜泡)沿着微丝运输(图11-6)。事实上,肌球蛋白和肌动蛋白丝的位置移动是相对的,在肌纤维中,由肌球蛋白Ⅱ成的粗丝被固定,能拉动由肌动蛋白丝组成的细丝朝(-)端移动,粗细肌丝的相对滑动便引起了肌肉收缩。

驱动蛋白和动力蛋白的运动机制和肌球蛋白相似,但是它们以微管作为运动的轨道。驱动蛋白的运动方向朝向微管的(+)端;而动力蛋白则与之相反,朝向微管的(-)端运动。动力蛋白在纤毛和鞭毛的摆动中起重要作用。

越来越多的证据表明,膜泡既是微管马达蛋白的货物,也是微丝马达蛋白的货物。每个膜泡上至少结合有两种马达蛋白:一种为肌球蛋白;另一种是驱动蛋白或动力蛋白。因而膜泡既可沿微管运动,也可沿微丝运动。但是,在某一特定的时间里,只有一种马达蛋白是有活性的。例如,在轴突运输(胞体往轴突末端方向)中,膜泡首先由驱动蛋白驱使沿微管朝(+)端运动,到达神经末梢;在神经末梢,这些膜泡必须穿过富含肌动蛋白丝的皮质区到达突触部位,这时的运动是由肌球蛋白驱动的。

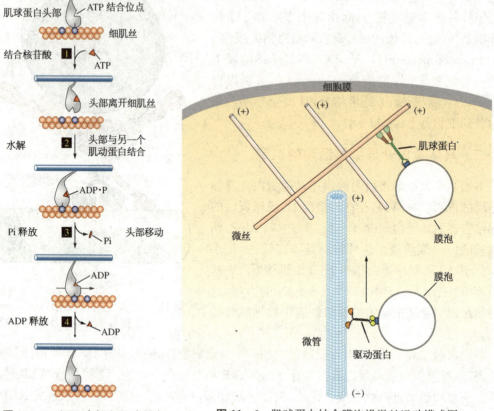

图 11-5 ATP 水解和肌球蛋白运动的偶联

图 11-6 肌球蛋白结合膜泡沿微丝运动模式图

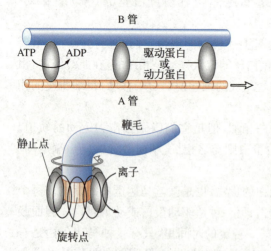

图 11-7 纤毛和鞭毛的运动是通过二联管之间相互滑动而实现的

三、纤毛和鞭毛的运动机制

所有真核细胞的纤毛和鞭毛在结构上是一致的，及由细胞膜包绕一束由微管组成的轴丝；轴丝由 9 根二联管环绕一对单管而呈"9+2"的排列。二联管结构是轴丝特有的，A 管伸出内外两条动力蛋白臂，指向相邻二联管的 B 管。现在已知，纤毛和鞭毛的摆动是通过 A 管动力蛋白臂水解 ATP 释放能量，促使动力蛋白沿相邻的 B 管朝（一）端走动，从而引起二联管之间相互滑动而实现的（图 11-7）。

纤毛和鞭毛摆动的特征是从基体产生滑动，沿着轴丝将弯曲传递到尾部。因此，二联管之间的滑动必须转换为弯曲运动。当轴丝上任意两点的滑动速率不等时，滑动即可转换为弯曲。这种滑动速率的差异主要是来自维持轴丝结构的联结蛋白(如放射辐、连丝蛋白等)。它们在一定程度上限制了二联管的自由滑动;其次,在某一时间某一位置,只有部分动力蛋白臂被激活,激活一半的动力蛋白臂使轴丝朝一边弯曲,激活另一半则朝另一边弯曲。2 条动力蛋白臂的作用不同,内臂产生滑动,导致轴丝弯曲,而外臂可以加快滑动的速度。

四、微丝和微管组装引起细胞运动

除了上述由马达蛋白参与的细胞运动方式外,有时肌动蛋白、微管蛋白的组装和去组装本身就能引起细胞产生某种运动。以下举例说明。

(一)顶体反应

海参卵的表面覆盖着一层厚 50 μm 的胶状物,为了越过这道屏障,精子细胞首先伸出一根长 80 μm 的顶体突起,穿透胶质层和卵黄层,使精卵细胞膜融合而完成受精,这个过程即为顶体反应(acrosomal reaction)(图 11-8)。

顶体突起由一束微丝支撑,这些微丝束是在顶体反应开始后才重新聚合组装的。肌动蛋白丝从一小段微丝核心的(+)端不断聚合而延长,推动顶体突起的细胞膜向前伸长。顶体反应后,精子核进入卵细胞。

(二)细菌在宿主细胞内的运动

单胞李斯特菌(Listeria monocytogenes)感染哺乳动物细胞后,能在宿主细胞质内以约 11 μm/min 的速度移动。荧光染色显示,肌动蛋白短细丝在细菌的形成类似火箭尾的网状结构,该结构中不含肌球蛋白。进一步研究发现,该

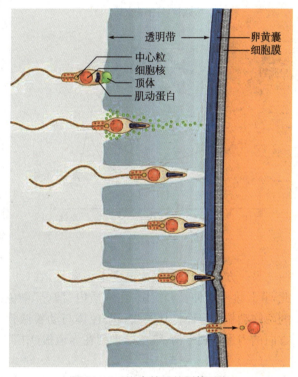

图 11-8 海参精子的顶体反应

"尾巴"不断有肌动蛋白脱落,与此同时,在其最靠近细菌的部位加入新的肌动蛋白单体,说明肌动蛋白尾的组装推动了细菌不断向前移动。

五、染色体分离

通过有丝分裂,复制后的染色体平均分配到 2 个子细胞中,这个过程很少发生错误。染色体分离包含微管组装动力学和马达蛋白水解 ATP 两种机制。

(一)有丝分裂器

细胞的有丝分裂器(mitotic apparatus)是一个动态的结构,在中期细胞中包括两部分(图 11-9):①纺锤体(spindle),是由对称的微管束组成的形似橄榄球的结构,在细胞的赤道板被染色体一分为二;②星体(aster),在纺锤体的两端各有 1 个,为一簇呈放射状的微管。纺锤体两极的中心体发出的微管分为 3 种,在纺锤体中有动粒微管和极微管,它们指向赤道板,

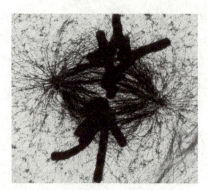

极微管（呈指状交叉）

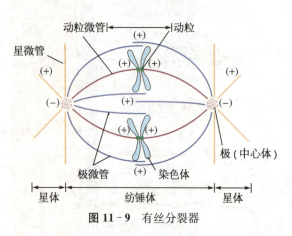

图 11-9 有丝分裂器

其中动粒微管与染色体着丝点处的动粒(kinetochore)结合，而极微管不与染色体接触。第 3 种微管存在于星体中，不参与纺锤体的组装，称为星体微管。

（二）有丝分裂器的组装

在有丝分裂前期，染色质开始浓集形成特定数目的染色体，同时有丝分裂器开始组装，包括微管蛋白聚合、中心体分离、染色体俘获和排列。这个过程是在马达蛋白和微管组装的共同作用下进行的。参与有丝分裂的马达蛋白包括一类（＋）向运动的驱动蛋白相关蛋白（kinesin-related proteins，KRPs）和（－）向运动的动力蛋白。KRPs 位于纺锤体微管的重叠部位，其尾部结合在一根微管上，头部则与反向平行的另一根微管结合，既稳定了纺锤体的结构，同时也与胞质动力蛋白一道引起中心体的排列和分离。研究显示，如果把抗 KRPs 或抗动力蛋白的抗体显微注射到动物细胞内，细胞就不能进行有丝分裂。

另一方面，微管表现出高度不稳定性，在（＋）端快速发生微管蛋白的聚合和解聚。因此，其长度不断伸长和缩短，在胞质内"搜寻"染色体，直至两侧动粒微管的自由端与染色体的两侧动粒结合而将其俘获。染色体与动粒微管结合后在细胞内剧烈振荡，最后两侧相反方向的力量达到平衡，染色体排列在赤道板（中期）。

（三）染色体分离

同样的力量促使染色体在细胞分裂的后期分离并移向细胞的两极。有丝分裂后期分为 2 个阶段：①后期 A，动粒微管缩短，拉动染色体朝细胞的两极运动。体外研究表明，在没有 ATP（或其他能量来源）的情况下，动粒微管在（＋）端（近动粒）的解聚能产生足够的力量拉动染色体移向（－）端。②后期 B，该时期的特征是纺锤体伸长，两极离得更远。这个阶段需要微管马达蛋白参与，极微管相互滑动、延长，同时星体微管也能产生拉动力量。

（四）胞质分裂

胞质分裂是有丝分裂的最后一步，同时也是子代细胞生命周期的开始。细胞质通过断裂（cleavage）的方式进行分裂，这一过程通常在有丝分裂后期染色体分别到达细胞两极时就已经开始。在细胞中央的 2 个子代核之间，大量平行排列但具有不同极性的微丝形成收缩环（contractile ring），在肌球蛋白作用下，微丝相对滑动，使细胞膜产生凹陷，形成与纺锤体轴相垂直的分裂沟。分裂沟越陷越深，最后将细胞一分为二。星体微管决定了胞质分裂发生的部位。

六、肌肉收缩

肌细胞在进化中特化为具有收缩功能的机器,分为横纹肌(骨骼肌、心肌)和平滑肌两种。

横纹肌纤维(myofiber)呈长圆柱形,由肌原纤维束(myofibril)整齐排列而成,肌原纤维几乎纵向贯穿肌纤维的全长。电镜观察显示,肌原纤维由粗丝和细丝组成。粗丝由肌球蛋白组成;细丝的主要成分是肌动蛋白丝,上面结合有原肌球蛋白(tropomyosin,TM)和肌钙蛋白(troponin,TN)。2条Z线之间为1个肌节单位,I带仅由细丝构成,A带的两端由粗丝和细丝构成,A带的中央为仅由粗丝构成的H区,H区的中央为M线(图11-10)。平滑肌也含有粗细肌丝,但它们的排列不像横纹肌那样有周期性,而是松散地聚集在细胞质中的致密小体处。

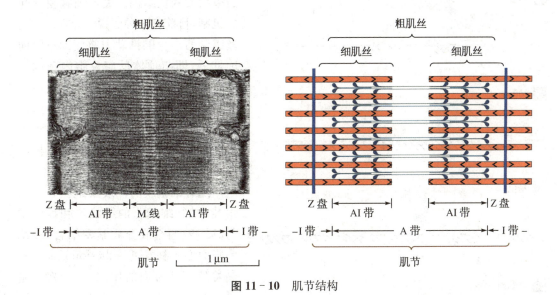

图11-10 肌节结构

肌肉收缩是粗细肌丝相互滑动的结果。研究发现,肌肉收缩时肌节缩短,但粗丝和细丝的长度均保持不变。肌球蛋白的头部在粗丝的两端构成了粗细丝之间的横桥,因而粗丝具有双极性。肌肉收缩时,粗丝两端的横桥拉动细丝朝中央移动,使肌节缩短。肌肉中还有另一些大分子蛋白构成第3套肌丝系统,产生抵抗收缩的作用,赋予肌肉弹性。当肌肉收缩力消失,肌节立刻恢复静息状态的长度,粗细丝的排列亦复原。

肌肉收缩受细胞质 Ca^{2+} 浓度的调节,游离 Ca^{2+} 浓度升高能触发肌肉收缩。当肌膜(SL)去极化的信号传递到肌纤维的三管区(triad)时,肌浆网(SR)便释放其中储存的 Ca^{2+},使细胞质中游离 Ca^{2+} 浓度升高。Ca^{2+} 能与肌钙蛋白(TN)结合,调节原肌球蛋白(TM)的位置。无 Ca^{2+} 时,TM位于粗、细丝之间,掩盖了肌球蛋白头部与细丝的结合位点,肌肉松弛;有 Ca^{2+} 时,Ca^{2+} 与TN结合,TM稍稍移向细丝中央,暴露出细丝上与肌球蛋白结合的位点,肌肉收缩。

七、成纤维细胞的运动

细胞的位置迁移是各部位协调运动的结果。利用特殊的显微照相技术和计算机程序，已能够重建细胞在移动过程中的三维形状，了解细胞运动的主要特点。细胞的移动有快慢之分，成纤维细胞属于慢速移动（slow-moving）的细胞，而白细胞和阿米巴是快速移动（fast-moving）的细胞。

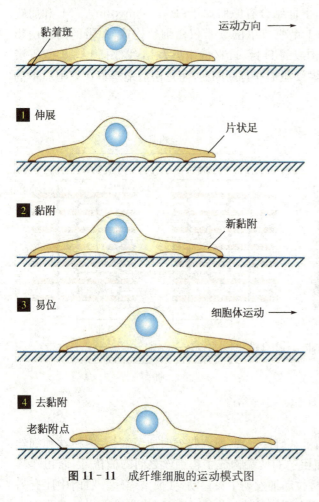

图 11-11 成纤维细胞的运动模式图

成纤维细胞的运动模式如图 11-11 所示。首先是细胞膜在朝运动方向的前端突起，形成线状足（filopodia）或片状足（lamellipodia）。该过程伴有肌动蛋白在细胞前缘聚合组装，并交联成束状或网状结构。关于细胞膜突起的机制，目前有 3 种假说：①肌动蛋白丝组装所产生的推动力驱使细胞膜向前伸展，即与顶体反应及胞内菌的运动机制相同；②质膜作为肌球蛋白 I 的"货物"，由后者携带沿着肌动蛋白骨架向前"爬动"；③片状足中的细胞骨架成分在渗透压的作用下体积膨胀，引起细胞膜伸展。

随着细胞膜的伸展及细胞骨架的组装，成纤维细胞的线状足和片状足与其附着的基底介质紧密结合，在细胞腹面形成黏着斑（adhesion plague）。黏着斑有两方面的作用：一是将细胞固定在基底上；二是防止细胞回缩。黏着斑形成后，细胞的绝大部分内容物向前移动，具体细节还不清楚，细胞骨架可能作为一个整体（细胞核及其他细胞器被包裹于其中）被推（或拉）向细胞的前端。最后，细胞的尾部也被拉向细胞前方，但通常会留下很小的一部分细胞仍黏附于基底面上。

八、白细胞运动

白细胞（及阿米巴）运动的基本过程与其他细胞的移动相似，先是细胞膜伸向细胞前方形成宽大的伪足，当伪足与基底接触后。伪足迅速被流入的细胞质充满，最后细胞的尾部被拉向细胞体。但是，与成纤维细胞相比，其移动速度更快。因此，必须具备更强有力的机制驱使细胞膜和细胞质向前移动。

快速移动的细胞的运动特点是可见伪足伸长和细胞质流动，并伴有皮质区细胞骨架（微丝)在"凝""溶"两种状态之间不停转换,从而引起皮质区细胞质的黏度发生改变。在细胞中央的胞质(内浆,endoplasm)是液态(溶)的,能快速流进细胞前端的伪足中。在伪足皮质区内,前纤维蛋白(profilin)促进肌动蛋白聚合,α-辅肌动蛋白等则使肌动蛋白丝交联成凝胶样的网络结构,细胞质的黏度升高,伪足外浆(ectoplasm)成为凝胶。在细胞向前爬动时,处于细胞尾部皮质区的外浆从凝胶转变为溶胶,直至到达细胞的前端。外浆从凝胶转变为溶胶的过程通过断裂蛋白(如凝溶胶蛋白)切割肌动蛋白丝而实现。细胞质在凝、溶状态间的转换循环只有在细胞迁移过程中才发生。

细胞运动各实例的机制总结如表 11-2 所示。

表 11-2 细胞运动各实例的机制总结

实例	机制类型	马达蛋白类型	细胞骨架类型
轴突运输	第 1 类	肌球蛋白、驱动蛋白	微丝、微管
纤毛和鞭毛运动	第 1 类	动力蛋白	微管
顶体反应	第 2 类		微丝
染色体分离	第 1 类、第 2 类	KRP、动力蛋白	微管
胞质分裂	第 1 类	肌球蛋白	微丝
肌肉收缩	第 1 类	肌球蛋白	微丝
成纤维细胞运动	第 2 类		微丝
白细胞运动	第 2 类		微丝

第三节 细胞运动的调节

所有的细胞运动方式都不是随机进行的,而是受到精密的调控,在特定的时间特定的部位发生。如前所述,细胞骨架(微管和微丝)为细胞内物质流动和膜泡运输提供了轨道;微管微丝的组装、马达蛋白的运动都具有方向性。另一方面,细胞受到各种信号的调节,决定其运动的反向。运动着的细胞的一个显著特点就是具有极性,亦即有前后之分,当细胞的运动反向改变时,就在新的反向产生伪足。

一、G 蛋白的作用

处于静息状态的成纤维细胞接受生长因子的刺激后,便开始生长分裂:首先(立即)聚合肌动蛋白细丝,引起细胞前端的膜产生变皱运动,随后通过形成张力丝紧密黏附于基底层。已经有证据表明,生长因子激活了 G 蛋白相关的信号传递途径,其中对两种 Ras 相关的 G 蛋白(Rac 和 Rho)的研究较多。目前的观点认为 Rac 能激活 PIP_2 代谢途径,引起细胞移动的早期事件(肌动蛋白聚合、膜变皱等);而 Rho 激活酪氨酸激酶,引起细胞运动的后期事件(张力丝、黏着斑形成等)。Rac 对 Rho 具有调节作用,机制不明。

二、细胞外分子的趋化作用

在某些情况下,细胞外的化学分子能指引细胞的运动方向。有时,细胞运动由基底层上不溶于水的分子指引;有时,细胞能感应外界的可溶性分子,并朝该分子泳动,即具有趋化性

(chemotaxis)。许多分子都可以作为趋化因子,包括糖类、肽、细胞代谢物、细胞壁和膜脂等。例如,网柄菌属(*Dictyostelium*)阿米巴趋向高浓度的 cAMP 运动;白细胞趋向由细菌分泌的三肽 Met - Leu - Phe 运动,进而吞噬细菌。所有趋化分子的作用机制相似,即趋化分子结合细胞表面受体,激活 G 蛋白介导的信号传递系统,然后通过激活或抑制肌动蛋白结合蛋白影响细胞骨架的结构。

三、Ca^{2+} 梯度

细胞前后趋化分子的浓度差很小,细胞如何感应这么小的浓度差呢?研究发现,在含有趋化分子梯度的溶液中,运动细胞的胞质中 Ca^{2+} 的分布也具有梯度,即在细胞前部 Ca^{2+} 浓度最低,在后部 Ca^{2+} 浓度最高。当改变细胞外趋化分子的浓度梯度时,细胞内 Ca^{2+} 的梯度分布也随之发生改变,在趋化分子浓度高的一侧 Ca^{2+} 浓度最低。而后细胞改变运动方向,按照新的 Ca^{2+} 浓度梯度运动。可见 Ca^{2+} 梯度决定了细胞的趋化性。

许多肌动蛋白结合蛋白都受 Ca^{2+} 浓度调节,如肌球蛋白Ⅰ和肌球蛋白Ⅱ、凝溶胶蛋白(gelsolin)、毛缘蛋白(fimbrin)和 α-辅肌动蛋白(α-actinin)等。因此,Ca^{2+} 可以调节细胞在运动中的凝-溶转换(gel-sol transition),细胞前部的低 Ca^{2+} 环境有利于形成肌动蛋白网络,后部高 Ca^{2+} 环境则导致肌动蛋白网络解聚形成溶胶。

四、影响细胞骨架与运动的药物

一些特殊药物可改变肌动蛋白的聚合状态,影响细胞的生物特性。细胞松弛素(cytochalasins)是由真菌所分泌的代谢产物,它可阻止肌动蛋白分子聚合,使动物细胞的各种活动瘫痪,包括细胞移动、吞噬作用、胞质分裂等。细胞松弛素的主要作用是和肌动蛋白快速生长的正极处结合,制止肌动蛋白分子聚合成微丝。

另一种药物是鬼笔环肽(phalloidin)。它是由毒蕈提取的剧毒生物碱,不同于细胞松弛素,它稳定微丝,抑制解聚。因为它不易通过细胞质膜,为了有效作用必须将它注射入细胞内,这样才能阻断变形虫和培养细胞的迁移运动。鬼笔环肽只与聚合的微丝结合,而不与肌动蛋白单体分子结合,破坏了微丝聚合及解聚的动态平衡。

纺锤体微管对有些药物很敏感,如秋水仙素(colchicines)。每分子秋水仙素能和 1 个微管蛋白分子结合,阻止了它的聚合能力。因此,1 个分裂细胞加入了秋水仙素就会引起有丝分裂纺锤体消失,在几分钟内就阻止细胞的分裂。当这些药物被去除后,纺锤体很快出现,有丝分裂重新形成。由于这些药物能破坏纺锤体的微管,那些快速分裂的细胞将很快被杀死。因此,抗分裂药物,如长春新碱、长春碱广泛地使用于抗癌治疗。除了上述抑制微管聚合的药物外,还有一些药物,如紫杉酚(taxol),能紧密和微管结合,起到稳定微管、抑制微管解聚的作用,这样可使分裂期的分裂细胞停止分裂。

第四节 细胞运动与医学

原发性纤毛运动障碍(PCD)或纤毛无运动综合征是纤毛超微结构具有特异的、先天性遗传缺陷导致的一组疾病。目前认为,PCD 是一种常染色体隐性基因遗传病,有家族倾向。

卡塔格内综合征是 PCD 的一种表现形式，由鼻旁窦炎、支气管扩张、内脏反位临床三联征组成。一些成年患者，精液检查结果显示精子无运动，导致不育。研究发现胚胎上皮的纤毛运动与内脏器官的右旋和双侧对称性有关。纤毛运动障碍时胎儿器官排列失常使内脏旋转不良。PCD 纤毛异常一般以内、外动力蛋白臂的缺如为常见，故许多学者认为动力蛋白臂的缺如对 PCD 的诊断具有特异性。有报道，PCD 患者纤毛动力蛋白臂中 ATP 酶缺乏或代谢异常，以致微管滑行缺乏能量，使纤毛摆动受阻，而微管的异常组合亦将影响纤毛的清除功能。由于 PCD 纤毛异常的不可逆性，故患者气道的防御工具——黏液纤毛系统将不能正常地工作。

与阿尔茨海默病(AD)临床症状的严重性最有关的是新皮质和海马中突触的丧失。突触丧失中断了脑内很多功能通路中的联系，引起多方面的功能障碍，尤其严重的是认知和记忆衰竭。因此，突触丧失是痴呆的生物学的最合理的原因。究竟是什么原因引起突触丧失？早有学者提出，不正常的和有缺陷的轴浆流(axoplasmic flow)所引起的营养障碍可导致神经炎和轴突死亡。轴浆流是神经活动的基本机制，通过这种机制，基质和细胞器从细胞体运出，经轴突和树突，运送至这两种突起的末梢；而其他产物从末梢运回至胞体。实验已经证明，这一运输过程主要依赖于完整无损的微管。微管一旦被融化或溃解，轴浆运输旋即终止。驱动蛋白为沿着微管顺行方向的快速运输提供动力；而动力蛋白是逆行运输方向的动能。这两种运动蛋白通过水解 ATP 获得能量，但两者必须沿着完好无缺的微管起作用。早在 30 多年以前，皮质活体组织的电镜研究首次证明，在 AD 的神经元中微管是缺乏的或是扭曲变形的。目前，正在进行的运动蛋白异常的研究也将为通过轴浆流减少的方式而引起 AD 突触丧失的假说作出贡献。

癌症患者恶化细胞内的微丝短、微丝束减少。由于微丝的组装发生了变化，使微丝不能呈束。间期恶化细胞内的微管数目减少。由于钙调蛋白增多，抑制微管聚合，使癌细胞的细胞器的运动发生异常。

肿瘤的浸润和转移是恶性肿瘤的生物学特征之一。与肿瘤转移有关的因素很多，其中肿瘤细胞活跃的移动能力是浸润生长的重要因素。实验表明，具高度侵袭力的肿瘤细胞，往往同时具有活跃的移动能力。有报道肿瘤细胞内微管存在的状况及在各种影响因素作用下微管的形态改变特征与肿瘤细胞侵袭及肿瘤转移潜能有关。观察显示，细胞的伪足是运动和侵袭的部分，去核的伪足细胞部分，虽然不能保持长久存活，但仍表现出具有对刺激的感受和朝向刺激物方向的运动能力。作为细胞骨架系统成分之一的微管，分散在胞质中，在正常细胞运动及肿瘤侵袭的活动中起着重要作用。许多微管抑制物，如秋水仙碱能与微管蛋白 α、β 结合，阻止二聚体形成，长春碱破坏业已形成的微管，从而起到抗肿瘤作用。有报道称，抗癌药物道诺红菌素能破坏细胞微管成分，可能抑制肿瘤细胞的转移。

有研究表明，正常胆道括约肌细胞含有大量排列整齐、集结成束的微丝及密体，这是胆道括约肌产生"高压带"，以调节胆流的重要结构基础。如果某些因素促使这一结构发生构型或数量的变化，必将影响胆道括约肌的收缩功能，继而对整个胆系产生重大影响。因此，胆道括约肌细胞骨架的改变，对于目前所谓胆道括约肌功能紊乱及胆结石成因等的解释均具有重要意义。

相信在不久的将来，随着细胞骨架的基础研究的进展，在这方面探讨疾病的发病机制和治疗手段将大有可为。现在凭借荧光显微镜、透射电镜技术、超高压电镜技术、免疫组化技术等进行研究,这些技术的局限性也使目前的研究难以深入。随着技术的发展,必将揭示细胞骨架在某些疾病发生中的作用,找到更好的治疗方法,使基础研究为临床实践提供理论基础。

(刘 雯)

第十二章　细胞内遗传信息的流动

遗传信息是指 DNA 分子中碱基(核苷酸)的排列顺序，正是这一个个核苷酸构成的基因将遗传信息从细胞传递给细胞，从亲代个体传递给子代个体。遗传信息的这种储存、传递及交换称为遗传信息的流动(the flow of genetic information)，主要包括 DNA 复制、转录和翻译 3 个过程。其中转录和翻译又称为基因表达。

第一节　遗传信息的储存和表达

遗传物质 DNA 主要存在于细胞核中，只有少部分存在于细胞质的线粒体或叶绿体中。DNA 分子携带的遗传信息控制着细胞的生命活动，决定生物体的遗传性状及生物学行为。遗传信息蕴藏于 DNA 分子的核苷酸序列中，核苷酸数目及排列顺序的变化，使遗传信息呈现出多样性与复杂性。组成 DNA 分子的核苷酸有 4 种，在有 n 个核苷酸组成的 DNA 分子中，其核苷酸的排列方式(即遗传信息量)将为 4^n 种。这说明，遗传信息的含量与组成 DNA 的核苷酸数量成正比。核苷酸数量越多，其排列组成的方式就越复杂，DNA 所包含的遗传信息也就越丰富。

原核细胞没有完整的细胞核，DNA 含量少，通常只有 1 个 DNA 分子，遗传信息少。真核细胞中 DNA 含量比原核细胞多得多，其核内遗传信息的总和称为核基因组，即单倍体 DNA 分子所含的全部遗传信息。人核基因组 DNA 含量(n)约为 3.2×10^9 bp，所含遗传信息量(4^n)达到天位数字，即 4 的 3.2×10^9 次方。

真核细胞内 DNA 分子与组蛋白结合形成复合体，通过有序包装及高度压缩而储存在染色体上。这种储存方式将 DNA 分子稳定在细胞核内，有利于通过细胞分裂将遗传物质平均分配给 2 个子细胞，同时保证了基因的准确复制及表达。

一、DNA 复制

DNA 复制(duplication)是指通过 DNA 合成酶系的作用，亲代 DNA 合成与自身分子结构相同的子代 DNA 的过程。此过程涉及多种酶及蛋白质的参与，这些物质相互配合，保证了 DNA 复制的准确性。

DNA 复制需要 4 种 dNTP 为原料(dATP、dGTP、dCTP 和 dTTP)，亲代 DNA 双链作为模板，高能物质 ATP 供能及多种酶作为催化剂。催化 DNA 合成的主要酶类是 DNA 聚合酶(DNApolymerase，DNA-pol)，包括原核细胞中的 DNA 聚合酶Ⅰ、Ⅱ、Ⅲ和真核细胞中的 DNA 聚合酶 α、β、δ、ϵ。

DNA复制从特定起点同时向两个方向进行,称为双向复制(图12-1)。整个复制过程是连续的,为便于理解,通常将其人为分为起始、延伸和终止3个阶段。

（一）起始

首先,多种特定的蛋白质因子及酶准确辨认复制起点的复制源序列,并与之结合形成起始复合物;继而,解旋酶及相关的蛋白质结合到复制起点,将复制起点的DNA双链解开,局部形成复制泡,复制泡连同两侧的未解链区构成2个复制叉。在复制起点处,在RNA聚合酶作用下,以$3'→5'$DNA链为模板,按碱基互补原则,沿$5'→3'$方向合成小段RNA引物。

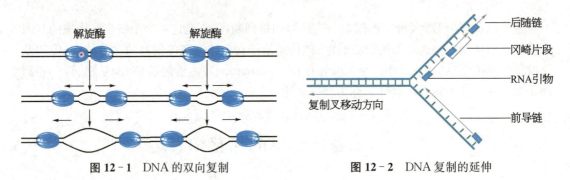

图12-1 DNA的双向复制　　　　图12-2 DNA复制的延伸

（二）延伸

DNA聚合酶的作用具有方向性,只能催化新链沿$5'→3'$方向延伸。这就意味着亲代DNA的一条链可以被连续复制,另一条则只能以短片段的方式分段复制,这称为半不连续复制(semidiscontinuous replication)。连续复制的DNA链只在复制起点处需要引物引导,其延伸方向与解链方向一致,复制速度快,称为前导链(leading strand);分段复制的DNA链的每一段都需要一小段RNA引物;在引物引导下合成的DNA小片段称为冈崎片段(Okazaki fragment)。不连续复制的DNA链延伸方向与解链方向相反,复制速度慢,被称为后随链(lagging strand)(图12-2)。

（三）终止

延伸的DNA新链接近前方的RNA引物时,在酶的作用下,RNA引物被水解,从而使DNA新链继续延伸填补引物水解留下的空隙。在DNA连接酶的作用下,后一冈崎片段的$3'$端与前一冈崎片段的$5'$端或前导链的$5'$端相连接,最终完成DNA复制。

与原核细胞相比,真核细胞DNA复制的特点包括：①复制起点多,真核细胞的每个DNA分子可有100~1 000个复制起点。包含1个复制起点、能够独立进行复制的复制单位称为复制子(replicon)。随着复制的延伸,相邻复制子汇合相连,最终完成复制。原核细胞只有1个复制起点,即只有1个复制子。②DNA延伸速度慢,真核细胞具有特殊的核小体结构,不易解链,因此DNA复制的速度比原核细胞慢。③RNA引物及冈崎片段小,真核细胞DNA复制的RNA引物约为10 bp,冈崎片段为100~200 bp;而原核细胞内RNA引物可达数十碱基,冈崎片段为1 000~2 000 bp。④复制的不连续性,真核细胞DNA复制全部完成前,不能开始下一轮的复制,原核细胞复制完成前,可在起点上开始新一轮复制。

二、基因表达

基因的遗传信息通过转录(transcription)和翻译(translation),转化为特定蛋白质分子的结构信息的过程称为基因表达(图 12-3)。通过基因表达,基因的遗传信息表现为细胞和生物体的遗传性状。

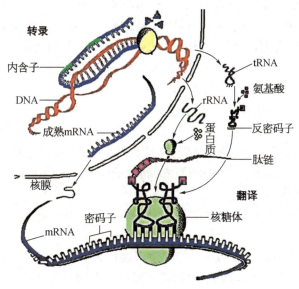

图 12-3 基因表达过程示意图

(一) 转录

与整个 DNA 分子完全复制的 DNA 复制不同,转录只是 DNA 分子上部分功能片段(基因)的转录。DNA 分子上被转录的基因包括基因产物是蛋白质的结构基因和 RNA 基因。结构基因上的碱基排列顺序决定了编码蛋白质的氨基酸序列,是蛋白质合成的原始模板。由细胞基因转录 mRNA 则是蛋白质合成的直接模板。因此,mRNA 从功能上衔接了 DNA 和蛋白质两种生物大分子。基因的 DNA 分子双链中,一条用作转录 RNA 的模板,另一条不转录,分别称作模板链(template strand)或反义链(antisense strand)和编码链(coding strand)或有意义链(sense strand)。1 个双链 DNA 分子上有很多基因,并非每个基因的模板链都在同一条 DNA 单链上,也就是说,某个基因的模板链在同一 DNA 分子的另一基因则可能是编码链。基因的这种选择性转录方式称为不对称转录(asymmetric transcription)(图 12-4)。

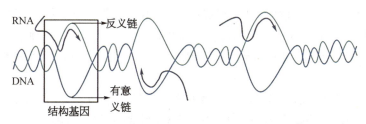

图 12-4 不对称转录

1. 转录起始 首先 RNA 聚合酶在转录因子的帮助下与启动子结合,使 DNA 双螺旋局部解旋,在解开的双链部分以 3′→5′端的单链 DNA 为模板开始转录。

启动子是转录起始时 RNA 聚合酶与模板 DNA 结合的部位,是基因上游的调控序列,是控制转录的关键部位。在启动子部位,只有当 RNA 聚合酶和解开的 DNA 双链形成稳定的酶——DNA启动子复合物时,转录才能开始。

2. **转录链延长**　RNA聚合酶沿RNA模板链从3′→5′端移动,以碱基配对方式将相应的核苷酸结合上去,使合成的RNA链由5′→3′端方向逐渐延长。

存在原核细胞质和真核细胞核中的RNA聚合酶是转录过程的关键酶。原核细胞内只有一种类型的RNA聚合酶,能催化mRNA、rRNA和tRNA的合成。真核细胞内有3种类型RNA聚合酶,功能具有专一性。RNA聚合酶Ⅰ存在于核仁中,初级转录物是45S rRNA,RNA聚合酶Ⅱ的初级转录物是mRNA前体(hnRNA),RNA聚合酶Ⅲ的初级转录物是5SrRNA、tRNA、snRNA等。

3. **转录终止**　移动的RNA聚合酶到达终止子时,转录终止,RNA聚合酶与DNA分离,释放出新合成的RNA分子,DNA恢复双螺旋结构。DNA链上从启动子直到终止子为止的长度称为1个转录单位,此转录单位称为转录子(transccripton)。

（二）转录产物的加工

真核细胞内转录生成的RNA是初级转录物(primary transcripts),需经过不同方式的加工修饰,才具有生物学活性。

1. **mRNA前体的加工**　结构基因的转录产物称为mRNA前体,其分子量是细胞质中成熟mRNA的4～5倍,且不具功能活性,需要经过戴帽、加尾、剪接等加工过程才能成为成熟的mRNA(图12-5)。

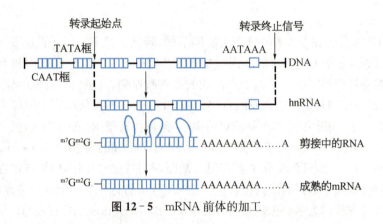

图12-5　mRNA前体的加工

(1) 戴帽:mRNA前体在核内转录形成后,在甲基化酶作用下,其5′端要加上7-甲基-鸟嘌呤核苷的帽子,该过程称为戴帽(capping)。"帽"能使mRNA进入细胞质后,易被核糖体小亚基识别,并与之结合;还可起到封闭mRNA5′端,使其免受磷酸酶和核酸酶的消化,增加其稳定性的作用。

(2) 加尾:在mRNA前体3′AAAUAA序列下游15～20 bp处,经加尾酶的作用,水解掉10～15个核苷酸,然后接上100～200个腺苷酸,形成多聚腺苷酸(polyA)"尾巴"的过程叫加尾(tailing)。polyA的功能主要是保持mRNA3′端稳定,不受酶的破坏,并可促使mRNA由细胞核转运至细胞质中。

(3) 剪接:在酶的作用下,按"GT-AG"法则将mRNA前体中内含子切掉,把各个外显子按顺序连接起来的过程称为剪接(splicing)。

经上述加工过程形成的成熟mRNA由核孔进入细胞质,作为合成蛋白质的模板。

2. tRNA 前体的加工　tRNA 基因转录产物 tRNA 前体的加工过程包括:3′端 CCA 取代 UU 构成作为氨基酸结合部位的氨基酸臂,切除 5′端的 16 个核苷酸先导序列(leader sequence),剪除内含子后将外显子连接,部分碱基被修饰为稀有碱基,使 tRNA 分子单链内部自身回折最终形成特殊的三叶草构型(图 12-6)。

3. rRNA 前体的加工　rRNA 基因包括 45S rRNA 基因和 5S rRNA 基因,其转录产物加工后,参与核糖体大、小亚基的组装。

三、翻译

按照成熟 mRNA 提供的编码信息在细胞质内合成具有特定序列多肽链的过程称为翻译。在蛋白质生物合成中,mRNA 是编码蛋白质合成的模板,tRNA 按密码子转运相应氨基酸;核糖体则是蛋白质合成的场所,不仅组织了 mRNA-tRNA 的

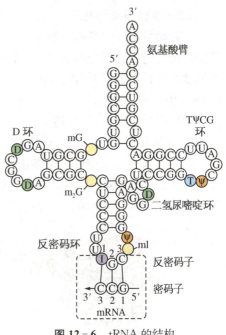

图 12-6　tRNA 的结构

相互识别,将遗传密码翻译成蛋白质的氨基酸序列,并且控制了多肽链的形成。蛋白质的合成过程包括氨基酸的活化、肽链合成的开始、肽链的延长和肽链合成的终止。

(一) 氨基酸的活化

在氨基酰-tRNA 合成酶的催化下,将活化的氨基酸连接到 tRNA3′端-CCA 的 A 端上,形成氨基酰-tRNA 复合体。氨基酰-tRNA 复合体以 tRNA 反密码子识别 mRNA 的三联体密码,将相应的氨基酸转运到核糖体上,进行蛋白质识别。TψCG 臂是与核糖体相互作用的部位。二氢尿嘧啶环是氨基酰-tRNA 合成酶的识别部位。

(二) 肽链合成的起始

在起始因子(IF)作用下,核糖体小亚基 30S 与 mRNA 起始密码子 AUG 及起始子-tRNA(原核生物为甲酰甲硫氨酰-tRNA)结合,形成 30S 起始复合体,然后大亚基 50S 再与小亚基结合,形成 70S 起始复合体。在 70S 起始复合体上,起始子 tRNA 上的反密码子与 mRNA 上的起始密码子 AUG 互补配对,并且恰好结合在核糖体的 P 位上,开始合成蛋白质(图 12-7)。

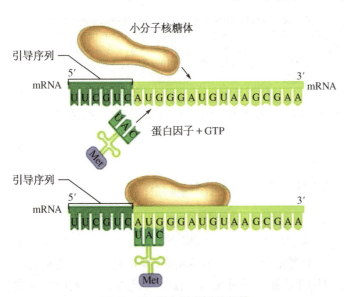

图 12-7　蛋白质翻译的起始

(三) 肽链合成的延长

在起始复合体的基础上氨基酰-tRNA入位识别密码子,多肽链形成及核糖体移位,氨基酸依次通过肽键结合至应有长度。按 mRNA 的密码子,相应的氨基酰-tRNA 进入 A 位,在转肽酶和延长因子作用下,P 位上的氨基酸与 A 位上的氨基酸间形成肽键,大亚基沿 mRNA 由 5′→3′端向前移动 1 个密码子,于是发生移位。A 位上 tRNA 及氨基酸移至 P 位上,于是,A 位又空出,可接纳下一个氨基酰-tRNA。如此循环往复,使多肽链不断延长。

(四) 肽链合成的终止

当核糖体移至 mRNA 的终止密码(UAA、UAG、UGA),不能被任何一个氨基酰-tRNA 所识别,于是肽链合成终止。在释放因子(RF)的作用下,多肽链释放出来,tRNA 离开核糖体,mRNA 脱离结合。核糖体大、小亚基解离(图 12-8)。

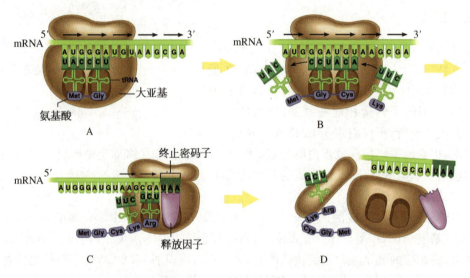

图 12-8 肽链的延长和终止过程

A. 氨酰 tRNA 分子结合到核糖体 A 位点;B. 肽酰转移酶催化形成新的肽键,核糖体小亚单位沿 mRNA 由 5′→3′端准确移动 3 个核苷酸的距离,E 位点 tRNA 从核糖体释放,另一氨酰 tRNA 可以结合到 A 位点,如此循环完成整个多肽链的延伸;C. 当核糖体移至 mRNA 的终止密码(UAA、UAG、UGA),不能被任何一个氨基酰-tRNA 所识别,于是肽链合成终止;D. 在释放因子作用下,多肽链释放出来,tRNA 离开核糖体,mRNA 脱离结合,核糖体大小亚基解离

新合成的多肽链需经过一定的修饰加工,切除 N 端的甲酰蛋氨酸等,并折叠成具有特定结构的蛋白质。

第二节 遗传信息表达的调控

同一机体的所有细胞都具有相同的该物种的整套基因,携带个体生存、发育、代谢和生殖等所需的全部遗传信息。这些遗传信息并非同时全部表达出来,即使是结构极简单的病毒,其基因组所含的全部基因也不是以同样的强度同时表达。在结构复杂的生物体内,不同组织细胞的基因表达情况不同,有些基因被启动而表达,有些基因受抑制不表达或少表达,即使是同一类型的细胞,不同的发育阶段,基因表达也存在差异。这说明,细胞发挥正常功能要求各种基因产物的量要适宜,既不能多,也不能少。这是通过细胞内精密的基因表达调控体系实现的。

这种基因表达调控的机制是,某一调控体系在需要时被打开,不需要时被关闭或抑制。"开"和"关"的控制涉及基因信息传递过程的多个环节。相对来说,对原核生物基因表达调控的研究较为详细,而对真核生物基因表达调控的研究,许多问题有待进一步阐明。

一、基因表达调控的特征

(一)基因表达的时空性

基因表达具有严格的时间和空间特异性,这是基因的启动子和增强子与调节蛋白相互作用决定的。按照功能需要,某一特定基因表达严格按照一定的时间顺序发生,称为基因表达的时间特异性(temporal specificity)。例如,多细胞生物从受精卵到组织、器官形成的不同发育阶段,不同的基因严格按照特定时间顺序开启或关闭,表现为与分化、发育一致的时间性。在个体某一生长发育阶段,不同组织器官的同一基因产物表达与否及表达量的差异,称为基因表达的空间特异性(spatial specificity);在不同组织细胞,表达的基因数量、种类、强度各不相同,称为基因表达的组织特异性(tissue specificity)。例如,肝细胞中鸟苷酸循环酶类的基因表达水平高于其他组织细胞,而精氨酸为肝脏所特有。

(二)环境因素对基因表达的影响

根据环境因素对基因表达的强度影响程度,基因表达分为组成性表达和适应性表达两类。

1. 组成性表达(costitutive expression) 是指不太受环境改变而变化的一类基因表达。这类基因称为管家基因(housekeeping gene),其表达产物是细胞或生物体整个生命过程中都持续需要而必不可少的。因此,这类基因几乎在生物体的任何细胞、任何生长发育阶段都持续表达。

2. 适应性表达(adaptive expression) 是指容易受环境变化的影响,导致表达水平改变的一类基因表达。环境变化使基因表达水平增高的现象称为诱导(induction),相应的基因称为可诱导基因(inducible gene)。相反,环境变化使基因表达水平降低的现象称为阻遏(repression),相应的基因称为阻遏基因(repressible gene)。

原核生物、单细胞生物的细胞生存环境经常会有剧烈的变化,这些生物通过改变基因的表达来适应环境。例如,在环境中葡萄糖充足时,细胞利用葡萄糖作为能源和碳源;而当环境中缺少葡萄糖时,则通过基因表达调控机制合成利用其他糖类的酶,以满足生长的需要。

(三)基因表达调控的环节

改变遗传信息传递过程任何环节均会影响基因的表达。遗传信息以基因形式储存于DNA分子中,基因拷贝越多,表达产物也越多。某一特定细胞基因组DNA的选择性扩增可使某种或某些蛋白质分子高水平表达。转录过程的许多环节均可作为调控点,是基因表达调控最重要、最复杂的一个层次。真核细胞的转录后加工过程也是基因表达的重要调节方式。在翻译过程中,影响蛋白质合成的因素,同样也是调节基因表达的因素。翻译后的加工可直接、快速地改变蛋白质的结构和功能,是细胞对外环境变化或者某些特异刺激应答时的快速反应机制。总之,在遗传信息传递过程中的各个环节,各个水平均存在基因表达的调控机制。

二、原核生物基因表达的调控

原核生物是单细胞生物,基因组由1条环状双链DNA组成,转录和翻译相偶联,在同一时间和空间进行。原核生物的生命活动与周围环境的关系非常密切,在长期进化过程中,产生了对环境的高度适应性和高度应变能力,能够不断调节各种不同基因的表达,迅速合成自身需要的物质,同时又迅速停止合成并降解不再需要的物质,以适应周围环境、营养条件的变化,使自身的生长繁殖达到最优化。原核生物基因表达的调控主要在转录水平,其次是翻译水平。

三、真核细胞基因表达的调控

真核生物的不同组织器官的细胞虽然含有相同的基因组,但在个体发育的不同阶段,细胞内的基因表达是不同的。例如,胎儿蛋白基因仅在胚胎期表达,出生后不表达;珠蛋白基因,有些在胚胎前期表达,有些则在胚胎后期表达。此外,同一个体不同组织器官的细胞,基因表达的种类和数量也存在明显的差异。例如,大鼠肝细胞基因转录的量是肾细胞和脾细胞的2倍多。真核细胞遗传信息量大,合成的蛋白质种类多,其基因表达的调控在多层次、多水平上进行,并且具有复杂的时空性。因此,真核细胞基因表达调控比原核生物复杂得多(图12-9)。

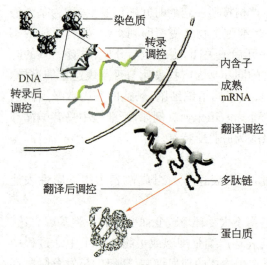

图12-9 真核细胞基因表达的调控

（一）转录前调控

真核细胞基因组DNA与组蛋白、非组蛋白及少量RNA组成染色质,且染色质有一定程度的盘绕、折叠。组蛋白与DNA结合,即可保护DNA免受损伤,维持基因组的稳定性,也可抑制基因的表达,是基因表达的重要调控因素。

（二）转录调控

真核细胞基因转录调控是通过顺式作用元件和反式作用因子相互作用实现的。顺式作用元件(cis-acting elements)是指那些与结构基因表达调控相关的、能够被基因调控蛋白特异性识别并与之结合的DNA序列,包括启动子、增强子及反应元件等。反应元件存在启动子附近或增强子内,能介导基因对细胞外的某些信息分子产生反应。反式作用因子(transacting factor)包括与顺式作用元件特异结合的一些转录因子。只有当各类转录因子与启动子或增强子、转录因子之间及转录因子与RNA聚合酶之间相互作用,才能启动基因的转录。转录因子的大多数是正性调节因子,起激活转录的作用;少数是负性调节因子,起抑制转录作用。另外,转录因子受激素、病毒、金属离子、光、热、射线及化学物质的影响将改变其作用,转录因子与特异调控序列结合的能力的改变也将改变其作用。因此,转录水平的调控是复杂而关键的调节环节,受多种因素的影响。

（三）转录后调控

转录形成的前体 RNA(hnRNA)长度比成熟 mRNA 长得多，它既有编码序列，又包括内含子，需加工为成熟的 mRNA，并由细胞核转至细胞质，方能作为模板参与蛋白质的合成。加工过程中的选择性剪接(alternative splicing)的效率及戴帽、加尾等过程都受到调控并决定转录后 mRNA 的特征。

（四）翻译调控

翻译水平的调控主要包括 mRNA 的稳定性、翻译的准确性、翻译的效率等。这些过程受 mRNA 的成熟度、核糖体的数量、起始因子(IF)、延长因子(EF)、释放因子(RF)及各种酶的影响。例如，IF 的活性是通过其磷酸化调节的，一些致癌剂，如佛波酯(phorbol ester)或癌基因产物等，通过信号传递途径或作为这一途径成分，调节 IF 的磷酸化；而一些病毒（如脊髓灰质炎病毒）也可以使某些 IF 降解而失去活性。

（五）翻译后调控

翻译后形成的初级产物需要在细胞质中加工、修饰才能成为有活性、成熟的蛋白质。有的初级产物是 1 条多肽链，经剪接加工、组装后形成由几条肽链构成的蛋白质，胰岛素的加工过程便是如此；有的初级产物加工后，又可形成多种具有不同功能的蛋白质，如促黑色素激素和 β-内啡肽等是由 1 条多肽链的初级产物经剪接加工后形成的；还有的初级产物需要化学集团的修饰。

第三节　遗传信息表达调控的复杂性

事实上，真核细胞基因表达调控是非常复杂的，它是一个多层次、多水平、多因素的网络调控过程，但很多调控环节的调控机制尚不完全清楚，有待进一步研究。本节内容以竞争性内源性 RNA(competing endogenous RNA，ceRNA)调控网络为例，说明遗传信息表达调控的复杂性。

ceRNA 调控机制是指各种类型的 RNA 分子(包括 mRNA、假基因转录产物、长链非编码 RNA 等)，只要具有共同的 miRNA 反应元件(MRE)，就可以通过竞争性结合 miRNA 而相互调控。这些 RNA 分子就互为 ceRNA 分子。即当某一基因的 RNA 转录本上调时，它的靶 miRNA 的浓度就会下降，进而使得那些与它拥有相同 MRE 的 RNA 分子上调；反之亦然。该机制是由哈佛大学的 Salmena 等在总结了大量 miRNA 相关研究的基础上，于 2011 年在 Cell 杂志上提出的一种全新的调控机制。它阐述了 mRNA、假基因、长链非编码 RNA(lncRNA)之间如何通过 MRE 进行"对话"的。ceRNA 调控机制的提出，为我们描绘了一个更加广泛的基因调控网络，极大地拓展了人类基因组遗传信息的功能，同时也彻底颠覆了"蛋白质编码基因只有翻译成蛋白质才能发挥作用"这一传统理念，对基因的调控机制研究具有划时代的意义。

一、非编码 RNA 的革命

非编码 RNA(non-coding RNA，ncRNA)是指不编码蛋白质的 RNA 分子。它还有另外一些叫法，如非蛋白编码 RNA(non-protein-coding RNA，npcRNA)、非信使 RNA(nonmessenger RNA，nmRNA）、功能 RNA(functional RNA，fRNA）。这些 RNA 的共同特点是都能从基因组上转录而来，但是不翻译成蛋白，在 RNA 水平上就能行使各自的生物学功能。ncRNA 包括一系列高丰度、具有重要功能的 RNA，如转运 RNA(tRNA)、核糖体 RNA(rRNA)，以及小核 RNA(snRNA)、小核仁 RNA(snoRNA)、微小 RNA(miRNA)、小干扰 RNA(siRNA)、Piwi 相互作用 RNA(piRNA)及长链非编码 RNA(long noncoding RNA，lncRNA)等（图 12-10）。人类基因组中编码 ncRNA 的基因数量还不明确，然而近期的转录体研究和生物信息学研究表明存在着成千上万的 ncRNA。

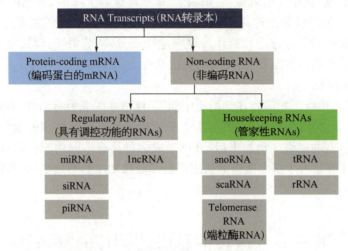

图 12-10　RNA 转录本

人类的基因组比低等生物大 30 倍，然而，蛋白质编码基因的数量却与低等生物相似，这提示我们基因组中的非编码部分在高等真核生物的复杂性调控网络中发挥着重要的作用。事实上，哺乳动物转录组有很大一部分并非蛋白编码基因的外显子，这也提示哺乳动物基因组中"携带信息"的比例远比之前预期的要大得多。值得注意的是，关于癌症基因组和转录组的系统分析已经深刻改变了人们对 ncRNA 的认识。研究已发现一些基因重排，如缺失、扩增、倒位和染色体易位除了能够影响蛋白编码基因，还能够影响非编码基因。

尽管目前研究开始关注 ncRNAs 和特殊调节机制间的关系，但对于非编码转录在基因组规模上的影响仍知之甚少，而且有关蛋白编码基因的非编码功能也鲜为人知。近期一些理论和实验研究提示 RNA 之间通过竞争有限的 miRNA 池而影响彼此的水平。ceRNA 调控网络将解释编码和非编码转录组的新功能，阐述它的机制，讨论目前支持该网络调控的实验证据，以及改变其动态平衡的后果。总之，ceRNA 调控网络假设所有类型的 RNA 转录体都通过一种新的"语言"进行交流，这种"语言"的媒介就是 miRNA 反应元件(microRNA response elements，MRE)，而近期实验技术的发展支持了该调控网络的存在。

二、ceRNA 调控网络的组成

（一）miRNA

miRNA 是一类真核生物的内源性小分子单链 RNA，长度约为 22 个核苷酸。在生物进化中相对保守，不编码蛋白质，是近些年发现的 ncRNA 成员之一。miRNA 可以与靶基因的

mRNA 结合,影响靶基因 mRNA 的翻译及稳定性。miRNA 参与了细胞的分化、增殖、凋亡等基本生理过程,还通过多种信号通路广泛参与多种恶性肿瘤的发生和发展。

MRE 是指位于 mRNA 分子上的 miRNA 结合位点,通常是位于基因的 3′- UTR。miRNA 通过与靶标 mRNA 的 MRE 特异性结合,诱导靶基因 mRNA 降解(高度互补)或抑制其翻译为蛋白质(部分互补),从而在转录后水平调控基因的表达。由于 mRNA 上的大多目标位点与其相应的 miRNA 只有部分碱基互补,1 条 miRNA 可能作用于上百个 mRNAs。同时,1 条 mRNA 含有多个 miRNAs 的结合位点,从而形成复杂的调节网络。miRNAs 在转录后水平起作用,它可减少哺乳动物蛋白编码基因约 30% 的表达。

(二) 蛋白编码基因

目前已证实人类基因组中大约有 20 000 个蛋白编码基因,其中很多基因的 mRNA 中密布 MREs。随着验证编码基因转录体上 MREs 的能力的增加,就越能预测 miRNA 依赖的调节,通过这种预测,加上恰当的验证步骤,将会在验证 ceRNA 假说中发挥重要的作用。

(三) 假基因

假基因(pseudogene)是指具有与编码基因相似的序列,但是由于有许多突变以致失去了功能的基因。假基因的产生有两种方式:① 复制(duplication)即复制后基因发生序列变化而失去功能,这样产生的假基因带有内含子,称为 non-processed 或 duplicated pseudogenes。② 返座(retrotransposition),即 mRNA 转录本经过反转录为 cDNA,再插入基因组,由于插入位点不合适或序列发生变化而导致失去功能。这种类型的假基因不含内含子,被称为 processed pseudogenes 或 retropseudogene。假基因和正常基因的结构上的差异包括在不同部位上的程度不等的缺失或插入、在内含子和外显子邻接区中的顺序变化、在 5′端启动区域的缺陷等。这些变化往往使假基因不能转录并形成正常的 mRNA 从而不能表达。

基因测序显示人类有至少 19 000 个假基因,其中大部分可以转录。由于假基因无法编码蛋白,它们一直被认为是没有功能的,并被称为"垃圾"。然而,假基因中却隐含着迷人的生物学进化史,假基因和其对应蛋白编码基因拥有共同的祖先,尤为重要的是,基因和相应的假基因之间的序列有高度的相似,因此假基因的转录产物也拥有 MRE,这提示它们可被相同的 miRNA 结合。

(四) lncRNA

lncRNA 是一类本身不编码蛋白、转录本长度超过 200 nt 的长链 ncRNA 分子。人们对 lncRNA 的认识还处在初级阶段,起初被认为是基因组转录的"噪声",是 RNA 聚合酶 II 转录的副产物,不具有生物学功能。然而,近年来的研究表明,lncRNA 参与了 X 染色体沉默、基因组印记及染色质修饰、转录激活、转录干扰、核内运输等多种重要的调控过程,可在多层面上(表观遗传调控、转录调控及转录后调控等)调控基因的表达。lncRNA 的这些调控作用也开始引起人们广泛的关注。哺乳动物基因组序列中 4%~9% 的序列产生的转录本是 lncRNA(相应的蛋白编码 RNA 的比例是 1%),虽然近年来关于 lncRNA 的研究进展迅猛,但是对绝大部分的 lncRNA 的功能仍然是不清楚的。随着研究的推进,各类 lncRNA 的大量发现,lncRNA 的研究将是 RNA 基因组研究非常吸引人的一个方向,使人们逐渐认识到基因组存在人类知之甚少的"暗物质"。

三、ceRNA 调控网络

(一) RNA 间通过 ceRNA 进行对话

传统观念认为,miRNAs 负性调节基因,降低目标 RNAs 的稳定性或抑制其翻译。因此,miRNAs 通常被视作活性调节元件,而目标 mRNAs 则被视为 miRNAs 的沉默对象(图 12-11A)。相反,在 2009 年,Seitz 通过计算推测出已证实的 miRNA 结合位点能够作用于 miRNAs,从而调节 miRNA 的作用。最近的实验证实,由于假基因和其对应的基因序列具有高度同源性,因此常常拥有很多相同的 MRE,所以假基因可以与其所对应的蛋白质编码基因竞争相同的 miRNA 池,导致 miRNA 水平和活性的下降,进而使 miRNA 的靶 mRNA 表达上调。lncRNA 也可以下调 miRNA 的表达水平,进而 miRNA 的靶 mRNA 表达上调。综上所述,mRNA、假基因的转录产物和 lncRNA 都可以与 miRNA 结合。

因此,ceRNA 调控网络机制认为除了传统的 miRNA-RNA 作用方式外,还存在反向的 RNA-miRNA 作用方式,这样编码 RNA 和非编码 RNA 就可以通过竞争 miRNA 进行交互。在这个假说的基础上,MREs 可看做"RNA 语言"的信使,转录体之间可通过该信使调节各自的表达水平(图 12-11B)。含有越多相同 MREs 的 RNAs 之间能更有效地"交流",这种"语言"能通过 ceRNAs 对话(或者 ceRNA 网络),适用于整个 mRNA 系统。

ceRNA 调控网络机制除了能解释所有非编码 RNA 的功能外,它还对"编码基因必须被翻译成蛋白才能发挥功能"这一传统理论做出挑战。该机制认为,mRNA 还有额外且可预测的功能,那就是调节其他 mRNA。1 条 mRNA 可能既存在非编码功能,又存在编码功能,而且这两种功能的作用可能并不一致,甚至可能相反,从而建立更庞大的调节网络,产生复杂的功能,并导致生理和病理条件的多样性。此外,该机能能够解释 3′-UTR 的调节功能。

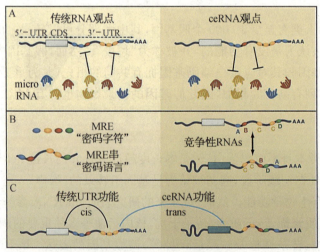

图 12-11 ceRNA 语言基础

A. mRNAs 和 miRNAs 之间的作用可能是双向的,因此 1 条 mRNA 的水平能够影响到其他 mRNA 的水平和活性。B. RNA 之间能够通过 microRNA、microRNA 反应元件(MREs)进行交流。RNA 之间含有的相同 MREs 数量越多,它们之间的交流就越"深入"。C. RNA 的 3′-UTRs 含有 MREs,能够自身顺式调节 RNA 分子,也可能反式调节 miroRNAs 的水平,从而调节其他 RNA 的水平除了作为顺式调节元件,调节转录体的稳定性以外,3'-UTR 可能通过结合 miRNA 反向调节其他基因表达(图 12-11C)。同时,该机制认为,所有类型的 RNA 彼此之间都能竞争 miRNA,从而产生大规模调节网络。

(二) ceRNA 网络的逻辑与调节

ceRNA 网络调控依赖于人们对 MREs 的精确数量和位置的了解。尽管一些目标预测算法能成功找到 miRNA 结合位点,但由于 miRNA 结合的机制仍不明确,因此这些算法通常无法预测出那些重要的结合位点。我们期望有更好的目标预测算法和新的生化技术出现,进一步证实 ceRNA 网络调控机制。例如,使用免疫印迹交联实验或 HITS-CLIP 分离出 RNA 后进行高通量测序,这可以找出与 RNA 诱导沉默复合体[RNA-induced silencing complex, RISC,一种多蛋白复合物,可结合小干扰 RNA(siRNA)的引导链或 miRNA。RISC 使用 siRNA 或 miRNA 作为模板识别互补 mRNA。当找到互补链时,RISC 激活 RNase,并降解 mRNA]关联的 MREs。

那么,ceRNA 网络存在需要哪些细胞条件呢? 首先,ceRNA 和 miRNA 的浓度的重要性是显而易见的。ceRNA 表达水平的改变要很大才足以消除或减弱 miRNA 对竞争 ceRNAs 的抑制。其次,ceRNA 的有效性还将取决于 miRNAs 的数量。它受到亚细胞定位及与 RNA 结合蛋白相互作用的影响。由于 miRNAs 并非无处不在,并非持续表达,因此在特定的组织、发展阶段或病理情况下,ceRNA 同样影响 miRNA 的整体水平。尽管 ceRNA 网络可以通过一个 miRNA 发挥作用,但大多数强大的 ceRNA 网络将含有多个转录体,这些转录体含有多个 MREs,可结合多个 miRNA。总之,ceRNA 网络取决于 RNA 和 miRNA 的密度、浓度、亚细胞定位,还取决于不同物种、不同细胞类型的不同阶段。再次,并非所有的 ceRNAs 中的 MREs 都是相同的。尽管两个 MRE 可能结合相同的 miRNA,但它们可能具有特定的核苷酸组成,在某些部分存在差异。因此,单个 MRE 结合 miRNA 的能力对整体 ceRNA 功能也很重要。同样,miRNA 也能结合数十至数百个 RNA,但对不同 RNA 的抑制程度也不尽相同,其中完全的抑制是很少见的,剩下的大多数结合仅具微调功能。可以想象,如果一个 miRNA 结合到 ceRNAs 上,miRNA 的主要目标将受到最大影响。

(三) 支持 ceRNA 网络调控的实验证据

1. 编码基因　Lee 等的研究发现,在乳腺癌细胞系 4T1 中,miR-199a-3p 和 miR-144 可以下调 Rb1 的表达;miR-144 和 miR-136 则可以下调 PTEN 的表达,进而抑制肿瘤的生长。多能聚糖(versican)基因的 3'-UTR 可以下调 miR-199a-3p、miR-144 和 miR-136 的表达水平和活性,使 Rb1 和 PTEN 表达上调,进而发挥抑癌作用。而成瘤实验也证实,转染了多能聚糖 3'-UTR 的细胞所形成的瘤体明显比未转染的细胞小。这表明多能聚糖基因的 3'-UTR 可以通过 ceRNA 机制而发挥抑癌作用。Jeyapalan 等的研究表明,CD44 的 3'-UTR 可以拮抗胞质中的 miRNAs,并导致 CD44 mRNA 的表达上调,并产生相应的生物学功能。Tav 等使用 miRNA 的靶标预测软件进行计算机预测,然后通过大量翔实的实验证实了 PTEN 和 SERINC1、VAPA、CNOT6L 等基因之间可以通过 ceRNA 机制进行相互调控,并通过影响 P13K/AKT 通路而发挥抑癌作用。此外,Arvey 及其同事发现 miRNA 的作用受其靶点 mRNA 的影响。有多个靶点基因的 miRNA 更能下调靶点基因。同样,当某个 mRNA 上调时,由于 MRE 总量超过了 miRNA,miRNA 的抑制作用将会减弱(图 12-12)。因此,改变单个 ceRNA 的表达水平能够影响其他具有相同 MRE 的 ceRNA。

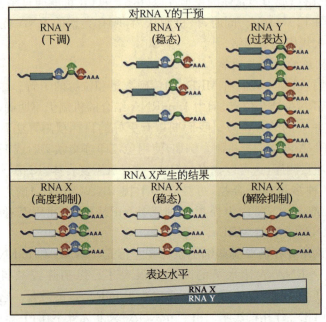

图 12-12 细胞内的 MRE 浓度影响 miRNA 的作用

2. 假基因　另有实验证明假基因能够与其祖先基因竞争 miRNA。例如，最近的研究显示，假基因 PTENP1 和抑癌基因 PTEN 拥有很多共同的 MRE。两者可以通过竞争性结合相同的 miRNA 分子而实现相互调控，PTENP1 的高表达可以在 miRNA 的中介下使 PTEN 的水平升高而发挥抑癌作用。假基因 KRASIP 和 KRAS 之间也具有相似的调控作用。

3. lncRNA　lncRNA"linc-MD1"可以下调 miR-133 和 miR-135 的表达，进而调控 MAML1 和 MEF2C 的表达，从而调控肌细胞的分化。此外，肝癌细胞中高度上调的 lncRNA(HULC)可以下调包括 miR-372 在内的多种 miRNA 分子的水平，并参与肝癌的发生和发展。Franco-Zorrilla 及其同事发现，拟南芥中的非编码 RNA IPS1 能通过模拟 miR-399 的靶点与之结合。类似地，疱疹病毒中的一种非编码 RNA saimiri RNA 能够结合并降解人类 miR-27，从而产生对病毒感染、转化有利的细胞环境。

不管是假基因，还是编码基因，它们的 3'-UTR 都具有强大的生物学活性，成为 miRNA 的内源性"诱饵"。大约在证实这些内源性"诱饵"的 3 年前，许多研究已发现外源性表达"miRNA 海绵"能够有效特异地抑制 miRNA 的功能。所谓的"miRNA 海绵"是一种人工合成的转录体，它将某种 MRE 的多个拷贝串联起来。通常将它克隆到病毒载体上，因此能在细胞中高表达。这种海绵结构的应用令人激动，也许会成为将来 RNA 治疗的模式。类似地，我们认为 ceRNA 就是"内源性海绵"，能够影响目标 miRNA 的分布。和人工海绵不同，ceRNA 含有多种 miRNA 的 MREs，因此能够影响多种 miRNA 的多个靶点。

尽管 ceRNA 调控同时适用于蛋白编码 RNA 和非编码 RNA，但由于非编码 ceRNA 不具备翻译功能，专门和 miRNA 结合，因此可能更有效地抑制 miRNA。广泛地使用 HITS-CLIP 和其他相关技术，将最终揭示假基因和 lncRNA 如何通过 miRNA 发挥作用，并明确它们各自在 ceRNA 中的位置和影响。

假基因是 ceRNA 的最好例子。它与其祖先基因含有许多相同的 MRE，是最佳的"MRE 海绵"。然而，假基因调节细胞生物学的能力却超过调节其祖先基因的能力。例如，PTENP1 通常通过 miRNA 网络调节 PTEN，但其在 PTEN 缺失的细胞中依然具有生物学活性。此外，OCT4、NPM1 和许多核糖体蛋白基因通常也受多种假基因的调控，这表明基因-假基因的网络是广泛且错综复杂的。

RNA Y 过表达（如转录激活）会使细胞内某些 MRE 的浓度上升，microRNA 对其他含有相同 MRE 的转录体（如 RNA X）的抑制减弱，RNA X 水平随之上升。反之亦然，RNA Y 下调可使 MRE 浓度下降，结果导致 RNA X 水平下降。

（四）ceRNA 分子的计算机预测

根据 ceRNA 调控理论，拥有相同 MRE 的 RNA 分子之间可以通过竞争性结合 miRNA 而相互调控。理论上来说，拥有一个以上共同 MRE 的 RNA 分子都可以成为 ceRNA，两者共享的 MRE 越多，它们之间相互调控的程度也就越高。因此，准确地预测 RNA 分子的 MRE，进而寻找共同的 miRNA 是研究 ceRNA 调控机制的基础。目前有多个计算机软件可用于预测 miRNA 的靶基因，通过对 2 个靶基因的所有 miRNA 分子进行逐一比对，就可以找出 2 个靶基因共享的 miRNA 分子。2 个靶基因共享的 miRNA 分子越多，那么这 2 个基因通过 ceRNA 机制进行相互调控的可能性就越大。在植物中，miRNA 与靶基因几乎是以完全互补配对的方式结合；而在动物中 miRNA 分子和靶基因的结合方式非常复杂。但是，人们在研究过程中发现，miRNA 和靶基因间的作用仍然具有一定规律性。目前，有多个软件可用于预测 miRNA 的靶基因，它们主要是根据已证实的 miRNA 及其靶基因序列之间相互作用的规律性，遵循几个常用原则进行设计的。常用的 miRNA 靶基因预测软件有 miRanda、TargetScan、RNAhybrid、DIANA-microT、PicTar、RNA22 和 FindTar 等。目前已知的 miRNA 靶基因及其确切的靶点并不多，在算法编写过程中没有足够的已知样本可供参考，所以各种预测软件的特异性和灵敏度都不高，其预测结果需要通过实验研究进行验证。这种通过计算机软件进行 miRNA 靶基因预测，然后通过实验进行验证的方法，为研究 ceRNA 调控机制提供了一条有效途径。

四、ceRNA 在癌症病因中的作用

在癌症领域，ceRNA 假说的一个最直接的提示就是，假基因和 lncRNA 可通过其 ceRNA 功能，成为潜在的癌基因或抑癌基因。同时，近期的研究也将内源性 lncRNA 海绵和肝癌联系了起来。Panzitt 等的研究发现，lncRNA HULC 是肝癌细胞中上调最为明显的基因。Wang 及其同事也表明，CREB（cAMP 反应元件结合蛋白）和 HULC 上调有关。他们还发现，HULC RNA 能通过 ceRNA 功能抑制 miR-372 的活性。这反过来会下调 CREB 的目的基因 PRKACB，从而诱导 CREB 的磷酸化和活性。总之，lncRNA HULC 是自我放大自动调节环路的一部分，它可竞争 miR-372，激活 CREB，从而上调其自身水平。

基因组缺失和扩增经常在癌症中出现，如果是那些含有 ceRNA 的区域异常就可能会产生巨大的影响。此外，点突变可能会改变蛋白质功能，但却保留了完整的 ceRNA 功能，根据 ceRNA 机制，需要将其和基因缺失区分开来。染色体易位和通读（readthrough）转录体在癌症中也很常见。例如，t(15;17) 易位会引起 PML-RARa 和 RARa-PML 融合转录，就经

常出现在急性早幼粒白血病中,而通读转录体 CDK2-RAB5B 在黑色素瘤中也很常见。这类事件可以考虑为"UTR 互换",由于错位从而干扰 MRE 水平,从而改变 UTR 的表达(图 12-13),影响非编码区的体基因组重排目前在癌症当中并不是很受重视,但它同样也可能会干扰 ceRNA。

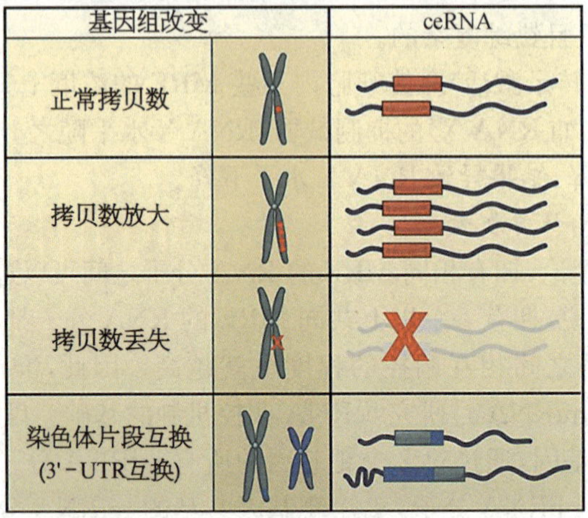

基因组改变	ceRNA
正常拷贝数	
拷贝数放大	
拷贝数丢失	
染色体片段互换 (3'-UTR互换)	

图 12-13　病理状态下可能的 ceRNA 改变

异常的选择性剪接事件同样可能会产生新的 RNA 序列及新的 MRE。由于癌症和其他疾病过程中也存在异常剪接,同样会影响 ceRNA 网络,从而引发疾病。类似地,研究人员也在人类癌细胞中观察到 3'-UTR 缩短现象,这不仅会影响 miRNA 依赖的 mRNA 调节;相反,也可能改变 mRNA 转录体竞争 miRNA 的能力。

所有这些事件都有一个共同的特征:它们能干扰某些转录体及相应的 MRE 的表达水平,不管该转录体是否被翻译为蛋白。因此,明确上调或下调某一转录体的水平是否能够通过竞争 miRNA 的方法产生致癌活性将是非常有趣的一件事。

ceRNA 调控机制不仅赋予所有非编码 RNA 一种全新的功能,还彻底颠覆了"一个蛋白质编码基因只有翻译成蛋白质才能发挥作用"这一传统观念。mRNA 通过调控其他基因 mRNA 的表达,又实现了一大类新的功能。而且,mRNA 的非编码功能可能与编码功能一致,也可能两者毫不相干甚至作用完全相反,从而实现了各种生理和病理状态下的功能多样性。由于每个 miRNA 分子可以抑制高达数百个转录本(即 RNA 分子)。因此,有相当一部分的转录物受到 miRNA 的调控。如果 mRNA 转录本上含有多个 MRE,多个 miRNA 还可以联合发挥作用。ceRNA 调控机制的提出,揭示了一种传统的蛋白质组学方法和基因组学方法未能发现的新的基因调控机制,大大拓宽了基因之间的调控网络,也极大地丰富了人类基因组各种基因的功能。

ceRNA 网络的存在,使得在建立老鼠疾病模型时需要考虑的就是敲除或过表达某些 ceRNA。在建立基因敲除模型时不能仅仅考虑破坏其转录成 mRNA 的功能,还应该考虑基因敲除后的假基因转录产物也可能通过 ceRNA 机制而发挥调控作用。许多实验技术通常只关注基因编码区域的功能,而忽视 UTR 区,在制作转基因小鼠时,通常只过表达编码序列,而不带 UTR 区。然而,miRNA 结合位点可以发生在 3'-UTR、5'-UTR 和编码区,提示整条转录体可能都具有反式调控功能。因此,如果仅关注编码区,许多传统工具和技术可能会忽略基因的全部功能。

总之,各种 RNA 之间通过 MRE 进行交互对话,从而形成庞大的调节网络。ceRNA 能够为进化问题提供答案,它能部分解释基因组大小和生物复杂性的关系。此外,干扰 ceRNA 及其网络可能会导致疾病,但另一方面,它也能解释疾病进程,提供潜在的治疗方法。尽管 ceRNA 假说还处于起步阶段,但我们相信通过实验,科研人员能够完全找出 miRNA 结合位点,并为 ceRNA 语言分类。对 ceRNA 调控机制进行深入研究,一方面有助于我们更加全面地研究基因的功能;另一方面还有助于阐明疾病的发生发展机制,为疾病的预防和治疗提供新的思路和靶点。ceRNA 调控机制研究是建立在准确预测 MRE 的基础上的,尽管很多靶标预测算法已经成功预测出了 miRNA 的靶基因,但是计算机预测的准确性还不高。我们期待,随着更好的靶标预测方法的出现和新的 miRNA 实验鉴定方法的建立,ceRNA 调控机制研究将进入一个快速发展的时代,从而为最终阐明疾病的发生发展机制奠定坚实的基础。

第四节 遗传信息流动与医学

在生物体和细胞的生长、发育和分化过程中,细胞内遗传信息的流动即 DNA 复制和基因表达,往往决定生命过程中各个阶段的进程和变化。细胞内重要的生命过程都存在着基因表达的调控,遗传信息流动过程中任何环节的异常改变都会影响基因的表达,从而导致疾病的发生。

一、染色质重塑与人类疾病

染色质重塑是指在能量驱动下核小体的置换或重新排列。它改变了核小体在基因启动子区的排列,增加了基础转录装置和启动子的可接近性。染色质重塑异常引发的人类疾病是由于重塑复合物中的关键蛋白发生突变,导致染色质重塑失败,即核小体不能正确定位,并使修复 DNA 损伤的复合物,基础转录装置等不能接近 DNA,从而影响基因的正常表达。

染色质重塑复合物依靠水解 ATP 提供能量来完成染色质结构的改变,根据水解 ATP 的亚基不同,可将复合物分为 SW I/SNF 复合物、ISW 复合物及其他类型的复合物。ATRX、ERCC6、SMARCAL1 均与 SW I/SNF 复合物相关的 ATP 酶编码有关。ATRX 突变引起 DNA 甲基化异常导致数种遗传性的智力迟钝疾病,如 X 连锁 α-地中海贫血综合征、Juberg - Marsidi 综合征和 Carpenter - Waziri 综合征等。这些疾病与核小体重新定位的异常引起的基因表达抑制有关。ERCC6 的突变将导致 Cerebro - Oculo - Facio - Skeletal 综合征和 B 型 Cockayne 综合征。这两种病对紫外线诱导的 DNA 损伤缺乏修复能力,表明 ERCC6 蛋白在 DNA 修复中有重要作用。SMARCA1 的突变导致 Schimke 免疫性骨质发育异常,表现为多向性 T 细胞免疫缺陷,临床症状表明 SMARCAL1 蛋白可能调控和细胞增殖相关的基因的表达。

二、基因组印记与人类疾病

基因组印记是指来自父方和母方的等位基因在通过精子和卵子传递给子代时发生了修饰，使带有亲代印记的等位基因具有不同的表达特性，这种修饰常为 DNA 甲基化修饰，也包括组蛋白乙酰化、甲基化等修饰。印记基因的异常表达引发伴有复杂突变和表型缺陷的多种人类疾病。研究发现许多印记基因对胚胎和胎儿出生后的生长发育有重要的调节作用，对行为和大脑的功能也有很大的影响，印记基因的异常同样可诱发癌症。

脐疝-巨舌-巨人症综合征患者表现为胚胎和胎盘过度增生、巨舌、巨大发育、儿童期易发生肿瘤。该病主要是由 11 号染色体上的 IGF-2 和 CDKN-1C 两个印记基因的错误表达引发，IGF-2 为父本表达的等位基因，CDKN-1C 为母本表达的等位基因。父本单亲二体型（uniparentaldisomies，UPDs）是引发脐疝-巨舌-巨人症综合征的主要原因，即 IGF-2 基因双倍表达，CDKN-1C 基因不表达；次要原因是母本的 CDKN-1C 等位基因发生突变；极少数病例是由于母本的染色体发生移位造成 CDKN-1C 基因失活和（或）造成母本的 IGF-2 基因表达。

印记丢失不仅影响胚胎发育，并可诱发出生后的发育异常，从而导致癌症发生。例如，IGF-2 基因印记丢失将导致多种肿瘤，如 Wilm 瘤。和印记丢失相关的疾病还有成神经细胞瘤、急性早幼粒细胞性白血病、横纹肌肉瘤和散发的骨肉瘤等。

三、X 染色体失活与人类疾病

X 染色体失活的选择和起始发生在胚胎发育的早期，这一过程被 X 失活中心（X-inactivation center，XIC）所控制，是一种反义链转录调控模式。XIC 是一个顺式作用位点，包含辨别 X 染色体的数目的信息和 Xist 基因，前者可保证仅有 1 条染色体有活性，但机制尚不明确，后者缺失将导致 X 染色体失活失败。X 染色体失活是由标志性的约 17 kb 大小的 lncRNA-xist 顺式作用介导，它在哺乳动物的 X 染色体失活中非常重要。

X 染色体失活相关的疾病多是由 X 染色体的不对称失活使携带有突变等位基因的 X 染色体在多数细胞中具有活性所致。Wiskott-Aldrich 综合征表现为免疫缺陷、湿疹、伴血小板缺乏症，该病是由于 WASP 基因突变所致。同时女性易感的自身免疫性疾病也和 X 染色体失活相关。因为女性为嵌合体，如果自身免疫性 T 细胞不能耐受 2 个 X 染色体所编码的抗原，则会导致自身免疫缺陷性疾病，如红斑狼疮等。

四、转化医学的兴起

近 10 年来，基因组、蛋白质组等分子生物学技术的不断创新和生物信息学在生命科学领域的广泛应用，为生命科学研究带来了前所未有的深度和广度，但同时也使基础科研到临床应用之间距离加大，这种脱节更被视为科技开发的"死亡之谷"（the valley of death）。在这种背景下，转化医学概念正式被提出。转化医学又被称为转化研究（translational research），其核心内容是要将基础研究成果迅速有效地转化为可在临床实际应用的理论、技术、方法和药物，旨在为实验室与病床之间架起一座有利迅速沟通和转化的桥梁。

转化医学是生物医学发展特别是基因组学和蛋白质组学及生物信息学发展的时代产物，作为医学发展的前沿领域，对医学的发展起着重要的引领和支撑作用，它将是 21 世纪医学发展的新动力。转化医学核心是推动医学科学研究理念的转变,将以患者为中心来指导整个研究过程。21世纪医学将构建"环境-社会-心理-工程-生物"新模式,将更加重视整体医学观的研究。这种新模式指引未来医学发展趋势,即医学的预测性(predictive)、预防性(preventive)、个体化(personalized)和参与性(participatory)。这种以"4P"为特征的医学新模式,特别强调个体化治疗在医学发展中的意义。

(宋晓冬)

第十三章 细胞增殖

细胞增殖(cell proliferation)是指细胞通过生长和分裂获得和母细胞一样遗传特性的子细胞,而使细胞数目成倍增加的过程。细胞增殖是生物体的重要生命特征,细胞以分裂的方式进行增殖。单细胞生物以细胞分裂的方式产生新的个体。多细胞生物以细胞分裂的方式产生新的细胞,用来补充体内衰老和死亡的细胞。同时,多细胞生物可以由一个受精卵经过细胞的分裂和分化,最终发育成一个新的多细胞个体。细胞增殖是生物体生长、发育、繁殖和遗传的基础。

细胞增殖的主要方式有 3 种:无丝分裂(amitosis)、有丝分裂(mitosis)和减数分裂(meiosis)。无丝分裂是低等生物增殖的主要方式,在高等生物很少见。人体中只发生在某些迅速分裂的组织(如口腔上皮)及创伤修复、病理性代偿(如伤口附近、炎症)的组织中;离体培养的细胞中也可发生无丝分裂。高等生物最主要的增殖方式是有丝分裂;减数分裂又称成熟分裂,是有性生殖个体形成生殖细胞的分裂方式。

细胞增殖周期(cell generation cycle)即从亲代细胞分裂结束到子代细胞分裂结束之间的间隔时期。细胞周期的准确调控对生物的生存、繁殖、发育和遗传均是十分重要的。2001年10月8日,瑞典卡罗林斯卡医学研究院宣布由美国西雅图 Fred Hutchinson 癌症研究中心的 Hartwell、英国伦敦皇家癌症研究基金的 Nurse 和 Hunt 共享 2001 年度诺贝尔生理学或医学奖,以表彰他们发现了细胞周期的关键调节因子(图 13-1)。

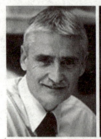 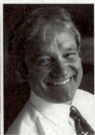 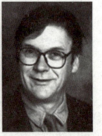

Leland H. Hartwell   Paul Nurse   Tim Hunt

图 13-1   2001 年诺贝尔生理学或医学奖获奖者 Leland H. Hartwell、Tim Hunt 和 Paul Nurse

第一节 概 述

对某种细胞来说,在一定环境下,从母细胞分裂得到 2 个子细胞的时间是一定的,这种从亲代细胞分裂结束到子代细胞分裂结束之间的间隔时期即为 1 个细胞增殖周期,简称细胞周期(cell cycle)。20 世纪 50 年代前,人们把细胞的分裂过程划分为静止期和分裂期。当时的研究重点放在分裂期,认为这一期是细胞增殖中的主要阶段,而静止期的细胞因形态上无显著的变化而被人们忽视。从 1951 年开始,Howard 等采用放射自显影技术,用 ^{32}P 掺入洋葱根尖细胞以研究细胞内 DNA 复制,首次提出细胞周期由 G1、S、G2 和 M 期组成的观点。进一步研究证明,此一模式适用于大多数细胞类型。由于细胞化学、放射自显影和细胞分光光度术等新技术的应用,人们逐渐认识到细胞活动最活跃的时期是原来所说的"静止期"(即现在所说的间期)。在这一时期,DNA 完成复制,RNA 和蛋白质的合成也主要发生在此期。

细胞周期中,有丝分裂过程(M 期)只占很短的时间,而绝大部分是细胞的生长期,即分裂间期(interphase)。细胞在间期中进行着两类重要的生化活动:一是细胞质内的物质合成,贯穿于整个分裂间期;二是细胞核内的 DNA 复制,这一很短的特定时段也称为 DNA 合成期,简称 S 期(DNA synthesis)。研究证明,细胞在有丝分裂结束后,必须经历一段时间间隔才能进行 DNA 复制,M 期结束到 S 期开始之间的间隙时间称为 G1 期(gap 1),也称 DNA 合成前期,是细胞生长、为 DNA 复制进行准备的阶段。同样,DNA 复制完成以后又必须经历一段时间才能进行有丝分裂,从 S 期结束到 M 期开始之间的间隙称为 G2 期(gap 2),也称 DNA 合成后期,主要为有丝分裂进行准备。

M 期细胞核的形态发生明显的变化,在光学显微镜下就可以观察到。根据 M 期细胞核的变化特征又可分为前期(prophase)、中期(metaphase)、后期(anaphase)和末期(telophase)。M 期一结束,就形成了 2 个子细胞,一个增殖周期即告结束,新生的子细胞又进入下一个周期(图 13-2)。

在正常的情况下,一个完整的细胞周期应包括 4 个时期,细胞沿着 G1→S→G2→M 期的路线运转。但在多细胞机体中,细胞的分裂行为有所差异。根据细胞的分裂行为,可将真核生物细胞分为 3 类:①持续分裂细胞又称周期性细胞,即在细胞周期中连续运转的细胞,如小肠上皮细胞、皮肤基底层细胞等。此类细胞的分裂周期正常,有丝分裂的活性很高。②终端分化细胞即永久性失去了分裂能力的细胞。这些细胞都是高度特化的细胞,如哺乳动物的红细胞、肌细胞等。身体对终端分化细胞的需求依靠干细胞(stem cell)来补充。③G0 期细胞又称休眠细胞,暂时脱离细胞周期,但在某些条件的诱导下可重新进入细胞周期。如肝细胞,外科手术切除部分

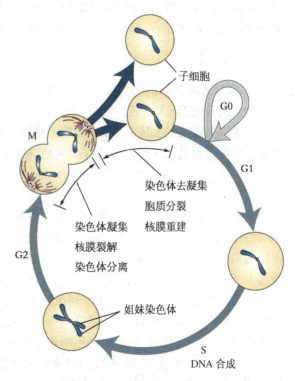

图 13-2 细胞增殖周期示意图

肝组织后可以诱导进入细胞分裂。

大多数细胞在间期合成 DNA、蛋白质和细胞器所需的时间比细胞分裂所需的时间长。不同的生物、不同的组织及机体发育的不同阶段，细胞的周期时间差异很大。一般来说，S+G2+M 的时间变化小，而 G1 期持续的时间差异却可能很大，细胞周期时间（TC）的差别主要取决于 G1 期的长短（表 13-1）。

表 13-1 各类细胞的增殖周期时间表（单位：h）

细胞类型	TG1	TS	TG2	TM	TC
人宫颈癌细胞	10	7	3.5	1.5	22
蛙单倍体胚	11	16	8.3	1.6	37.8
中国仓鼠卵巢细胞	4.7	4.1	2.8	0.8	12.4
蚕豆根尖细胞	4.9	5.5	4.9	2	19.3

第二节 细胞周期各期的主要特征

复制和稳定的遗传应当是生命最本质的现象，作为生命载体的细胞主要行使的也是复制和遗传这两种功能。这两种功能是在细胞周期的 S 期和 M 期实施完成的。实际上，G1 期主要是为 S 期做准备，而 G2 期主要是为 M 期做准备。

一、G1 期

G1 期是细胞生长的主要阶段，在周期时间中所占的比例最大。此期细胞的主要生化活动是合成大量的 RNA 和蛋白质，以及蛋白质磷酸化和细胞膜转运功能增强等变化，为细胞进入 S 期准备必要的物质基础。G1 期细胞能对多种环境信号进行综合、协调并作出反应，以确定细胞是否进入 S 期。因此，G1 期是决定细胞增殖状态的关键阶段。

二、G1 期的调控

关于 G1 期的调控早期的研究集中在细胞周期的特性上。Pardee 等发现正常细胞的 G1 期有 1 个或 2 个特殊的调节点，叫做限制点（restriction point，R 点）。R 点起到了控制细胞增殖周期开和关的"阀门"作用。细胞是继续增殖还是进入静息（G0）状态，是由它能否通过 R 点来决定的。Pardee 认为处于 R 点的细胞对环境条件特别敏感，这也是细胞的一种具进化意义的适应。当细胞处在不利条件下，如营养匮乏、不适宜的血清、高浓度的 cAMP 和抑素（chalone）等，细胞代谢速度降低，进入静息期以延长细胞生命；而肿瘤细胞往往失去全部或部分 R 点的控制，故细胞能不断地进行分裂。

Hartwell 在 20 世纪 70 年代初以芽殖酵母为材料，研究发现了突变后会导致细胞周期异常的基因，其中 *cdc28* 基因，对细胞周期的启动，即细胞能否通过 R 点很关键，因此也被称作"启动"基因（start gene），其编码产物为周期蛋白依赖性蛋白激酶（cyclin-dependent kinase，CDK）。酵母细胞中只有 1 个 CDK 基因，高等生物中却有多个，体现了进化程度不同的物种对调控系统的复杂性和精确性的不同需求。Hunt 从海胆中发现了 CDK 的"伴侣"——周期蛋白(cyclin)。这类蛋白因其含量在细胞周期中呈周期性变化而被发现并得名。周期蛋白与 CDK 蛋白形成复合物，使能 CDK 发挥激酶活性。G1 和 S 期交界的时候合成的周期蛋白与 CDK 蛋白形成复合物称为 S 期活化因子(S-phase activator，SPF)。这种 S 期活化因子是在细胞运行到 G1 期才开始，到达 S 期中期含量最高，S 期结束时瞬即消失。细胞融合实验证明，用 S 期和 G1 期细胞融合，G1 期细胞能提前进入 S 期。S 期细胞的活化因子能促使 DNA 复制起始因子和多种转录因子的磷酸化，启动 DNA 复制，处于 G1 期的细胞就可以进入 S 期。

三、S 期的特征

在 S 期，细胞内主要进行 DNA 的复制(DNA replication)、组蛋白和非组蛋白等染色体蛋白的合成。DNA 复制是细胞增殖的关键。细胞增殖的主要物质基础是细胞质和遗传物质的倍增，前者的合成贯穿于整个细胞周期，后者复制则仅局限于 S 期。每经历 1 个细胞周期，DNA 必须全部复制 1 次，从分子生物学水平来说，染色体的倍增就是 DNA 复制的表现。DNA 复制过程与转录过程一样，是建立在 DNA 双螺旋分子结构的基础上。在一些蛋白质的作用下，双链中氢键打开，解开后的多核苷酸链在内侧面伸出的碱基各自和核基质中的单核苷酸互补配对。新配上去的核苷酸在 DNA 聚合酶的作用下形成多核苷酸链，与原有的模板单链组成 1 个新的 DNA 分子。

另外，在 S 期还不断合成与 DNA 复制有关的酶，如 DNA 聚合酶、DNA 连接酶等。新中心粒也在 S 期开始合成。

四、G2 期的特征

G2 期的主要形态特征是染色质进行性地凝聚或螺旋化。其主要任务是为 M 期的细胞结构变化做准备，故 G2 期也称为丝裂前期(premitotic phase)。在这个时期，细胞主要合成一些和细胞分裂有关的蛋白质和 RNA，如微管蛋白等，这是细胞进入有丝分裂所必需的。如将嘌呤霉素、环己亚胺等蛋白合成抑制剂作用于 G2 期细胞，这些细胞就不能进入 M 期。

五、G2 期进入 M 期的调控

细胞融合实验的结果表明，M 期细胞质中存在某种成分能使间期细胞核提前进入 M 期，这种成分后来被命名为有丝分裂促进因子(mitosis-promoting factor，MPF)。它是调节细胞进出 M 期所必需的蛋白质激酶，具有广泛的生物学功能，通过促进靶蛋白的磷酸化而改变其生理活性。

MPF 是异二聚体，同 SPF 一样，MPF 由 1 个催化亚基和 1 个调节亚基组成。催化亚基具有激酶活性；调节亚基则决定催化亚基的底物特异性，即磷酸化哪一种靶蛋白。人类细胞的 MPF 的催化亚基和调节亚基的分子量分别为 34 000 和 56 000，亦称为 P34 和 P56 蛋白，它们都是 CDC 基因的产物(CDC2 和 CDC13)。

P56 蛋白的合成和降解随着细胞周期的进程发生明显变化，其含量呈周期性消涨，因而又被称为周期蛋白(cyclin)。周期蛋白的消长与细胞周期的时间完全吻合，即在间期细胞中缓慢增加，在 G2 和 M 期交界时达到最高水平，在后期又迅速下降。P34 在细胞周期中是连

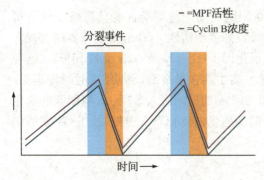

图 13-3 周期蛋白和 MPF 活性随细胞周期的波动

续合成的,它的激酶活性必须依赖与周期蛋白的结合。P34 的激酶活性通过其自身的磷酸化和去磷酸化加以调节(图 13-3)。

P34 能通过催化 H1 及核内非组蛋白磷酸化而促进中期染色体的构建;核纤层蛋白磷酸化而使核膜解聚;膜结合蛋白磷酸化则可使细胞内膜结构解聚成许多小囊泡;微管蛋白磷酸化促使纺锤体形成;肌球蛋白磷酸化使细胞在有丝分裂末期完成前胞质收缩不会提前出现。

六、M 期

细胞周期中 M 期占用的时间最短,但细胞的形态结构变化最大。这一时相细胞的主要生化特点是 RNA 合成停止、蛋白质合成减少及染色体高度螺旋化。有丝分裂就是细胞增殖周期中的 M 期。在这个时期,细胞形态学上发生极为显著的变化,这些形态上的变化,主要是保证将 S 期已经复制好了的 DNA 平均地分配到 2 个子细胞。丝状结构的产生、染色体的形成都是保证复制的两套遗传信息,在质和量上能够平均地分配给子细胞,以保证遗传的连续性和稳定性。M 期中细胞核的分裂和细胞质的分裂在时间和空间上配合紧密,相互依赖、相互制约。M 期是一个复杂的连续的动态过程,为了便于描述,习惯上人为地根据细胞核的形态变化,将其分为前期、中期、后期和末期 4 个时期(图 13-4)。

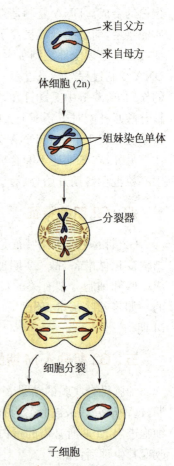

图 13-4 有丝分裂基本过程

(一) 前期

前期又可分为早前期和中晚前期,其主要特征是染色质凝集、核膜崩解、核仁消失和纺锤体形成。

染色质凝集形成染色体是 M 期开始的第 1 个可见的标志。此时,细胞核膨大,核内染色质凝聚,先形成纤细而扭曲的细丝,然后再逐渐变粗变短,形成具有一定形态和一定数目的染色体。每一条染色体在 S 期都经过复制,因而含有 2 条姐妹染色单体(sister chromatids)。姐妹染色单体在着丝粒(centromere)处相连。

在动物与低等植物中,中心粒的活动与分裂极的形成有关,在细胞分裂之前,中心粒已经复制,形成 2 对中心粒。中心粒起微管组织中心的作用,许多微管的(-)端固定在中心粒的外周物质中,(+)端呈辐射状指向四周。中心粒分别移向细胞的两极,微管加速聚合,形成纺锤形结构,称为纺锤体(mitotic spindle)。纺锤体是一种双极性结构,中心粒位于两极。

中晚前期,随着染色质凝集,构成核仁关键部位的 NOR 被组装到染色体上,结果导致核仁缩小,消失于核质中。同时,由于纤层蛋白磷酸化,核纤层解聚。从而使核膜裂解成无数小的膜泡,核基质与细胞质混在一起,这时纺锤体微管可以进入核区,有的结合到染色体的动粒上称为动粒微管(kinetochore microtubule);在纺锤体中部未和动粒结合的微管称为极微管(polar microtubule),从纺锤体两极发出的极微管在中期板部位彼此重叠。此外,有的微管不参与纺锤体的形成,称为星体微管(astral microtubule)。每对染色体上的动粒微管向相反的方向延伸,使染色体的位置在纺锤体的两极间剧烈振荡。

（二）中期

中期是指从核膜消失到有丝分裂器形成的全过程。该期染色体最大限度地被压缩,由动粒微管牵引排列在纺锤体中部的一个平面上,呈现出典型的中期染色体的形态特征。该平面与纺锤体的纵轴相垂直,称为中期板(metaphase plate),也叫赤道板。

由纺锤体、中心粒和染色体共同组成的临时性结构称为有丝分裂器。它专门执行有丝分裂功能,确保2套染色体均等的分配给2个子代细胞,避免发生误差,是细胞分裂进化完善的表现。如果用药物(如秋水仙素)抑制微管聚合,破坏纺锤体形成,细胞就被阻断在有丝分裂中期。利用这种方法可以获得大量的M期细胞,进行染色体组分析。

（三）后期

这一时期,由于某种特殊信号的触发,每条染色体上成对的动粒开始分离,使2条染色单体分别被缓慢地拉向各自所面对的纺锤体极。后期染色体的移动依靠纺锤体微管的2个独立的运动过程：①后期A,随着染色体移向细胞两极,动粒微管(+)端不断解聚,动粒微管缩短；②后期B,极微管(+)端加速聚合,极微管不断延长,使纺锤体的两极之间距离加大。

（四）末期

此期是从染色体到达纺锤体的两极开始,直至形成2个子细胞的时期。在此时期动粒微管消失,极微管则继续延长。在每一组染色单体周围开始重新生成核膜,凝集的染色单体又逐渐伸展松弛,在前期消失的核仁开始重新出现。至此,有丝分裂已接近尾声。

胞质分裂是有丝分裂的最后一个环节。细胞质以断裂的方式进行分裂,这一过程通常在后期就已开始。在细胞中央2个子代细胞核之间,肌动蛋白和肌球蛋白在细胞膜下聚集,形成收缩环(contractile ring)。收缩环依靠肌动蛋白与细胞膜发生连接,通过微丝滑动,收缩环直径变小,使细胞膜凹陷,产生与纺锤体轴相垂直的分裂沟(cleavage furrow)。分裂沟逐渐加深,直到中间体相接触。中间体由残存的纺锤体微管组成,构成了2个子代细胞间的暂时的连接桥,它可以维持一段时间,但最终在此处断裂成2个分开的子细胞。

第三节　细胞增殖的调控因素

对简单生物而言,调控细胞周期主要是为了适应自然环境,以便根据环境状况调节繁殖速度,以保证物种的繁衍。复杂生物的细胞则需面对来自自然环境和其他细胞、组织的信号,并作出正确的应答,以保证组织、器官和个体的形成、生长及创伤愈合等过程能正常进行。细胞周期的准确调控对生物的生存、繁殖、发育和遗传都是十分重要的。这种高度的精确性一方面依赖于细胞内部的时钟调控,即周期蛋白依赖性激酶-细胞周期蛋白(CDKs-cyclins)为中心的引擎周期变化所激发的一系列下游事件的序贯发生,使细胞周期严格按照G1-S-G2-M期循环运转。另一方面在细胞周期正常事件受到干扰时,细胞会采取补救措施进行调控,行使监控功能,杜绝差错的发生,如细胞周期的检查点(checkpoint)调控,可中断细胞周期使 DNA 进行修复。细胞周期调控与个体的生长、发育、衰老及细胞的癌变都密切相关。概括来说,影响细胞增殖的因素主要包括:①环境中控制细胞增殖的因素,特别是各种生长因子。不少生长因子受体具有蛋白激酶活性,在生长调节中通过对各种靶蛋白磷酸化实现其对细胞增殖的调节作用。②周期蛋白依赖性激酶-细胞周期蛋白(cyclin - CDK)和细胞周期检查点调控细胞的增殖。③某些基因及其产物对细胞增殖的调控。

一、生长因子对细胞周期的调控作用

体外培养的正常细胞必须有足够的血清才能进行增殖,这是因为血清中含有多种对细胞增殖起促进作用的多肽类物质,统称为生长因子(growth factor, GF)。GF 通过与细胞膜上的受体结合,并诱发一系列生理反应,对细胞的增殖活动进行调节。

生长因子是一大类与细胞增殖有关的信号物质,目前发现的生长因子多达几十种,多数有促进细胞增殖的功能,故又称有丝分裂原(mitogen),如表皮生长因子(EGF)、神经生长因子(NGF),少数具有抑制作用,如抑素、肿瘤坏死因子(TNF);个别的,如转化生长因子 β(TGF - β),具有双重调节作用,能促进一类细胞的增殖,而抑制另一类细胞。

GF 没有种属特异性,但有很强的组织特异性,也就是说不同种类的细胞需要不同的GF。现已分离出几十种 GF(表 13 - 2),它们普遍存在于机体的各种组织中。GF 受体也普遍存在,许多细胞表面同时存在一种以上的 GF 受体,能接受不同 GF 的顺序性调节,即所谓GF 的协同作用。例如,处于 G0 期的 3T3 细胞必须经过血小板衍生生长因子(PDGF)的激活才能进入 G1 期;G1 进入 S 期又要经过 EGF 和 IGF 的顺序激活。三者形成"接力"式的协同作用,既不可短缺也不可颠倒。根据 GF 在周期中的不同作用,将其分为启动因子(如 PDGF)和推进因子(如 EGF、IGF)两大类。没有启动因子,推进因子便不能发挥作用。

表 13 - 2 几种生长因子的性质

生长因子	组成(分子量)	组织来源	靶细胞
表皮生长因子(EGF)	含 53 个氨基酸的多肽(6 000)	颌下腺	上皮细胞等多种细胞
血小板衍生生长因子(PDGF)	二聚体蛋白(30 000)	可能由巨细胞合成,存在于血小板中	成纤维细胞等;胶质细胞、平滑肌细胞
生长调节素 C(SM - C)	70 个氨基酸残基组成的多肽(7 000)	肝细胞合成,存在于血浆中	骨组织等多种细胞
胰岛素样生长因子(IGF)	60~63 个氨基酸残基组成的多肽(8 000)	肝细胞合成,存在于血浆中	骨组织等多种细胞
白细胞介素 2(IL - 2)	133 个氨基酸残基组成的多肽(15 000)	T 细胞分泌	T 细胞

在组织培养条件下,正常细胞的生长表现出对 PDGF 的依赖性;但在已被转化的细胞中,对外源性 GF 的需要明显减少。转化细胞的这种较少依赖或不依赖 GF 的生长特点,显示在转化细胞中自身能产生类似 GF 的物质,通过和细胞表面受体结合,对细胞产生自我刺激作用,促细胞增殖。研究发现反转录病毒的转化基因 V - sis 的产物 P28^{v-sis} 蛋白的氨基酸顺序与 PDGF 的 B 链同源,提示一定的癌基因可能通过编码 GF 或 GF 受体调节细胞增殖。

在 G0 期细胞中加入 GF 能诱导多种基因的转录,根据 mRNA 出现的快慢,这些基因可分为两类：早反应基因（early response gene）和迟反应基因（delayed response gene）。早反应基因的转录在几分钟内便可诱导，且不被蛋白质合成抑制剂阻断，因为所需的转录因子已经存在于 G0 期细胞中，通过修饰（如磷酸化）而被激活。许多早反应基因编码的蛋白质是迟反应基因转录所必需的转录因子，包括 c-Fos 和 c-Jun 等。早反应基因的 mRNA 在加入 GF 后约 30 min 达到峰值，然后逐渐降低并维持在较低的水平。在早反应基因的转录活性刚开始下降时，迟反应基因的转录活性却迅速升高，并维持在较高的水平。早反应基因对迟反应基因的活化作用是细胞由 G1 期向 S 期转变的关键，迟反应基因编码各种周期蛋白（如周期蛋白 D、E）、CDK2、CDK4 及另一类转录因子 E2F。

为了防止机体细胞过度生长，除具有细胞增殖的正向调节因子外，还必须有负调节因子，以限制细胞的增殖活性。抑素是一类细胞中产生的对细胞增殖具有抑制作用的调节因子，有些是小分子可溶性蛋白，有些是糖蛋白。抑素没有种属特异性，但有严格的组织和细胞特异性，只对同类细胞（甚至只对某一分裂时相的细胞）具有抑制作用。例如，上皮抑素可抑制上皮细胞的增殖；粒细胞抑素抑制未成熟粒细胞的增殖；肝抑素抑制肝细胞的增殖等。

二、周期蛋白依赖性激酶和细胞周期蛋白

细胞周期调控的关键因素是细胞周期依赖性蛋白激酶，CDKs 属于丝氨酸/苏氨酸蛋白激酶家族，可在特定的细胞周期被激活，之后磷酸化相应的底物，从而引起后续事件的发生。此外，CDKs 功能的实现还依赖于周期蛋白。此类蛋白在不同的细胞周期表达量不同，因而可以时相性地激活 CDKs，而 CDKs 的时相性激活是细胞周期调控的核心。与周期蛋白不同的是，CDKs 的蛋白总量在整个细胞周期进程中几乎稳定不变。

不同细胞周期的细胞表达的周期蛋白不同（图 13-5）。在 G1 期，细胞表达 3 种周期蛋白 D（D1、D2 和 D3）。周期蛋白 D 与 CDK4/6 结合，激活 CDK4/6，是细胞从 G0 期进入 G1 期所必需的。但与其他周期蛋白不同的是，周期蛋白 D 并不周期性表达，而只要生长因子持续刺激细胞就可以合成。周期蛋白 E 也表达于 G1 期，它与 CDK2 结合，使细胞完成 G1/S 期的转换。向细胞内注射周期蛋白 E 的抗体能使细胞停滞于 G1 期，说明细胞进入 S 期需要周期蛋白 E 的参与。S 期的向前推进则需要周期蛋白 A 与 CDK2 形成的激酶复合物。同样将周期蛋白 A 的抗体注射到细胞内，发现能抑制细胞的 DNA 合成，推测周期蛋白 A 是 DNA 复制所必需的。在 G2 晚期和 M 早期，周期蛋白 A 与 CDK1 结合后启动细胞向 M 期推进。但在 G2 期内主要是周期蛋白 B 的表达，周期蛋白 B 与 CDK1 形成复合物呈现功能，并直接与细胞成熟进行有丝分裂相关，故又将该复合体称为成熟促进因子。周期蛋白 A、周期蛋白 B 与 CDK1 结合，CDK1 使底物蛋白磷酸化，如将组蛋白 H1 磷酸化导致染色体凝缩，核纤层蛋白磷酸化使核膜解体等下游细胞周期事件。此外，人类细胞周期蛋白 A 和 B 各含有一个毁坏盒（destruction box）顺序，周期素蛋白 D 和 E 含有一个 PEST 序列（该序列富含脯氨酸、谷氨酸、丝氨酸和苏氨酸）。前者为细胞在有丝分裂时通过时相激活的泛素蛋白途径（the ubiquitin pathway）降解细胞周期蛋白

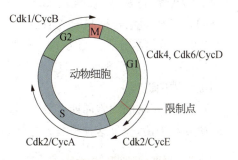

图 13-5　不同的细胞周期蛋白与相应的 CDK 结合，控制细胞周期进程

所必需;后者可能在不同周期时相中不断迅速转化细胞周期蛋白中起作用,细胞周期蛋白与它们相应的 CDK 结合,控制着细胞周期进程或细胞周期检查点。

其次,除必须与相应的细胞周期蛋白结合外,CDK 的激活还需要在其保守的苏氨酸和酪氨酸残基上发生磷酸化。这个磷酸化是由 CDK 激活激酶(CDK - activating kinase,CAK,即 CDK 7 /cyclin H)完成的。CAK 可以磷酸化 CDK 1 的 Thr - 161 位点,使其活化(CDK 4/6 为 172 位点,CDK 2 为 160 位点),改变 CDK 的分子构象,促进 CDK 与细胞周期蛋白结合。Wee1 基因可通过对 CDK 1 的 Tyr - 15 和(或)Thr - 14 位点(CDK 4/6 的 Tyr17、Thr14 位点)磷酸化,抑制 CDK 1 的活性;而 cdc25 基因的产物却可将上述抑制性位点脱磷酸化,对 CDK 1 的激活非常必要,所以促进了细胞周期的进程。同时,CDC25 本身亦是活化的 cyclin - CDK 复合物的磷酸化靶底物。磷酸化后的 CDC25 的磷酸酯酶活性更强,故 CDC25 与 cyclin - CDK 复合物之间形成一个正反馈环,快速促使 cyclin - CDK 复合物活性达到生理性高峰(图 13 - 6)。

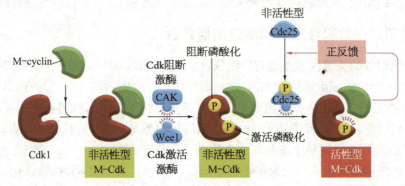

图 13 - 6 CDK 活性的调节

CDKs 的活性可以被细胞周期抑制蛋白(cell cycle inhibitory protein,CKI)所抑制。CKI 可与 CDK 单独结合,也可与 CDK - cyclin 复合物结合而发挥作用。现已发现两种 CKI 家族:INK4 家族和 Cip/Kip 家族。INK4 家族包括 P15(INK4b)、P16(INK4a)、P18(INK4c)和 P19(INK4d),它们均可特异性抑制 CDK4/6,其原理是:上述 CKI 在 CDK 与周期素结合前与 CDK 结合形成稳定的复合物,阻止其与周期素 D 的结合。Cip/Kip 家族包括 P21(Waf1/Cip1)、P27(Cip2)和 P57(Kip2),可以广泛地作用于 CDK - cyclin 复合物并抑制它们的活性,特别是 G1 期的 CDK4/6 - cyclinD 复合物。CKI 受胞内外的信号分子调节。例如,P21 通过结合抑制增殖细胞核抗原(PCNA)而抑制 DNA 的合成,且 P21 是抑癌基因 p53 的下游信号分子。因为 p21 基因的启动子含有 P53 结合域,所以 p53 可以激活 p21 基因的转录。而 p15 和 p27 的表达和激活可被转化生长因子 TGF - β 增强,通过多种途径抑制细胞周期进程。

因此,正常的细胞周期需要 CDK 的正调节因子细胞周期蛋白与负调节因子 CKI 的精确协同与平衡,一旦这种平衡失稳就会造成细胞的增殖失控。

三、细胞周期的检查点

在 20 世纪 80 年代末,Hartwell 为细胞周期调控机制的阐明做出了另一个重大的贡献。

他研究了酵母细胞对放射性的敏感程度,在此基础上提出了细胞周期检查点(checkpoint)的概念。

细胞周期中存在"检查点"的调控机制,到目前为止,DNA 损伤检查点和纺锤体组装检查点机制已被部分阐明。已知 DNA 损伤后激活了相应的检查点机制,使细胞周期进程延缓或停滞,目的是修复损伤的 DNA。细胞周期检查点主要在 4 个时期发挥作用:①G1/S 期检查点,在酵母中称 start 点,在哺乳动物中称 restriction point;②S 期检查点;③G2/M 期检查点;④中/后期检查点,又称纺锤体组装检查点(图 13 - 7)。

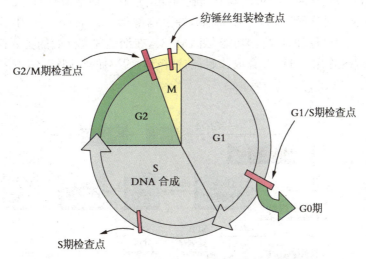

图 13 - 7 细胞周期检查点

在 G1/S 检查点,DNA 损伤引起 P53 依赖的周期阻滞。正常细胞内 P53 的水平通常很低,DNA 损伤刺激引起 P53 的表达和活性迅速升高。P53 可引起多种基因转录,如 *p21*、*mdm2* 和 *bax*。如前所述,P21 是一种细胞周期抑制蛋白,通过抑制 CDKs 导致细胞周期阻滞,阻止损伤 DNA 的复制。Mdm2 的作用是通过负反馈环调节 P53 蛋白水平,它可以结合并抑制 P53 的转录活性,有利于其通过泛素依赖的蛋白水解途径降解。但细胞严重受损,损伤的 DNA 无法修复时,P53 通过激活某些基因的转录,如 *bax*、*fas* 和参与氧化应激反应的相关基因,诱导细胞凋亡。

S 期 DNA 损伤的检查点机制尚不明确,但研究表明,DNA 链复制的起始和延长过程都可以受到抑制。

当 DNA 损伤出现在 G2 期时,引起细胞周期阻滞,此作用可以不依赖于 P53 蛋白。细胞可以通过抑制 CDK1 的脱磷酸化作用,使其处于抑制状态;或者通过将 CDK1 - cyclinB1 复合物滞留在胞质中,使其不能进入细胞核发挥作用,故阻止细胞进入有丝分裂期。

纺锤体组装检查点的作用是监测纺锤体形成过程中染色体不正确的组合,在有丝分裂中期引发周期阻滞,以阻止有丝分裂后期启动、胞质分裂和 DNA 再复制,此现象最初是在酿酒酵母中发现的。几种哺乳动物纺锤体检查点相关蛋白最近也被广为研究,如 Mad 和 Bub 蛋白在微管黏附作用缺陷时被激活,抑制有丝分裂后期启动复合物(anaphase promoting complex,APC),阻止有丝分裂中后期的周期进展。

检查点对细胞周期进程进行严格的监督,使 DNA 复制和有丝分裂准确无误地进行,保证遗传的稳定性。它们的缺失将导致细胞在没有正确完成前一时相就进入下一时相,细胞将出现严重的遗传性损伤甚至癌变,最终导致机体死亡。

四、与细胞周期有关的其他基因及产物

(一) 细胞分裂周期基因与细胞周期

在细胞内有一类与细胞周期运转和调控有关的基因,称为细胞分裂周期基因(cell division cycle, cdc)cdc 基因产物可以调节细胞周期的进程。细胞增殖周期的有序性与 cdc 基因在细胞周期的不同阶段表达有关。例如,在酿酒酵母(S. cerevisiae)中已确定了一些 cdc 基因的表达顺序及可能的生物学功能(图 13-8),在细胞周期开始的主要控制点起作用的是 cdc 28;而 cdc 8 作用于 DNA 合成起始;纺锤极体(SPB)的复制被 cdc 31 所控制; cdc 24 控制酵母的出芽。

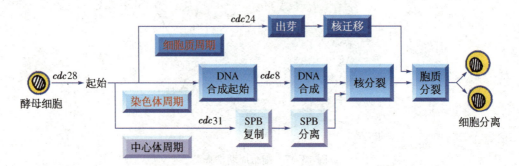

图 13-8 酿酒酵母周期中 cdc 基因的调控作用

实验证明,裂殖酵母 S. pombe 的 cdc 2 基因和酿酒酵母的 cdc 28 基因具有同源性,哺乳动物(包括人类)和 cdc 2 同源的基因产物是分子量 34 000 的蛋白质(P34),它的基因序列和 cdc 2/cdc 28 之间有 63% 是相同的。酵母细胞的 cdc 13 和人细胞中编码 p56 的基因是同源的。

(二) 癌基因和抑癌基因和细胞周期

在正常细胞的基因组中,含有和病毒癌基因(v-oncogene)相似的原癌基因(proto-oncogene)。原癌基因编码的蛋白质产物包括生长因子、生长因子受体、细胞内信号及细胞核的结合蛋白质等,都与调节细胞的增殖和分化活动有关(图 13-9)。原癌基因的产物是正常细胞增殖所必不可少的,但是它们一旦发生突变成为癌基因,就会使细胞转化为异常的增殖状态,引起细胞生长失控,最终转为恶性。

用正常的细胞和肿瘤细胞融合形成的杂种细胞,其恶性程度明显下降,甚至完全消失,说明在正常细胞中含有抑制细胞恶性增殖的抑癌基因(tumor suppression oncogene),其产物可以抑制细胞的生长和分裂。当抑癌基因发生变异或丢失,解除了对细胞增殖的抑制作用之后,就成为诱发肿瘤的重要因素。P53 基因和 Rb 基因是两类和人类恶性肿瘤关系最为密切的抑癌基因。

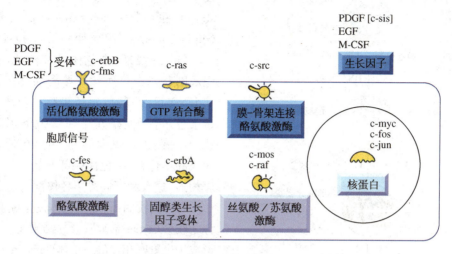

图 13-9 原癌基因及其产物的定位和作用

第四节 减数分裂和生殖细胞的发生

多细胞生物的新个体是由卵细胞和精子细胞结合产生的受精卵开始的,经过一系列不断的有丝分裂和复杂的细胞分化等过程逐渐地生长和发育,最后形成与亲代相似的个体。这种繁殖方式必须有两个生殖细胞的结合,然后经过细胞分裂、细胞分化,才能生长、发育为新个体。因此,称为有性繁殖,为双亲遗传。减数分裂是有性生殖生物的生殖细胞在形成过程中的一种特殊分裂方式,也叫成熟分裂。

一、减数分裂过程

减数分裂过程包括 1 次 DNA 复制和 2 次细胞分裂,分别称为减数分裂Ⅰ和减数分裂Ⅱ(图 13-10),之前还包括减数分裂前间期。

(一)减数分裂前间期

减数分裂前间期(pre-meiosis interphase)是为减数分裂作准备的阶段,需要经过较长的生长过程,进行足够的物质积累,最后形成初级生殖母细胞。该阶段也分为 G1、S 和 G2 期,与有丝分裂间期相比有 3 方面不同:①S 期明显延长;②染色体只在一侧有动粒,所以在第 1 次减数分裂时姐妹染色单体不分离,共同进入一个子细胞;③G2 期具有细胞增殖的限制点(R 点),有些种类的生物及人的卵母细胞长期停滞在 G2 期,只有接受性激素刺激后才能进行第 1 次减数分裂。

(二)第 1 次减数分裂

减数分裂Ⅰ的分裂时间比减数分裂Ⅱ的分裂时间长,在此时间内,同源染色体配对和遗传物质交换重组为其主要特征。进一步可细分为前期Ⅰ(包括细线期、偶线期、粗线期、双线期和终变期)、中期Ⅰ、后期Ⅰ和末期Ⅰ。

1. 前期Ⅰ 此期的时间非常长,变化也非常复杂。根据细胞核的形态变化可划分为细线期（leptotene stage）、偶线期（zygotene stage）、粗线期（pachytene stage）、双线期（diplotene stage）和终变期（diakinesis）。

（1）细线期：染色体呈细丝状，相互交织成网状。染色质丝开始凝缩。在此期之前 DNA 已经复制，每条染色质丝中含有 2 条染色单体，但是光学显微镜下仍呈细线状，在细线上可见深染的、由染色质丝盘曲而成的染色粒，染色体端部开始与核膜附着斑相连，这有利于同源染色体配对。

（2）偶线期：同源染色体发生配对现象，称为联会（synapsis），联会的结果每对染色体形成 1 个紧密相伴的二价体（bivalent）。

（3）粗线期：染色体进一步螺旋化，变粗变短，在光学显微镜下可以看到每条染色体包含 2 条染色单体，互称姐妹染色单体。每个二价体都由 2 条同源染色体组成。这样一个二价体有 4 条染色单体，称为四分体（tetrad）。同源染色体的染色单体之间互称为非姐妹染色单体。在此期间，发生同源染色单体的横向断裂，并在断裂处发生同源染色体非姐妹染色单体之间的交换。

（4）双线期：染色体进一步螺旋化而缩短。同源染色体之间的联会复合体解体。同源染色体相互排斥趋向分离，使互换后的染色体出现交叉（chiasma）。一般认为，交叉是同源染色体的非姐妹染色单体交换的形式。

（5）终变期：染色体更加变粗变短。交叉明显但交叉数量逐渐减少。交叉移行到染色体的末端。核仁、核膜消失。纺锤体开始形成。

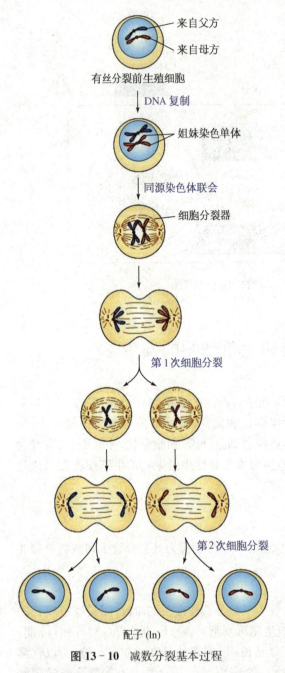

图 13-10　减数分裂基本过程

前期 I 和有丝分裂的前期相比有以下两点区别：①同源染色体配对。在减数分裂的前期，染色体的一侧产生特殊的侧体结构，对同源染色体之间的识别起作用，使随机分布在中的同源染色体相互配对，两个侧体之间立即形成轴体结构，像拉锁一样使同源染色体紧密相连。同源染色体配对是偶线期的主要特征。侧体和轴体总称为联会复合体，是同源染色体配对过程中的临时性结构，在进入中期 I 之前消失。②染色体交叉交换。在粗线期，四分体（tetrad）（包含 2 条同源染色体，因其各含 2 条紧密染色单体，故共 4 条染色单体）中相互靠近的非姐妹染色单体间可发生多处点状的局部连接，形成彼此的交叉和互换。结果，在同源染色体的基因之间可产生部分重新组合。

2. 中期Ⅰ和后期Ⅰ　中期每对同源染色体都以四分体的形式排列在纺锤体的中央,构成中期板。每个四分体的动粒分别与从相对的两极发出的动粒微管连接。后期,同源染色体之间彼此分离,随机的分配给2个子细胞。每个子细胞只获得了1对同源染色体中的1条,即二分体(dyad)。

经过减数分裂前期的染色体交叉交换,再经过中、后期的随机组合,所产生的子细胞的基因组分与母细胞有很大差别,融入了父源和母源的遗传特性。

3. 末期Ⅰ　大多数生物类型在第1次减数分裂的末期不发生染色体去凝集,和核膜重建过程,到达两极的染色体仍保持浓缩状态。此时,每条染色体虽然具有2条染色单体,但染色体的数目已减少了一半,为单倍体(n)。以人为例,原先为23对染色体,现在只有23个发生了重组(交换)的二分体。

(三)减数分裂间期

完成第1次减数分裂后,细胞进入短暂的分裂间期。此阶段没有新的DNA合成,只进行动粒的组装和中心粒复制。间期持续的时间随不同的生物种类而有较大差异。

(四)第2次减数分裂

减数分裂Ⅱ的过程和有丝分裂基本相同。前期有纺锤体形成,动粒微管连接到染色体的动粒上,牵引染色体运动。染色体排列成中期板,细胞即进入短暂的中期。然后便发生着丝粒断裂,姐妹染色单体彼此分离,分别向纺锤体的两极移动,以至最终细胞发生一分为二等后期和末期事件。

经过上述的两次减数分裂,由1个母细胞分裂成4个子细胞。子细胞的染色体数目只有母细胞的1/2,成为单倍体的生殖细胞。

二、生殖细胞的发生

精子和卵子在形成过程中,虽然是来自不同性别的亲代,经历的过程也有一定的差异,但却有一个共同的特点,即经过一系列的有丝分裂后,在成熟期中都要进行减数分裂。

人类精子和卵子的形成过程,它们都要经历增殖期、生长期、成熟期,精子细胞的产生还要经过变形期。1个精母细胞经过2次减数分裂,产生4个均一的、具有生理功能的精子(图13-11);1个卵母细胞经第1次减数分裂形成1个很大的次级卵母细胞(几乎含有卵母细胞

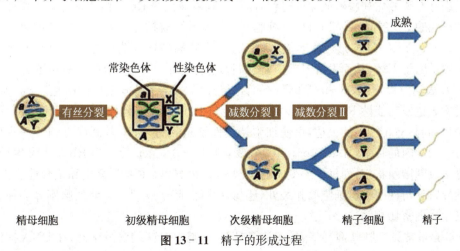

图13-11　精子的形成过程

的所有细胞质)和1个很小的第1极体(只有细胞核)。第2次减数分裂又产生1个很大的卵细胞和1个很小的第2极体,同时第一极体也一分为二。所以一个卵母细胞经过2次减数分裂产生1个卵细胞和3个极体。极体的功能尚不明确。

三、减数分裂的生物学意义

减数分裂具有重要的生物学意义,体现在:①保持世代间遗传物质的恒定;②同源染色体的联会互换和分离;③非同源染色体自由组合;④同一染色体上基因的连锁。

第五节 细胞周期与肿瘤

过去的10年里,细胞周期调控机制和肿瘤的发生、发展的研究取得了一系列的重大突破,人们越来越清楚地认识到,肿瘤是一种细胞周期疾病。除了对细胞周期调控机制的许多细节、协同问题的深入研究外,更有许多生物学问题,汇合到细胞周期调控中来或与细胞周期调控机制联系起来,如DNA损伤、细胞凋亡、细胞分化,乃至肿瘤的转移。

肿瘤发生的主要原因是细胞周期失调后导致的细胞无限制增殖。细胞周期驱动机制失控和细胞周期监控机制受损是其发生发展的主要方面。cyclins的过表达和CKI表达不足和突变使细胞周期的驱动失控,细胞无限制增长;G1/S、G2/M检查点异常,使机体探测DNA损伤功能降低,如发现不了DNA损伤,会导致基因缺失、易位、染色体重排等。这些累积的突变基因,破坏了细胞周期的驱动机制,细胞进入失控性生长的境界(癌变)。

肿瘤在许多方面不同于正常细胞,如去分化、侵袭性、药物不敏感性等。这些区别不单源于失控性细胞生长,而且来自细胞进化的过程。多年来的研究证明,肿瘤是一种多基因病,它包括3层含义:一是肿瘤发源于遗传物质DNA(或基因)的改变;二是这种改变是多步骤完成的多个基因变化的细胞进化过程;三是所有的基因变化最终导致的失控性生长。

视网膜母细胞瘤是一种常见于儿童的视网膜恶性肿瘤,愈后极差。视网膜母细胞瘤抑制基因(the retinoblastoma tumour suppressor,Rb)是在细胞周期中起到重要的调节作用的抑癌基因。其产物Rb蛋白有磷酸化和非磷酸化两种形式存在,并随着细胞周期不同时相的变迁进行着磷酸化和脱磷酸化的过程,而只有脱磷酸化的Rb蛋白才是具有生长抑制作用的活性形式的Rb蛋白。cyclin D1是细胞周期G1/S期监控点重要的正向调控因子;在G1期,cyclin D1与CDK4/6形成激酶复合物。该复合物磷酸化关键底物Rb蛋白,使之释放出结合的转录因子E2F,从而发挥其效应,使细胞进入S期。当Rb蛋白磷酸化不足时可出现cyclin D1表达过度增强,cyclin D1蛋白的合成与活化又导致Rb蛋白磷酸化。当cyclin D1蛋白过度表达或功能性Rb蛋白减少时,既不能与E2F形成复合体,也不能提供Rb蛋白本身磷酸化抑制cyclin D1的表达,可使细胞持续性增殖。另外,rb基因尚可调节一些与细胞增殖有关的基因的转录,如C-fos,TGF-β_1,TGF-β_2,neu等。当Rb基因发生异常时,细胞进入过度增殖状态,而发生癌变。已发现rb基因异常(主要为突变和杂合性丢失)和蛋白表达异常除与视网膜母细胞瘤相关外,还与食管癌、膀胱癌、肺癌、前列腺癌等多种恶性肿瘤的发生发展密切相关。

p53是最常见的肿瘤抑制基因,正常情况下,细胞中P53的含量很低;在DNA损伤或其他应激条件下，细胞中 P53 的含量增加。P53 可以激活 $p21$ 等基因的转录，P21 能与 G1/S-CDK 和 S-CDK 复合物结合并抑制其活性，使细胞停滞在 G1 期，在 DNA 进行复制前赢得充足的时间对受损的 DNA 进行修复。当 DNA 大范围损伤时，P53 则诱导细胞走向凋亡。在人类肿瘤细胞中，$p53$ 最容易发生突变。最常见的突变形式是点突变和错义突变，这些突变使得 P53 的分子构象发生变化，从而使其失去活性，这样 DNA 受损的细胞便可通过限制点，进入 S 期，继续进行细胞周期运转，使染色体的复制与分离发生异常，导致肿瘤抑制基因丢失、原癌基因活化及染色体的数目和整倍性发生改变，最终成为失控性生长的肿瘤细胞。

（金　洁）

第十四章 细胞分化

有性生殖的个体发育都是从精子与卵子结合成受精卵后迅速进入有丝分裂(卵裂)的过程。受精卵经过细胞分裂产生的后代子孙细胞不仅出现了可见的形态变化,而且各种细胞所执行的功能也发生了差异。在个体发育中,由一种相同的细胞类型经细胞分裂后逐渐在形态、结构和功能上发生稳定性差异,产生不同的细胞类群的过程称为细胞分化(cell differentiation)。细胞分化是多细胞有机体发育的基础与核心,细胞分化的关键在于特异性蛋白质的合成,而特异性蛋白质合成的实质在于基因选择性表达。从受精卵发育为正常成体动物过程中,细胞多样性的出现是细胞分化的结果。

第一节 细胞分化的基本概念

细胞分化是指同一来源的细胞经过分裂逐渐产生形态结构、生理功能和蛋白质合成等方面都有稳定差异的过程。因此,常将细胞的形态结构、生理功能和生化特征作为识别细胞分化的3项指标。所有高等动物都由受精卵发育而成。在发育过程中,通过有控制的细胞分裂而增加细胞数目,通过有序的细胞分化而增加细胞类型,进而由不同类型的细胞构成生物体的组织与器官执行不同的功能。显然,细胞分化为某种细胞类群通过相互协同作用完成各种复杂特殊的生物学功能,为生命向更高层次的发展与进化奠定了基础。尽管分化的细胞类型千差万别,但究其本质却是基因组保持相同而表达的基因有所不同,从而在形态结构、生理功能及生物学行为方面均有所不同(图14-1)。例如,神经细胞伸出长的突起,具有传导神经冲动和储存信息的功能;肌细胞呈长条形,具有收缩和舒张的功能;红细胞呈双凹面的扁圆盘状,具有携带氧气和完成气体交换的功能等。各种细胞能够合成各自特有的专一性蛋白质。例如,红细胞合成血红蛋白,肌细胞合成收缩蛋白,表皮细胞合成角蛋白等。

一、细胞的决定和分化

通常情况下,细胞在发生可识别的形态变化之前,已经受到约束而向着特定的方向分化。这时,细胞内部已经发生了变化,确定了未来的发育命运,细胞从分化方向确定开始到出现特异形态特征之前这一时期,称为决定(determination)。虽然此时借助一般形态学方法尚不能察觉它的特点,但其命运已经确定,故"决定"又称为"化学分化"。决定之后,分化的方向一般不再改变。细胞分化的显著特点是细胞分化的稳定性,特别是在高等生物细胞中,细胞分化的普遍原则是:一个细胞一旦转化为一个稳定的类型后,就不能逆转到未分化状态。例如,将两栖类神经胚时期的神经板移植到另一胚胎的腹部,移植块仍可发育为神经

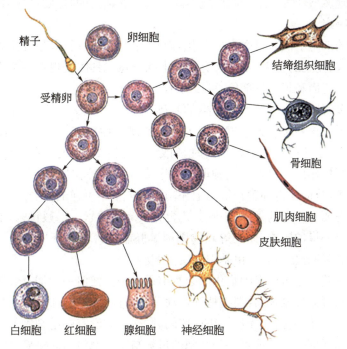

图 14-1 同一来源的细胞经过分裂、分化,产生不同类型的细胞

组织。因此,可以判断,在神经胚时期,神经组织的发育已经决定。不仅如此,细胞决定还具有遗传的稳定性,典型的例子是果蝇成虫盘细胞移植实验。成虫盘是幼虫体内已决定的尚未分化的细胞团,在变态期之后,不同的成虫盘可以逐渐发育为果蝇的腿、翅、触角等成体结构。研究表明,如果将成虫盘移植到一个成体果蝇腹腔内,它(成虫盘)可以不断增殖并一直保持于未分化状态,即使在果蝇腹腔中移植多次,繁殖1 800代之后再移植到幼虫体内,被移植的成虫盘细胞在幼虫变态时,仍能发育成相应的成体结构。这说明果蝇成虫盘细胞的决定状态是非常稳定并可遗传的。

细胞分化是发育生物学的一个核心问题和热点问题。细胞分化是一种持久性的变化,发生在生物体的整个生命进程之中,但在胚胎时期达到最大限度,成为最重要的过程之一。一个细胞在不同的发育阶段可以有不同的形态和功能,这是在时间上的分化;同一种细胞的后代,由于所处的环境不同,可以有相异的形态和功能,这是在空间上的分化。目前,对细胞分化的研究,已经从单纯的形态学研究,进入到细胞及分子水平。从分子层次的意义上来看,细胞分化意味着细胞内某些特异性蛋白的优先合成。例如,红细胞中的血红蛋白、肌细胞中的肌动蛋白和肌球蛋白等。为了诱发这种合成,特定细胞中的某些基因,必须在一定时间内被激活进行转录。因此,只有了解细胞中的基因调控机制,才能从分子水平上解释细胞的分化现象。

二、多细胞生物的细胞分化

生物进化的过程实际上也是细胞分化由简单渐趋复杂的演变过程,分化给生物多样性提供了基础。单细胞生物的细胞仅有时间上的分化,如噬菌体的溶菌型和溶源型、原核生物和原生生物的细胞多型性等。之所以出现不同类型的细胞,有的是发育的需要,有的则是为适应生存条件所决定。

多细胞生物的细胞不仅有时间上的分化,而且由于在同一个体上的各个细胞所处的位置不同,因而发生功能上的分工,于是又有空间上的分化。具体表现在一个生物体的前端和后端、内部和外部、背面和腹面等部位,可以有不同类型的细胞。

细胞分化是多细胞生物个体形态发生的基础。生物形态发生时,各部分细胞基因表达有一定的时空关系。这种时空关系早已由生物体的遗传性规定了严格的程序和模式,通过遗传的调节机制,决定任何一个细胞在何时、何处、何种情况下,表达哪一个基因。因此,细胞分化是基因的调控作用。只不过这种调控属于高级的调控作用,较之基因对代谢和感应的调控要深刻得多,从而使得细胞在形态上和功能上产生不可逆的质变。

基因的表达需要有一定的条件,细胞分化也有其环境因素。一般说来,低等生物及植物体比较容易受外界环境的影响;而高等动物则因其胚胎发育的外环境及成体发育的内环境比较恒定,所以细胞的分化更多地由基因直接支配。

细胞和组织的差异是机体多细胞化的必然结果之一。任何一种拥有成千上万个细胞的动物有机体都面临着血液循环、骨骼支持和运动等各方面的问题,如果有机体的各部分在形态和功能上不发生一些特化,就无法解决这些问题。例如,没有鞭毛细胞的多孔动物无法正常生活。高等动物任何一部分或某一种细胞的过量与不足都将引起疾病,甚至死亡。

第二节　细胞的分化潜能

一、全能性的细胞

细胞全能性(cell totipotency)是指单个细胞在一定条件下增殖、分化、发育成为完整个体的能力,具有这种能力的细胞称为全能性细胞(totipotent cell)。此种现象在植物和低等动物中较常见。如某些植物的单个体细胞经过体外培养后可分裂成许多细胞,生长成一个完整的植株。利用细胞全能性可进行无性繁殖。

一个全能性的细胞应该具有表达其基因组中任何一种基因的能力,亦即能分化为该种生物体内任何一种类型的细胞。理论上,每个配备了完整基因组的细胞,包括体细胞和生殖细胞,都应该是全能性的。但实际情况是体细胞表达基因的能力比性细胞要低得多。生殖细胞,尤其是卵细胞,尽管分化程度很高,仍然具有较大的潜在全能性,在某些条件下可进行孤雌生殖,由1个卵细胞分化成所有各种类型的细胞。两性生殖细胞的结合产物——受精卵则表现出最高的全能性,任何一个生物体(无性繁殖后代除外)都由合子起源。由此,个体中的每一个形态和功能各异的细胞都是合子产生后代的分化产物。

二、胚胎细胞的分化潜能与决定

人和哺乳动物的胚胎发育经历大致相同的分化过程。受精后胚胎的早期发育主要包括卵裂(cleavage)、胚泡(blastocyst)形成和宫内植入(implantation)3个阶段。随着分裂和分化的不断进行,卵裂球细胞数目越来越多,细胞之间的分化差异也越来越大。

第十四章 细胞分化

在绝大多数情况下,受精卵通过细胞分裂直到形成囊胚之前,细胞的分化方向尚未决定。从原肠胚细胞排列成三胚层后,各胚层在分化潜能上开始出现一定的局限性,倾向于只发育为本胚层的组织器官,如外胚层(ectoderm)发育成神经、表皮等;中胚层(mesoderm)发育为肌、骨等;内胚层(endoderm)发育成消化道及肺的上皮等。内、中、外3个胚层的分化潜能虽然进一步被局限,但仍具有发育成多种表型的能力,这时的细胞称为多能细胞(pluripotent cell)。经过器官发生,各种组织、细胞的发育命运最终决定,在形态上特化,功能上专一化。胚胎发育过程中逐渐由全能局限为多能,最后成为稳定型单能(unipotency)的趋向,是细胞分化的普遍规律。因此,细胞分化可以视为分化潜能逐渐限制的过程。

三、体细胞的分化潜能

虽然目前还无法使已分化的高等动物细胞直接再生成完整的个体,但是,许多研究表明高等动物已分化的细胞仍然保持着全套的基因组,并在一定特殊条件下可表现出全能性——细胞核全能性。1964年,Gurdon成功地将非洲爪蟾的肠上皮细胞核移入去核的爪蟾卵细胞中,发育得到了蝌蚪。说明分化成熟的体细胞核完整地保存着卵和精子细胞核的全部遗传信息,而卵细胞质则可能对细胞的决定和分化起着关键性的作用。到了1996年7月,苏格兰Roslin研究所的科学家Wilmut等利用体细胞克隆技术将取自羊乳腺细胞的细胞核植入另一羊的去核的卵细胞中,培育出了世界上第1只克隆动物——多莉(Dolly)羊(图14-2)。

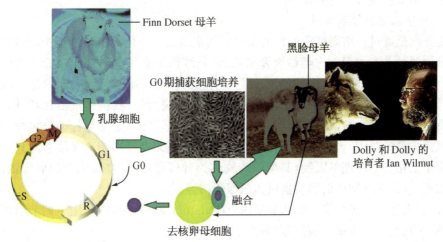

图14-2 世界上第1只克隆动物——多莉(Dolly)羊的产生

Dolly没有父亲,却有3个"生母"。科学家从一只母羊(Scottish Blackface母羊)体内取出1个未受精的卵细胞,在体外用极细的玻璃针管先将卵细胞中的细胞核吸出,使之成为无核卵细胞。然后,将无核卵母细胞与取自另一只泌乳量高、品质良好的母羊(Finn Dorset)的乳腺细胞的细胞核进行融合,形成1个含有新遗传物质的卵细胞,经电流刺激,让卵细胞误认为它已经受精了,开始启动生命机制,分裂发育成胚胎。当胚胎生长到一定程度时再将它植入第3只"代孕母亲"的黑脸母羊(Scottish Blackface代孕母亲)子宫中,由它孕育并产下克隆羊Dolly。Dolly酷像提供乳腺细胞核的Finn Dorset母羊,这是容易理解的。因为从遗传的角度来说,提供乳腺细胞核的母羊才是 Dolly 的母亲。但有趣的是,Dolly 只把生育它的那只黑脸母羊当做自己的生母。

由于移植的细胞核来自高度分化的乳腺细胞(体细胞),因而引起了全世界的广泛关注。过去认为,高等动物成熟个体的细胞已经高度分化,绝不可能再像最初的胚胎细胞那样进行分化。Dolly 的诞生揭示了体细胞在去核卵细胞细胞质中能重新启动编程,从此宣告人类已经进入高等动物体细胞可以进行无性繁殖(克隆)的新时代,被认为是 20 世纪生命科学研究的一项重大突破。

第三节 细胞分化的分子基础

一个有机体的绝大多数细胞都有相同的遗传潜能。同一个体内已经彼此分化的那些细胞,是通过表达不同基因群来决定它们的蛋白质含量和合成的。而基因表达的调控涉及 DNA 及其转录和翻译。因此,细胞分化的调控可以在不同的水平上进行:转录水平、翻译水平及蛋白质形成后活性调节水平等。其中,转录水平的调控是最重要的。

一、转录水平的调控

大量研究表明,细胞分化的基因表达的调节主要是发生在转录水平上,即是否出现某种性状决定于是否存在有关的 mRNA。

(一) 奢侈基因和管家基因

细胞分化是通过严格而精密调控的基因表达实现的。分化细胞基因组中所表达的基因大致可分为两种基本类型。一类称为管家基因,是维持细胞最低限度的功能所不可缺少的基因,但对细胞分化一般只有协助作用。管家基因在各类细胞的任何时间内都可以得到表达,其产物管家蛋白是维持细胞生命活动所必需的,如膜蛋白、核糖体蛋白、线粒体蛋白、细胞周期蛋白、糖酵解酶、核酸聚合酶等。另一类称为奢侈基因,是指与各种分化细胞的特殊性状有直接关系的基因,丧失这类基因对细胞的生存并无直接影响。奢侈基因只在特定的分化细胞中表达并受时期的限制,其编码产物称为奢侈蛋白,如红细胞中的血红蛋白、表皮细胞中的角蛋白、肌细胞中的肌动蛋白和肌球蛋白等。

此外,有人还进一步分出一类调节基因(regulatory gene),其产物用于调节组织特异性基因表达,或者起激活作用,或者起阻抑作用。

(二) 基因的顺序表达活性

基因的活性不仅由于细胞类型的不同有很大变化,即使在同一类型的细胞中,由于发育阶段不同,活性也不一样。例如,在人体发育的各个阶段中,血红蛋白(hemoglobin, Hb)的组成就各不相同。血红蛋白是人体红细胞中氧的载体,是由 4 条珠蛋白(haptoglobin, Hp)肽链组成的异四聚体,但在人体发育的各个阶段中,肽链四聚体的组成发生显著的变化。在胚胎早期,ε 珠蛋白基因首先表达,血红蛋白含 1 对 α 链和 1 对 ε 链。因此,早期胚胎的血红蛋白中多为 $\alpha_2\varepsilon_2$;随后,ε 珠蛋白基因关闭,γ 珠蛋白基因表达,四聚体为 $\alpha_2\gamma_2$;到胎儿出生前后,γ 珠蛋白基因表达逐渐下降,β 珠蛋白基因表达逐渐升高;到出生后 12~18 周,主要是 β 珠蛋白基因表达,四聚体为 $\alpha_2\beta_2$,并有少量 γ 和 δ 珠蛋白基因表达;而成人的血红蛋白珠蛋

白肽链保持为 $\alpha_2\beta_2$。上述肽链的氨基酸序列基本相同,但稍有差别。胎儿的血红蛋白与成体的血红蛋白相比,对氧具有更高的亲和力,便于从母体血液中获得氧。不同的珠蛋白肽链分别由相应的结构基因所编码,用重组 DNA 技术已将珠蛋白基因定位在不同的染色体上。珠蛋白基因包括决定珠蛋白 α 链、β 链、γ 链、δ 链、ε 链和 ζ 链的基因。其中,α 链和 ζ 链基因各 2 份位于 16 号染色体上(每个体细胞中有 4 个 α 链基因),其余珠蛋白链基因均位于 11 号染色体上,从 5′端到 3′端依次为 $\varepsilon-{}^G\gamma-{}^A\gamma-\delta-\beta$。在人体发育与生长的不同时期,上述基因依次表达,而合成相应的珠蛋白链,最后与血红素一起构成血红蛋白。各型珠蛋白的出现与其编码基因的活化顺序是一致的(图 14-3),不同类型的珠蛋白在发育过程中的依次出现和消失是基因差别表达的结果,这就直接证明了不同类型的血红蛋白合成的调节发生在转录水平上。

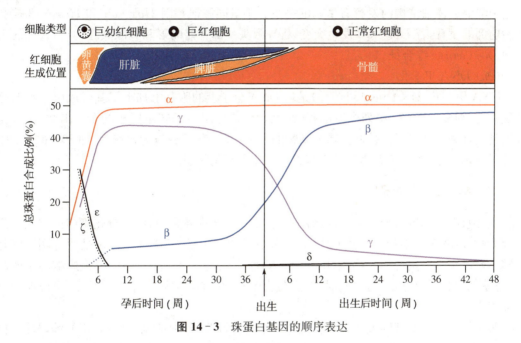

图 14-3 珠蛋白基因的顺序表达

(三) 非组蛋白与基因的选择性转录

染色质重组实验表明,非组蛋白与基因选择性表达有着密切关系。取兔的胸腺和骨髓细胞的染色质,用重组的染色质做模板,加入 RNA 聚合酶和各种前体核苷酸便可合成 mRNA。结果发现,胸腺非组蛋白不但能与胸腺 DNA 重组染色质转录胸腺 mRNA,也能与骨髓 DNA 重组染色质转录胸腺 mRNA;同样,骨髓非组蛋白不但能与骨髓 DNA 重组染色质转录骨髓 mRNA,也能与胸腺 DNA 重组染色质转录骨髓 mRNA。说明特异的非组蛋白可能决定着相应的特定基因的转录,即调节细胞中基因转录的因素是非组蛋白。

(四) 同源框基因

影响转录水平上的基因调控因素很多,比较重要的还有同源框基因(homeobox gene,Hox)。

同源框基因是最初发现于果蝇、爪蟾形态发生调节蛋白的一种 DNA 结合区。从酵母菌到人类,都含有这一高度保守的同源异型基因(homeotic genes)序列,表明所有生物物种中所含有的同源框基因都是由同一原始基因以串联重复的方式演化而来的。因此，凡是含有同源异型基因序列的基因，均称为同源框基因(homeobox gene)。同源框基因表达产生的蛋白质则称为同源域蛋白(homeodomain protein)。目前已克隆了约170个不同脊椎动物的同源框基因。脊椎动物的同源框基因一般用 Hox 符号表示，其中人类的基因是以大写斜体表示，如 $HOXA4$；小鼠的基因则以第1个字母"H"大写表示，如 $Hox-a4$。脊椎动物的同源框基因可分为两类：①连锁群同源框基因：如果蝇的 $HOMC$。人类的 4 个分别位于 7、17、12 及 2 号染色体上的同源框基因连锁群 $HOXA$、$HOXB$、$HOXC$ 及 $HOXD$ 至少包含了 39 个同源框基因，每个连锁群由 9～11 个基因组成。②非连锁群同源框基因或散在的同源框基因(unlinkage homeobox genes；dispersed homeobox genes)散布存在于整个基因组中。

同源框基因的 3′端外显子有约 180 bp 的同源序列，在从无脊椎动物到脊椎动物的形态发生中与前后体轴结构的发育有密切的关系。小鼠同源框基因 $Hox-a1$ 和 $Hox-a3$ 控制胚胎前部的发育，若 $Hox-a3$ 发生突变，将导致头颈部骨骼畸形和胸腺缺乏，类似人类的先天性 Di-George 综合征。

（五）DNA 甲基化

DNA 甲基化(DNA methylation)是指 DNA 分子上的胞苷上加上甲基形成甲基胞嘧啶的现象，特别多见于 CG 序列中。DNA 的甲基化位点阻碍了转录因子结合。因此，甲基化程度越高，DNA 转录活性越低。哺乳动物的 DNA 甲基化现象较为普遍，大约 70% 的 CG 序列有甲基化发生，而持续表达的管家基因多为非甲基化状态。

二、翻译水平的调控

翻译水平的调控与转录水平的调控不同，很少有选择性翻译，即在分化细胞内并无专门翻译某种 mRNA 而不翻译其他 mRNA 的调节机制。相反，翻译调控通常是通过调节细胞的整体翻译水平来实现的。热激(heat shock)反应就是一个例子。热激不但影响转录的起始，也使大部分翻译停止，与此同时，热激蛋白 mRNA 加紧翻译。一段时间后，蛋白质合成恢复正常。

为了检验细胞对基因表达是否在翻译水平进行调节，分别把兔、小鼠和鸭的编码珠蛋白的 mRNA 注入爪蟾的受精卵，发现这些 mRNA 是稳定的，并且在受精卵发育的第 8 天中，都发现有兔、鼠或鸭的珠蛋白合成。这说明爪蟾受精卵对外来的不同 mRNA 一律翻译，没有选择性。类似的实验也证明，无论是未分化的卵母细胞，还是已分化的肌肉、神经细胞，都没有对不同的 mRNA 进行选择性翻译的机制，异源 mRNA 功能甚至还能遗传给下一代。

还有的实验观察到，海胆的未受精卵存在着未活化的 mRNA(母体 mRNA)，不能翻译，称为蒙面信使。只有在受精后，这些 mRNA 才可能翻译。因而，设想能否通过这一机制实现翻译水平的调节，从而导致细胞分化，还有待进一步研究。

三、果蝇早期发育的基因调控

果蝇($Drosophila$)体长 2 mm，仅有 4 对染色体，整个生命周期很短，只有 9～10 d，从受精卵发育为幼虫约 4 d。果蝇易于饲养和繁殖。因此，可以用来进行无法在高等动物身上完成的实验。经典的遗传学研究几乎将果蝇所有性状的基因定位于染色体，为探索个体发育的基因调控奠定了基础。

对果蝇早期发育的研究发现,母体的基因产物分布在卵细胞的一定位置,受精后这些物质活化,开始进行级联式的早期发育。目前采用原位分子杂交和抗体染色法等技术,已经发现果蝇的胚胎在不同发育阶段其基因产物的分布位置,以及早期发育中不同基因的顺序表达。在果蝇早期胚胎发育时,主要是由两大类基因群来负责调控的:一类是分节基因(segmentation genes),主要负责果蝇体节的产生;另一类是同源异型基因(homeotic genes),主要是促使各个体节表现专一性的形态,也就是前后轴向的定位。目前发现负责分节的基因一共分成4类:①母体基因(maternal effect gene):主要是由亲代雌性果蝇本身的基因影响胚胎轴向发育;②缺口基因(gap gene):当此类基因发生突变时,会使得果蝇的部分体节消失;③成对交配基因(pair-rule genes):包括8个基因。当其发生突变时,将促使单数或双数体节的一部分消失;④区段极性基因(segment-polarity genes):包括17个基因,其突变会造成2个相邻体节的中间部分消失。至于同源异型基因,目前已经在果蝇身上发现了8个,分别属于2个连锁群(linkage group):胸腹复合物(bithora complex,$BX-C$)和触角足复合物(antennapedia complex,$ANT-C$)。这2个连锁群都位于果蝇的第3号染色体上。$BX-C$包含了3个基因,主要是控制身体后端的发育;而$ANT-C$包含了5个基因,主要控制前端的发生。当连锁群中的某个同源异型基因发生缺失时,该基因控制的果蝇身体部位将会出现异常。例如,当bx基因发生突变时,果蝇的第3胸节(T3)将发育成第2胸节(T2)。

果蝇早期突变出现的可识别的基因突变是研究发育机制的极有价值的工具。对果蝇研究所获得的结果已被证实普遍适用于所有高等动物,甚至人类的早期胚胎发育过程。

第四节 干 细 胞

干细胞(stem cell)是一类具有自我更新与分化潜能的细胞,能产生表现型和基因型与自己完全相同的子细胞,同时还能分化为祖细胞。根据这一定义,在个体发育的不同阶段的不同组织中均存在着干细胞,只是随着发育过程的延伸,干细胞的数量和分化潜能均逐渐降低。

根据研究角度的不同,干细胞的分类主要有两种方法。

一种方法是按照干细胞的分化潜能可将其分为全能干细胞(totipotent stem cell)、多能干细胞(pluripotent stem cell)、专能干细胞(multipotent stem cell)及单能干细胞(unipotent stem cell)。全能干细胞即具有受精卵全能性的细胞,可分化为胚胎和胎盘的滋养层细胞,进一步分化形成一个完整的个体。在人的发育过程中,精卵受精后产生了一个单细胞的受精卵,受精卵经几次分裂,发育成相同的全能细胞(totipotent cells),其中每一个细胞都可以发育成一完整的人体;多能干细胞是受精9 d后,这些细胞经数次分裂发育成囊胚,囊胚具有外层细胞和内细胞团(inner cell mass,ICM)。外层细胞形成胎盘和支持组织,内胞团可以分化成3个胚层,即可形成各器官系统。虽然内细胞团可以形成每一种组织,但它不能形成完整的胎儿,因为它不能形成胎盘和支持组织。因此,这类内细胞团称为多能干细胞。多能干细胞进一步特化,产生具有特殊功能的细胞群体,即专能干细胞。专能干细胞的分化潜能较之多能干细胞低,但也具有多项分化功能,如造血干细胞分裂、分化,产生红细胞、白细胞、血小板，皮肤干细胞产生各种类型的皮肤细胞；单能干细胞分化潜能最低，仅能产生一种类型细胞。例如，表皮干细胞（epidermal stem cell）和睾丸中的精原干细胞（spermatogonial stem cell）。

另一种方法是根据细胞来源将干细胞分成胚胎性干细胞和成体干细胞。前者是指源自囊胚内细胞团的胚胎干细胞（embryonic stem cell，ES）和来源于早期胎儿原始生殖嵴的生殖干细胞（embryonic germ cell，EG）。成体干细胞（adult stem cell）是指组织和器官特异性干细胞。过去人们认为，只有不断更新的组织才存在这种干细胞，如血液、小肠黏膜、表皮等。但近年来的研究结果表明，一些认为成熟后不再进行分裂的组织，如脑和肝脏中，也存在着干细胞。研究发现成体干细胞广泛存在于各种组织，包括骨髓、外周血、皮肤、胃肠道上皮、脑、脊髓、血管、骨骼肌、肝、胰、角膜、视网膜、牙髓及脂肪等。有关成体干细胞的来源尚未定论。目前有两种看法：一种认为成体干细胞是个体发育中残留下来的胚胎性干细胞；另一种认为是成体干细胞在特殊情况下（如外伤），经过重新编程后形成。

干细胞的特点包括：①属非终末分化细胞，终身保持未分化和低分化特征，具有多向分化潜能；②干细胞具有无限的增殖分裂能力，能够进行自我更新；③干细胞可连续分裂几代，也可在较长时间内处于静止状态。

一、干细胞的形态和生化特征

干细胞在形态上有一些共性，通常干细胞为圆形或椭圆形，体积较小，核质比相对较大，均具有较高的端粒酶（telomerase）活性。不同类型干细胞的形态特征有所不同，生化标志特点也各有差异。例如，各种干细胞其表面标记性分子就有很大差异，这对于寻找和鉴定干细胞有重要意义。然而，干细胞的生存环境可影响其形态和生化特征，不能仅根据干细胞的形态和生化特征来寻找干细胞。具有增殖和自我更新能力及在适当条件下表现出一定的分化潜能才是干细胞的本质特征。

二、干细胞的增殖特性

（一）干细胞增殖的缓慢性

干细胞具有无限的增殖分裂能力。但是干细胞分裂较慢，这有利于其对特定的外界信号做出反应，以决定是进入增殖还是分化程序，同时有利于减少干细胞内基因突变的危险。实际上，在进行分化的时候，干细胞并非直接分化成为有功能的分化细胞，其必须经过一个快速的增殖期，产生过渡放大细胞（transit amplifying cell），又称快速自我更新细胞（rapidly self-renewing cells，RS cells）。过渡放大细胞是介于干细胞和分化细胞之间的过渡细胞。过渡放大细胞分裂较快，经若干次分裂后产生分化细胞，其作用是可以通过较少的干细胞产生较多的分化细胞。

（二）干细胞增殖的自稳定性

生物体器官组织的自我更新必须通过干细胞的增殖来完成。对于许多干细胞而言，其寿命可伴随生物体个体发育整个过程。在生物体个体发育的漫长的过程中，干细胞不断自我更新并可维持自身数目恒定，这就是干细胞的自稳定性（self-maintenance），是干细胞的基本特征之一。干细胞通过两种分裂方式来维持其自稳定性，即对称分裂和不对称分裂。

1. 对称分裂（symmetry division） 指干细胞分裂时产生同型的细胞，如 2 个子细胞全是干细胞或全是分化细胞。

2. **不对称分裂**(asymmetry division) 指细胞分裂时产生异型的细胞,如2个子细胞中一个是干细胞,而另一个是分化细胞(图14-4)。不对称分裂是无脊椎动物干细胞维持自身数目恒定的方式。其受一系列基因的控制。由于细胞质中的调节分化蛋白不均匀地分配,使得一个子细胞不可逆地走向分化的终端,成为功能专一的分化细胞,另一个保持亲代的特征,仍作为干细胞保留下来。大多数哺乳类动物的可自我更新组织中,干细胞分裂产生的2个子细胞既可能是2个干细胞,也可产生2个特定的分化细胞;当组织处于稳定状态时干细胞通常进行不对称分裂,即产生1个子代干细胞和1个特定分化细胞。高度进化的哺乳动物对其干细胞分裂的调控是多角度多层次的、十分精确的,以保持干细胞数目的恒定。

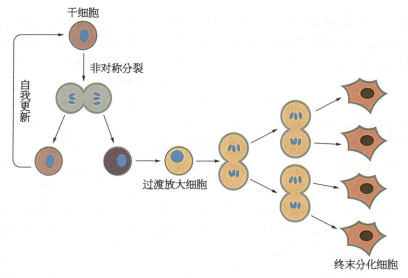

图14-4 不对称分裂

三、干细胞的分化特征

如前所述,根据干细胞的分化潜能可将其分为全能干细胞、多能干细胞、专能干细胞及单能干细胞。胚胎性干细胞属多能性干细胞,其进一步分化产生成体干细胞。成体干细胞为专能干细胞,其分化潜能受限。一直以来,成体干细胞被认为只能向一种类型或与之密切相关的细胞分化,如神经干细胞只能向神经系统(神经元、神经胶质细胞)分化而不能分化成其他类型细胞,最近一系列的实验研究结果对这一观点提出了挑战。成体干细胞可能具有更广泛的分化潜能。例如,骨髓干细胞在适当条件下可分化为肌细胞、肝细胞、肾细胞、心肌细胞,甚至神经元。这提示这种已部分特化,具有特殊功能的专能干细胞具有较大的可塑性。这样由一种组织类型的干细胞在适当条件下分化为另一种组织类型细胞的现象,称为干细胞的转分化(trans-differentiation)。

目前,有关干细胞转分化的机制尚未研究清楚。有人认为移植的成体干细胞可能与植入的新器官组织中的细胞发生细胞融合,形成四倍体细胞,从而获得了转分化的能力。但也有实验证明干细胞的转分化能力与细胞融合无关。例如,Jiang等证明在体外来源于骨髓的单个整倍体专能干细胞可分化成为3个胚层的细胞,而这些专能干细胞并未与这3个胚层的细胞共同培养,提示干细胞转分化机制的复杂性。

干细胞向其前体细胞的逆向转化称为干细胞的去分化(dedifferentiation)。去分化现象在植物细胞中很常见,这也是植物组织培养的理论基础。但是对于高等动物细胞是否存在逆向分化一直存在争论。目前有少量证据表明,造血干细胞植入鼠卵泡的内细胞团后,成体鼠造血干细胞分化发生逆转,提示干细胞去分化现象的存在。

目前,有关干细胞可塑性的机制知之甚少,有关转分化和去分化的生理学意义尚未知晓,但是研究干细胞转分化和去分化的意义非常重要。这对于体外培养诱导干细胞的定向分化,用于细胞治疗具有重要意义。

四、干细胞增殖与分化的微环境

干细胞生长、增殖、分化受到外界信号(如生长因子、基质或外部环境)及内部核因子等生存微环境影响。我们将一系列的干细胞与细胞外所有物质共同构成的细胞生长的微环境称为干细胞生境(stem cell niche)。由于干细胞生境直接影响干细胞将来发育成什么细胞,因此,人们对干细胞生境的研究特别感兴趣。干细胞生境在体内可维持干细胞处于未分化状态,其三维空间环境可支持和控制干细胞的自我更新,以及其后代分化细胞的产生。目前,研究得较多的是细胞外基质因子β-整合素(β-integrin),其高表达对于表皮干细胞的维持是至关重要的。整合素具有将干细胞置于组织中正确的位置上的功能,否则会脱离其生存的微环境而分化或凋亡。而整合素的激活和表达受到一系列的基因及胞间基质中蛋白质的调节。干细胞能否维持其未分化的状态,或增殖,或分化,均依赖于干细胞生境对它的调控作用。细胞分泌的因子、细胞间的相互作用及细胞外基质成分均对干细胞的生存及发育起到重要的调控作用。例如,将小鼠的内胚层细胞移植入另一只小鼠的胰腺的分散细胞中,内胚层细胞可转变为胰腺细胞的前体细胞。由此可见,干细胞被移植到新的环境后,特性会发生改变,而带有新环境的烙印,形成与新环境相关的干细胞,从而体现出干细胞的可塑性(stem cell plasticity)。

五、不同种类的干细胞

(一)胚胎干细胞

胚胎干细胞是从早期囊胚内细胞团经体外培养、分离、克隆得到的具有发育多能性的细胞。胚胎干细胞具有以下特点:①体外培养可以无限增殖;②可以长期保持原始未分化的状态;③可以分化成为衍生于3个胚层的各类组织细胞,包括生殖细胞。

1. **胚胎干细胞的获得** 胚胎干细胞获得方法并不局限于取自内细胞团这一种方法。实际上,一些早期胚胎细胞可以重新获得多分化能力,如小鼠卵黄囊细胞可以在体外诱导分化称为多能性干细胞。目前获得胚胎干细胞的方法主要有以下3种:①人多能干细胞可以取自体外受精胚胎囊胚期内细胞团细胞(图14-5A);②人多能干细胞可以取自终止妊娠的胎儿的原始生殖嵴组织(图14-5A);③取自去核卵细胞经体细胞核移植后产生的融合细胞进一步分裂发育成囊胚,再取其内层细胞培养形成多能干细胞(图14-5B)。

受精卵发育到囊胚阶段,外表是一层扁平细胞,称为滋养层,可以发育成胚胎的支持组织,如胎盘等。中心的腔称为囊胚腔,腔内一侧的细胞群被称为内细胞团。内细胞团在进一步形成内、中、外3个胚层时开始分化,每个胚层将分别分化,形成组成人体的各种细胞。这

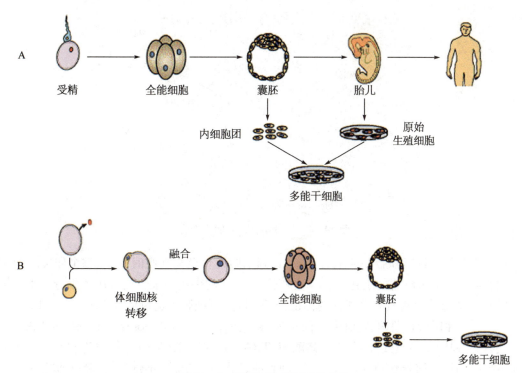

图 14-5 获得胚胎干细胞的方法

些细胞构成各种组织器官,形成完整的个体。内细胞团要发育成完整的个体,必须要有滋养层细胞的存在。脱离了滋养层细胞,内细胞团不能发育成一个完整的个体。因此,这些细胞被认为具有多能性,而并不像受精卵那样具有全能性。将囊胚中的内细胞团通过免疫外科法或机械切割法分离出来,接种到制好的饲养层上,用合适的培养基,并添加白血病抑制因子(leukemia inhibitory factor,LIF)。几天后离散长成的集落,接种到新的培养基上,几天后挑选干细胞集落进行传代可获得胚胎干细胞系(图 14-6)。

2. **胚胎干细胞的主要特征** 胚胎性干细胞都具有相似的形态特点,与早期胚胎细胞相似,细胞较小,核质比高,细胞核明显,有 1 个或多个核仁,染色质较分散,细胞质内除游离核糖体外,其他细胞器很少;体外培养细胞呈多层集落状生长,紧密堆积在一起,无明显细胞界限。ES、EG 细胞的染色体均为稳定的二倍体核型(图 14-7)。

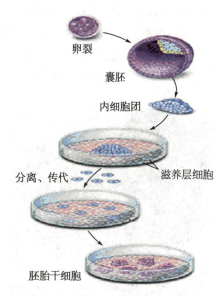

图 14-6 胚胎干细胞系的获得方法

胚胎性干细胞为未分化的多能性细胞,它表达早期胚胎细胞、畸胎瘤细胞的表面抗原,Oct-4 为目前广泛用于鉴定胚胎性干细胞是否处于未分化状态的一个重要的标记分子。观

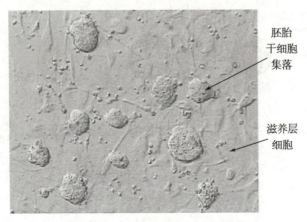

图 14-7 体外培养的胚胎干细胞

察发现，它最早表达于胚胎 8 细胞时期，一直到细胞发育至桑葚胚时期，在每个卵裂球中都可检测到大量的 Oct-4 的表达产物。这之后 Oct-4 的表达局限于内细胞团细胞。由此可见，Oct-4 为细胞是否具有多能性的标记分子。胚胎干细胞表达包括 SSEA-1、SSEA-3、SSEA-4 等种属阶段性胚胎细胞表面抗原（stage-specific embryonic antigen，SSEA）；另外，还有一些其他的标记分子，如碱性磷酸酶、TRA-1-60、TRA-1-81、GCTM-2、CD30 等。端粒酶具有反转录酶的活性，正常体细胞缺乏此酶，细胞每分裂 1 次，端粒即减少 50～100 bp，以致细胞逐渐衰老，而胚胎性干细胞端粒酶持续高水平表达。因此，这些细胞在分裂后保持端粒长度，维持细胞的不死性。肿瘤细胞的永生性也与端粒酶的存在直接相关。

3. 胚胎干细胞的分化潜能　Thomson 等将从囊胚分离的 5 个胚胎干细胞分别注入患严重联合性免疫缺陷的棕色小鼠皮下，每个小鼠都产生胚胎组织瘤。瘤组织包括胃（内胚层）、骨和软骨组织、平滑肌和横纹肌（中胚层）、神经表皮、神经节和复层鳞状上皮（外胚层），证明人胚胎干细胞具有分化为外、中、内 3 个胚层的能力，可分化产生多种组织细胞。对于 ES 细胞的多能性还可利用大鼠胚胎干细胞的 3 个试验证实：①体内分化。将胚胎干细胞注射到严重免疫缺陷小鼠的皮下或肾囊中，在注射部位可形成畸胎瘤。检测畸胎瘤组织可观察到来源于 3 个胚层的不同的细胞类型。②体外分化。若采用悬浮培养，将抑制胚胎性干细胞分化的因素去除后，胚胎性干细胞先形成类胚体（embryoid body，EB），类胚体中包含 3 个胚层发育形成的多种细胞类型。③嵌合体的形成。将供体的胚胎性干细胞注入受体胚泡中，然后转移到假孕母体子宫中进一步发育，可得到嵌合体动物（图 14-8）。该动物身体中既可观察到供体的组织细胞，又有受体的组织细胞，即嵌合体动物的各种组织器官是由供体的胚胎性干细胞和受体胚泡共同发育而来的。

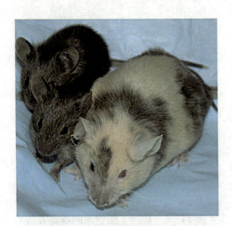

图 14-8　嵌合体小鼠的产生

注：将来源于 C57BL/6J 小鼠（黑色）的 ES 细胞注射到 ICR 小鼠（白色）的囊胚中，移植到 ICR 假孕受体母鼠子宫中，最终产出毛色黑白镶嵌的嵌合体小鼠（右）

由表 14-1 可以看出 ES 细胞的生物学特征在不同种属哺乳动物之间存在很大的差异。以上所建胚胎干细胞系中,只有小鼠 ES 细胞具有生殖系嵌合能力,猴 ES 细胞没有生殖系嵌合能力,而人 ES 细胞由于伦理道德的约束无法进行胚胎嵌合实验。因此,从严格意义上讲,只有小鼠 ES 细胞能称为 ES 细胞,而其他动物 ES 细胞只能称为类 ES 细胞。

表 14-1 小鼠、猴、人胚胎干细胞生物学特点

生物学特点	小鼠 ES 细胞	猴 ES 细胞	人 ES 细胞
集落形态	呈山丘状	扁平	扁平
细胞表面抗原			
SSEA-1	+	-	-
SSEA-3	-	+	+
SSEA-4	-	+	+
TRA-1-60	-	+	+
TRA-1-81	-	+	+
碱性磷酸酶	+	+	+
体外形成胚体	+	+	+
体内形成畸胎瘤	+	+	+
生殖系嵌合	+	-	未检测

注:TRA 为肿瘤拒绝抗原(tumor rejection antigen)

4. **胚胎干细胞增殖与分化的分子机制** ES 细胞增殖含有两层意思:其一是分裂扩增;其二是保持未分化状态。

小鼠 ES 细胞体外培养时,需要白血病抑制因子(leukemia inhibitory factor,LIF)来维持其增殖状态。LIF 作用于质膜上的白血病抑制因子受体(leukemia inhibitory factor receptor,LIFR)gp130 异源二聚体,使 JAK 激活,继而磷酸化 LIFR 和 gp130 上的酪氨酸残基。gp130 上的酪氨酸残基被磷酸化后,有 2 条信号转导途径与 ES 细胞的增殖相关:一条是可激活 STAT3 转录因子,促进 ES 细胞增殖;另一条途径是激活各细胞中广泛表达的磷酸酯酶 SHP-2,SHP-2 与底物 Gab1 结合,激活 ERK 信号途径,抑制 ES 细胞增殖,促进 ES 细胞分化。实验表明 STAT3 激活是 ES 细胞增殖必不可少的,而 SHP-2/ERK 信号途径对 ES 细胞增殖起间接或负调控作用。

胚胎性干细胞研究的另一个主要目的就是按照人的意愿来控制人的 ES 细胞株和 EG 细胞株向特定的细胞转化,并将这些转化的细胞应用于临床治疗。目前,研究人员在 ES 细胞的定向分化中已取得了很大的进展。例如,现在已经可以使人的 ES 细胞定向分化为神经元、心肌细胞、血管内皮细胞、类胰岛细胞等。很显然,人们一旦掌握了胚胎性干细胞定向分化的规律,必将引起生物医学领域的一场重大革命。

对于胚胎性干细胞定向分化的策略就是改变细胞的微环境。目前主要从 3 个方面进行。一是在体外培养时改变培养条件,包括向培养基中加入不同种类的生长因子及化学诱导剂,如表皮生长因子(EGF)、血小板衍生生长因子(PDGF)、碱性成纤维细胞生长因子(bFGF)、血管内皮生长因子(VEGF)、转化生长因子-β_1(TGF-β_1)、肝细胞生长因子(HGF)、神经生长因子(NGF)等;维 A 酸(retinoic acid)、二甲基亚砜(DMSO)则是最常用的化学诱导剂。不同的生长因子和化学诱导剂可单独或配伍使用,诱导物不同,干细胞的分化方向亦不同。另外,可以使干细胞与其他细胞一起培养,并加入不同类型的细胞来诱导细胞

分化。二是通过转染或其他方法导入外源性基因来激活细胞的特化分化,但必须在明确导入基因定向分化的方向,且选择合适的导入时间及准确的导入位置的条件下才能达到细胞的定向分化目的。目前,已有此方面成功的报道。三是体内的定向分化,体内的定向分化是将胚胎性干细胞移植到动物体内的某一部位,在体内微环境中,干细胞诱导分化为该部位相应的特异性细胞。例如,Deacon 等将小鼠 ES 细胞直接移植到帕金森病(Parkinson's disease,PD)大鼠模型的心脏和纹状体,成功地分化为相应的心肌细胞和神经元。

5. 胚胎干细胞的应用价值及前景

(1) 干细胞是研究早期胚胎发育的良好模型:单细胞的受精卵是如何形成一个完整个体的,这是一个在胚胎生物学研究领域中由于涉及伦理等方面的问题,而一直不能深入研究的课题。只有阐明胚胎发育机制,明确各种先天缺陷的原因,并从中获得纠正其发生的途径,才能对各种先天缺陷进行有效的预防胚胎干细胞可作为研究胚胎早期发育的模型。胚胎干细胞系的建立,首先解决了长期悬而未决的早期胚胎模型问题。经实验研究发现,通过对胚胎干细胞的体外培养,将人的胚胎干细胞悬浮培养,可生成胚体,胚体内包含内、中、外 3 个胚层,这同胚胎早期发育极其相似,采用基因芯片技术,比较胚胎干细胞及不同发育阶段的干细胞和分化细胞的基因转录与表达,可以确定胚胎发育及细胞分化的分子机制,发现新的人类基因。这种研究不会引起与胚胎实验相关的伦理问题,因而人 ES 细胞提供了在细胞和分子水平上研究人体发育过程中的极早期事件的良好材料和方法,在此过程中分离鉴定各种关键的基因及蛋白质分子,并对早期胚胎发育机制进行研究将会带来突破性的进展。

(2) 干细胞是研究人类疾病的良好模型:对于各种人类疾病的研究,往往需建立疾病的动物模型来探讨发病机制及影响因素,以寻求预防治疗疾病的方法及途径。许多疾病的研究因缺少有效的体外模型而进展缓慢,如获得性免疫缺陷综合征(艾滋病)、丙型肝炎,其致病病毒只能在人类及黑猩猩的细胞中才能生长,这就限制了对该病的研究。而胚胎干细胞的出现即可解决这些问题。因为干细胞具有分化为体内各种组织细胞的潜能,研究者可根据不同疾病,利用干细胞建立相应的疾病模型,进而更深入地研究疾病的发生机制及影响因素,以寻求最佳的治疗、预防手段。

(3) 干细胞的临床应用:小鼠 ES 细胞体外可以分化成各种体细胞,其分化能力几乎等同于内细胞团。1998 年 11 月,Thomson 在 *Science* 上报道,他们已获得具有无限增殖并具有多向分化能力的人 ES 细胞。理论上,在一定的诱导条件下,可将人 ES 细胞分化成某一类群的细胞,并将这些细胞移植到患有某种疾病的患者体内,替代发病的细胞,从而治愈某种疾病(图 14-9)。由于 ES 细胞可以无限增殖,因而可以获得大量的细胞用

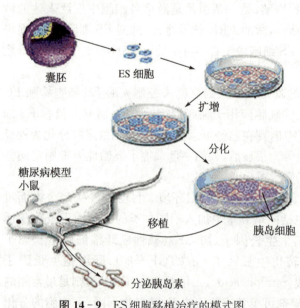

图 14-9 ES 细胞移植治疗的模式图

于移植治疗,从而有望解决目前细胞或器官移植治疗方面材料有限的问题。

用 ES 细胞进行移植治疗同器官移植一样也存在免疫排斥的现象。目前可以通过两种方法来避免免疫排斥:一是创建"万能供者细胞",即敲除(knockout)或用患者主要组织相容性复合物分子(MHC)基因替换所建人 ES 细胞中的 MHC 基因,从而躲避受者免疫系统的监视,从而达到防止免疫排斥效应发生的目的。二是从患者身上任何部位取下一些体细胞,通过核移植技术,将其体细胞的细胞核显微注射到去核的人卵细胞中,这种包含与患者完全相同的遗传物质的杂合卵细胞在体外发育成囊胚,从这些囊胚中分离人 ES 细胞,经诱导分化为某类体细胞。这种分化细胞理论上同患者的主要组织相容性复合物分子(MHC)完全相同,因而不会产生免疫排斥反应,这种方法又称治疗性克隆。对于患有先天性遗传方面的疾病,可先通过核移植方法获得同患者基因型相同的 ES 细胞,在细胞水平上通过遗传修饰,纠正 ES 细胞内引发疾病的基因,获得正常的 ES 细胞,再用于移植治疗,从而为基因治疗提供一个新思路。

(4) 胚胎干细胞的其他用途:由于胚胎干细胞具有在体外高度增殖和多向分化的潜能,因此,它可作为生物医学领域中非常重要的研究手段而被广泛应用。

胚胎干细胞可用于转基因动物模型的建立,并可以结合基因敲除、基因功能获得性突变等基因重组技术,对特定基因进行功能性研究。用 ES 细胞作为基因载体生产转基因动物主要有两种方法。一种通过基因打靶技术,将目的基因同源重组进 ES 细胞基因组,将携带外源基因的 ES 细胞注射到囊胚,获得生殖系嵌合动物,其后代个体中则含有目的基因,从而获得转基因动物。另一种可以通过夹心法,ES 细胞在中间,同 2 个四倍体胚胎嵌合,发育到囊胚后移植到受体,四倍体细胞组成胎儿的胚外组织,而正常二倍体 ES 细胞则发育成胎儿。用整合有外源基因的 ES 细胞同四倍体嵌合也可以获得转基因动物。目前,这两种方法在小鼠上已获得成功,通过同四倍体嵌合在牛上也获得成功。

利用胚胎干细胞可以建立用于药物研制和筛选的动物模型。目前,新药研究中细胞水平上的药物筛选只能在动物细胞株或人类异常细胞系,如在癌细胞系上进行,很多时候这些细胞系并不能真正代表正常的人体细胞对药物的反应。而胚胎干细胞则可以经过定向分化获得药物研制和筛选所需的各类正常人体细胞,这为药物研究人员在细胞水平提供了一个新的研究手段,用于新药的药理、药效、毒理及药代动力学等方面的研究。

另一方面,胚胎干细胞可以用于动物克隆。ES 细胞可以无限传代增殖,而且不改变其基因型和表现型的特点,以 ES 细胞作为核供体进行核移植,可以在短时间内获得大量基因型和表现型完全相同的个体。目前,体细胞克隆已经是一种成熟的技术,但体细胞克隆存在很大的缺点,供体核进入去核卵后要重编程。重编程的结果直接影响克隆后代的健康。体细胞为高度分化的细胞,重编程的过程非常复杂,现在的体细胞克隆后代往往存在生理和免疫缺陷。而 ES 细胞为未分化的细胞。理论上讲,以 ES 细胞为供体,核重编程较为容易,因而可以获得健康的克隆后代。

(二) 成体干细胞

生物体组织需要干细胞来维持正常的更新和损伤后修复,在已经充分发育的组织中也确实存在着这类干细胞,称为成体干细胞。成体干细胞(adult stem cell)即为存在于不同组织中的未分化细胞,它保持自我更新的能力和具有分化为该组织特定形态特征和独特功能的各种类型细胞的能力。这种干细胞最典型的例子就是造血干细胞,它能分化为各种血细胞。过去认为具有成体干细胞的组织主要是造血干细胞和上皮干细胞。最近研究表明,以往认为不能再生的神经组织仍然存在神经干细胞。目前,越来越多的在各种组织中包括脊髓、脑、血管、骨骼肌、肝胰、视网膜等均发现成体干细胞,说明成体干细胞普遍存在。但成体组织中干细胞数量稀少,如骨髓中只有 1/15 000～1/10 000 的造血干细胞,再加上不同组织的成体干细胞存在的部位不一,并缺乏形态及细胞表面标记,尤其是成体组织中成体干细胞的来源到目前为止尚无定论。因此,其分离与鉴定均较胚胎性干细胞困难得多。随着研究的深入,各种组织成体干细胞的分离与鉴定技术逐步走向成熟,也研究出许多鉴定成体干细胞的标记(表 14-2)。

表 14-2 几种成体干细胞的生物学特征

类型	存在部位	细胞形态	表面标记
造血干细胞	骨髓	类似小淋巴细胞	$CD34^+$、CD38、CD38Lin-HLA-DR^+、D45RA$^+$、CD71$^-$ 等
间充质干细胞	骨髓腔、脐带血、外周血、肌肉、骨、软骨、脂肪、血管	类似成纤维细胞	SH2、SH3、CD29、CD44、CD71、CD90、CD160、CD120a 等
神经干细胞	侧脑室室管膜下区、海马、嗅球小脑、脊髓、大脑皮质		表皮生长因子、成纤维生长因子、巢蛋白、CD133
表皮干细胞	表皮基底细胞层、毛囊膨胀部位	未分化特点	K5、K4、K19
肝脏干细胞	门管区肝组织、门管区肝管周围、Hering 管	卵圆细胞	α-甲胎蛋白、核糖激酶、醛缩酶、丙酮酸激酶同工酶
胰脏干细胞	胰腺导管周围	类似小淋巴细胞	TH、GLUT-2、CK20、CK19、PDX-1、Bcl-2、波形蛋白
肠黏膜干细胞	肠腺基部或近基部		K8、K18、K19 等

1. **造血干细胞** 造血干细胞(haematopoietic stem cell,HSC)是第 1 种被认识的组织特异性干细胞,骨髓中 10 000～15 000 个细胞中才有 1 个造血干细胞。迄今,HSC 还没有特异的形态特征,目前主要是通过其表面标志来分离纯化造血干细胞,其主要分选标志为 $CD34^+$ 和 CD38 等。

造血干细胞是体内各种血细胞的唯一来源,它主要存在于骨髓、外周血、脐带血中。造血调控的最新理论认为,正常情况下 HSC 只进行不对称性分裂,在 1 个 HSC 分裂所产生的 2 个子细胞中只有 1 个立即分化为造血祖细胞(haematopoietic porgenitor cell,HPC),而另一个仍保持 HSC 的全部特征不变。这样的不对称分裂无论进行多少次,人体内原有 HSC 的数量始终不变。可见,HSC 的这种自我更新决定了它不能自我扩增,但它不断产生 HPC,而 HPC 一旦产生,立即出现对称分裂,随着对称分裂的 HPC 增多,其自我更新能力越加下降,晚期 HPC 则全部进行对称分裂,并边增殖边分化。因此,HSC 能够在体内长期或永久地重建造血,而 HPC 不能。

造血(hematopoiesis)是一个极其复杂和精细的动态调控过程。在哺乳动物的胚胎发育中,血细胞首先出现在卵黄囊,称为胚胎有核红细胞,随胚胎发育,这些前体细胞进一步迁移至造血环境中,如大动脉、性腺嵴和中期肾,再进一步迁移至胎肝。在胎肝中,一些造血干细胞分化成为功能定向的 HPC,其可产生髓系和淋巴系细胞。出生前,造血干细胞移位至骨髓。可见造血干细胞到祖细胞再到外周血细胞的这种分化调节过程相当复杂,依赖于各种造血生长因子、造血基质细胞、细胞外基质等多种因素的相互作用与平衡,并涉及细胞的增殖分化、发育成熟、迁移定居、衰老凋亡和癌变等生命科学中的许多基本问题,这也是基础研究的主要热点。

造血干细胞是在临床治疗中应用较早的干细胞。造血干细胞移植是干细胞移植中成功的先行者,从骨髓中分离、纯化造血干细胞进行移植已成功地应用于临床。造血干细胞移植技术治疗白血病就是首先应用超大剂量化疗和放疗手段,最大限度杀灭患者体内的白血病细胞,但同时也全面摧毁其免疫和造血功能。然后将正常人造血干细胞输入患者体内,重建造血和免疫功能,达到治疗疾病的目的。但是,造血干细胞并不能在人群中随意移植,正如输血需要配 ABO 血型一样,造血干细胞移植需先进行人白细胞抗原(human leukocyte antigen, HLA)配型。HLA 是人体细胞表面的主要组织相容性复合物(major histocompatibility complex),只有两个个体 HLA 配型相同,才能进行造血干细胞移植,否则会发生移植物抗宿主反应(GVHD)或移植排斥反应,严重者可危及患者生命。骨髓库即是将志愿者 HLA 分型资料储存于计算机中,有患者需要供体时,将其 HLA 资料经计算机检索配型,由配型相合者捐献骨髓或外周血用于移植。目前发现,脐带血中含有丰富的造血干细胞,可用于造血干细胞移植,如能建立脐血细胞库,变"废"为"宝",将会使大批患者受益。脐血干细胞移植的长处在于无来源的限制,对 HLA 配型要求不高,不易受病毒或肿瘤的污染。

除了可以治疗急性白血病和慢性白血病外,造血干细胞移植也可用于治疗重型再生障碍性贫血、地中海贫血、恶性淋巴瘤、多发性骨髓瘤等血液系统疾病及小细胞肺癌、乳腺癌、睾丸癌、卵巢癌、神经母细胞瘤等多种实体肿瘤。对急性白血病无供体者,也可在治疗完全缓解后采取其自身造血干细胞用于移植,即自体造血干细胞移植进行治疗。而且许多研究报道证明,造血干细胞在体内可向肝脏细胞、神经组织细胞、肌肉细胞及心肌血管内皮细胞分化,并可在体内迁移至损伤部位,参与组织和器官的修复与再生。

2. 间充质干细胞　在人类、鸟类、啮齿类等生物的骨髓中,可分离出一种骨髓间充质干细胞(mesenchymal stem cells,MSC)。过去认为,骨髓只有一项功能——替换血液中的红细胞和白细胞。而骨髓间充质细胞被认为仅仅在支持血细胞产生中发挥作用。近来,人们才明确地意识到骨髓间充质干细胞是成体干细胞。MSC 具有干细胞的共性,即具有自我更新及多向分化的能力。间充质干细胞形成于发育中的骨髓腔,在尚未建立造血功能的骨髓中,间充质干细胞分裂旺盛;在具有造血功能的骨髓中,间充质干细胞是静止的。人的间充质干细胞属于专能性干细胞,可分化为多种间充组织,如骨、关节、肌腱、肌肉、骨髓基质等。

一般认为,MSC 只存在于骨髓中,但最近的研究发现从人的骨骼肌中也分离出了 MSC,它同样可以分化为骨骼肌管、平滑肌、骨、软骨及脂肪。此外,也有人分别从骨外膜和骨小梁及脐带血中分离出 MSC,其特性与造血干细胞相似。目前尚无 MSC 的特异性标志,它可表达间质细胞、内皮细胞和表皮细胞的表面标记,其中 CD29、CD44、CD105、CD144 是 MSC 的重要标记物。利用它进行组织工程学研究有如下优势:①取材方便。间质干细胞可取自自体骨髓,简单的骨髓穿刺即可获得,也可从脐带血中分离 MSC,且在体外容易分离培养和扩增。②对机体无害。由于间充质干细胞取自自体,由它诱导而来的组织在进行移植时不存在组织配型及免疫排斥问题。③由间充质干细胞分化的组织类型广泛,理论上能分化为所有的间质组织类型,因此成为细胞治疗的理想工程细胞:将它分化为骨、软骨或肌肉、肌腱,在治疗创伤性疾病中具有应用价值;将它分化为心肌组织,则有可能构建人工心脏;将它分化为真皮组织,则在烧伤中有不可限量的应用前景。

3. 神经干细胞　传统观点认为,哺乳类动物和人中枢神经系统的神经元在出生后不久就丧失了再生能力,成人脑细胞一旦受损是不能再生的。然而近来的研究发现,在中枢神经系统中部分细胞仍具有自我更新能力及分化产生成熟脑细胞的能力,这些细胞称为神经干细胞。

目前对神经干细胞的生物学特性知之甚少。神经干细胞存在于胚胎神经系统及成年脑的某些特定部位,其特征性的生物学标志为神经巢蛋白(nestin),神经巢蛋白是细胞的骨架蛋白。但不同区域的神经干细胞可能有着不同的生物学特性,如作为神经干细胞的室下带(subventricular zone,SVZ)细胞,可表达神经胶质纤维酸性蛋白(glial fibrillary acidic protein,GFAP),具有星形胶质细胞样的超微结构和多个突起;而从中枢神经系统的任何区域分离培养的神经干细胞在培养状态下具有共同的形态特性,往往呈球形生长,常可见到增殖的细胞,具有多潜能分化能力。

神经干细胞具有干细胞的特性,可以在分化前的培养过程中无限增殖;神经干细胞是一种单能干细胞,受不同因子影响。神经干细胞可以进一步被诱导分化为3类主要的中枢神经系统类型,即神经元、星形胶质细胞和少突胶质细胞。神经干细胞在表皮生长因子的作用下可持续进行细胞分裂;而在成纤维细胞生长因子2的作用下,胎鼠的海马、脊髓及嗅球组织均能诱导产生多潜能的神经干细胞。由于神经元、星形胶质细胞、少突胶质细胞都可以用作特定细胞移植材料,所以如何充分利用神经干细胞多分化潜能便成为研究的热点。

尽管在体外可以分离和培养神经干细胞,仍有许多关键性问题尚未解决。目前,对神经干细胞的研究集中在以下几个方面:①确定人类是否也具有神经干细胞;②进一步研究神经干细胞生物学特征及分离、纯化和扩增的条件;③人类神经干细胞在脑内的定位及怎样在原位诱导神经干细胞增殖分化以补充因疾病和损伤所丢失的神经细胞;④人类神经干细胞是否也可向其他胚层的细胞转化等。

中枢神经系统疾病中有很多是因为某种特定的脑细胞发生退行性死亡,导致一些重要的神经递质、蛋白质因子或某些重要结构的匮乏所致。因此,在成功地培养了神经干细胞之后,人们很自然地想到利用它直接进行移植治疗,或利用病毒载体,携带目的基因,导入神经干细胞,将筛选得到的体外高效表达目的基因的克隆进行移植,进行细胞治疗。对神经干细胞移植的研究虽然起步较晚,但却是当前研究的热点,这与人类社会老龄化带来的老年性疾病的上升趋势有关。例如,老年性痴呆、帕金森病、脑卒中等疾病,均伴有脑或脊髓相应部位特定神经元的死亡,而利用干细胞移植治疗这些疾病的动物模型已获成功。神经干细胞移植还可治疗脊髓损伤、脑外伤等。神经干细胞移植的一个特点是移植入中枢神经系统后不具有免疫排斥反应,脑和脊髓由于血-脑屏障的存在使之成为免疫系统中较为特殊的器官。

4. 表皮干细胞　皮肤是一种更新非常快的组织,其中人的表皮每月更新1次,头皮表层细胞每24 h即全部丢失;另一方面皮肤又很容易受到损伤。为满足更新和创面愈合的紧急需要,必须依赖其特异性干细胞——表皮干细胞不断增殖、分化产生再生。表皮干细胞是一种在成年期还能维持很高的自我更新能力,并能产生子代细胞进行终末分化的细胞。表皮干细胞存在于皮肤皮脂腺开口处与立毛肌毛囊附着处之间的毛囊外根鞘处。表皮干细胞持续增殖分化可取代外层终末分化细胞，从而进行组织结构的更新，外层细胞的死亡脱落与基底干细胞的分裂维持一定的平衡。

表皮干细胞的生物学特性有以下特点：①具有分化潜能；②能无限地增殖分裂；③可连续分裂，也可较长时间处于静止状态；④通过两种方式复制和分裂：一种是对称分裂，即 1 个干细胞分裂形成 2 个相同的干细胞；另一种是非对称分裂，即个子细胞保持干细胞的特征，另一个不可逆地分化成为功能专一的祖细胞。

干细胞在整个增殖过程中处于相对静止状态，当受到损伤等情况时，干细胞的分裂方式会发生改变，它们的增殖速度提高，以适应机体的需要。由此可见，表皮干细胞最显著的两个特征是它的慢周期性(slow cycling)与自我更新能力。

表皮干细胞的标志物主要是整合素(integrins)。干细胞主要是通过表达整合素实现对基底膜各种成分的黏附。整合素包括 α 和 β 两种亚基，$β_1$ 整合素表达下降可引起基底细胞对基底膜的黏附性减少，从而促使基底细胞的定向分化。表皮干细胞低分化能力的维持与周围看护细胞和细胞外基质密切相关，而整合素家族中即包括多种细胞外基质受体，如层粘连蛋白受体、纤维连接蛋白受体和胶原受体。整合素不仅介导表皮干细胞与细胞外基质的黏附，也调控终末分化的启动，整合素功能和表达的下调确保角朊细胞选择性地由基底层定向排出。在正常的表皮内整合素的表达局限于基底层。整合素在控制表皮分化和形态发生中的作用提示整合素功能和表达的差异可以为增殖的基底细胞的不同亚群提供标记。在不同部位皮肤，整合素阳性细胞的分布区域有所不同，如包皮和头皮的毛囊间表皮，整合素位于真皮乳头的顶端，即真皮最接近皮肤表面处；而手掌部位则位于深部网状层的顶端，即表皮投射至皮肤的最深处存在整合素；在头皮毛囊向外开口于皮肤处，则呈袖套样分布于毛囊外根鞘周围。

角蛋白(keratin)在表皮干细胞的鉴定中具有重要意义。皮肤中表达角蛋白 19(keratin 19，k19)的细胞定位于毛囊隆突部，它不仅具有干细胞的特性，而且高表达 α、β 整合素，故认为角蛋白 19 可以作为表皮干细胞的一个表面标志。

表皮干细胞的临床应用还在研究中，利用表皮干细胞进行的表皮培养、细胞治疗及基因治疗等策略都因各自存在的问题而不能很好地实现，但表皮干细胞的研究对诸如大面积烧伤、广泛性瘢痕切除和外伤性皮肤缺损等治疗上具有很大的应用前景。

除了上述提到的几种成体干细胞以外，人们还发现存在肠干细胞、肝干细胞、胰腺干细胞、肌肉干细胞、视网膜干细胞等。对人类成体干细胞的研究表明，这些专能干细胞在细胞疗法的研究中具有极大的应用价值。如果能从患者身上分离出成体干细胞，诱导其分化并进行特化发育，而后将它们回植入患者体内，就可以避免因异体移植而出现的排斥现象。使用成体干细胞进行治疗，还可以降低，甚至避免使用来源于人体胚胎或胎儿干细胞所带来的伦理问题。

尽管成体干细胞的应用显示出了其广阔的前景，但仍受到一些因素的限制。首先，虽然多种不同类型的专能干细胞已得到确定，但尚未能在人体所有组织和细胞中分离鉴定出成体干细胞。其次，成体干细胞在数量上是非常少的，很难分离和纯化，且随年龄增长其数目会减少。例如，成人脑组织中的神经干细胞，仅在切除癫痫患者部分脑组织后的反应性修复中才能看到，而在正常成人的脑组织中很难获取。因此，这种干细胞的实际应用价值比较低。再者，如果尝试使用患者自身的干细胞进行自体移植治疗，那么首先必须从患者体内分离干细胞,然后进行体外培养,直至有足够数量的细胞才可用于治疗。而对于某些急性病症来说,恐怕就没有足够的时间来培养细胞了。由此可见,研究成体干细胞在体外保持长期增殖和定向诱导其分化的机制极其重要。

(三) 多潜能干细胞

细胞核重编程(nuclear reprogramming)就是将已经分化了的成年体细胞进行诱导,让其重新回到发育早期多能性干细胞状态,重新获得发育成各种类型细胞的能力。通俗来讲,就是在细胞层面实现了"返老还童"。

早在20世纪60年代,Gurdon等首先证明末端分化细胞的特化过程是可逆转的。在一项经典实验中,他用蝌蚪肠道的成熟特化细胞的细胞核替换掉青蛙卵细胞的细胞核,从而使卵细胞发育为性成熟的成体青蛙(图14-10)。这个过程,实质上就是将已分化的细胞核转变成为未分化细胞核的过程,称为重编程。其中涉及的改变是表观遗传的,包括DNA甲基化的改变、组蛋白修饰和染色质结构。

自体细胞核移植实验建立以来,领域内众多科学家相信在卵细胞和胚胎干细胞中含有某些能"赋予"末端分化体细胞核全能性或者多能性的因子,并做了诸多尝试。直到2006年,Takahashi和Shinya Yamanaka推断胚胎干细胞特异的基因产物或许可以替代胚胎干细胞质,重编程体细胞核返回多能状态。为了验证这个假说,他们利用反转录病毒表达载体在

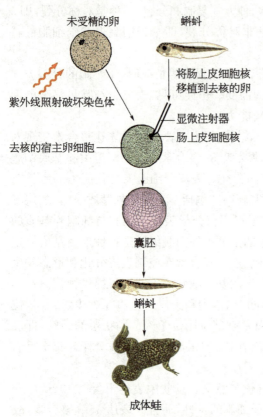

图14-10 蝌蚪肠道成熟特化细胞的细胞核替换掉青蛙卵细胞的细胞核发育成青蛙

体细胞内过表达24个候选基因。Shinya Yamanaka等在对24个胚胎干细胞高表达的候选基因进行筛选后,最终确定了Oct3/4、Sox2、c-Myc、Klf4 4个因子起关键作用。Shinya Yamanaka以老鼠作为研究对象,发现4种特殊的基因,如果一次导入这4种基因,就可以把成熟的人表皮成纤维细胞重编程为不成熟的干细胞,继而发育成为其他的细胞。通过转染特定的基因组合可以将已分化的体细胞重编程为多潜能干细胞(induced pluripotent stem cells, iPS cells)(图14-11)。到目前为止,Shinya Yamanaka和其他研究小组已把多种组织(包括肝、胃和大脑)的细胞,转变成了诱导多潜能干细胞,并诱导多能干细胞分化成了皮肤、肌肉、胃肠道、软骨、能分泌神经递质多巴胺的神经细胞及可以同步搏动的心脏细胞。

细胞核重编程技术为多能干细胞的获得提供了新的途径。此前,实验室研究的干细胞主要来源为胚胎干细胞和成体干细胞,前者虽具有多向分化潜能,但因伦理、技术、资源、免疫、致瘤等问题使其研究和应用受到限制;而后者虽然较易获得,但其分化效率、组织整合等并不理想。综合而言,诱导多潜能干细胞则集合了两者的优点,淡化了两者的缺点:来源为成熟细胞,获得相对广泛、数量充足;通过细胞核重编程,可使其获得多向分化潜能;来源于患

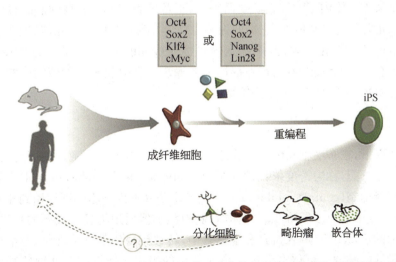

图 14-11 转染特定的基因组合可以将已分化的体细胞重编程为多潜能干细胞

者自体,因此免除了伦理和免疫排斥等问题的困扰。

日本科学家 Shinya Yamanaka 与英国科学家 Gurdon 因在细胞核重编程研究领域的杰出贡献,获得 2012 年诺贝尔生理学或医学奖(图 14-12)。这项成果颠覆了人们对发育分化的传统观念,颠覆了人们对干细胞分化为体细胞这一过程不可逆的固有观念,为获取多能性干细胞增添了一个新的途径,为干细胞与再生医学、疾病发生发展机制研究和药物研发打开了一扇新的窗户。

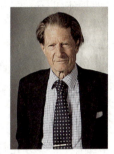
John B.Gurdon

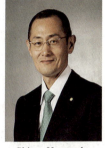
Shinya Yamanaka

图 14-12 Shinya Yamanaka 与 John B. Gurdon

第五节 细胞分化与医学

细胞分化的过程往往伴随细胞的分裂,即使 DNA 精确地复制与修复,其基因的碱基突变率也仅能达到 10^{-6}。从进化的角度看突变是选择的源泉,具有积极的意义。但如果在人的一生中,体细胞要分裂 10^{16} 次,那么推断在基因组中每个基因都可能发生突变。基因突变的结果有可能招致某些分化细胞的生长与分裂失控,脱离了衰老和死亡的正常途径而成为癌细胞(cancer cell)。细胞通过分裂与分化过程,形成不同的细胞类型,并由此构建有机体的组织和器官。而癌细胞的细胞类型趋于一致性,破坏有机体的组织器官。癌细胞与正常分化细胞不同的一点是,不同类型的分化细胞都具有相同的基因组;而癌细胞的细胞类群与特征相近,但基因组却发生不同形式的突变。随着环境因素的影响,基因突变率提高,细胞癌变的概率也随之增加。因此,对癌细胞形成与特征的了解不仅有助于了解细胞增殖、分化与死亡的调节机制的细节,而且也为彻底治疗癌症——这一维护人类健康所面临的十分严峻的问题提供线索和希望。

癌细胞是从生物体内正常细胞演变而来的，正常细胞转变为恶性肿瘤的过程称为癌变或恶性病变。正常细胞一旦癌变，它们的许多生物学行为，包括形态、功能、代谢和增殖都会发生深刻的可遗传的变化。因此，癌细胞的恶性变（malignancy）可视为细胞的异常分化。癌细胞除了具有其来源细胞的部分特性外，主要表现出低分化和高增殖细胞的特点。癌细胞是当前细胞生物学研究的一个重要领域。

一、癌细胞的增殖特点

在一般情况下，正常细胞在体外培养瓶中贴壁生长，增殖的细胞达到一定密度，汇合成单层以后即停止分裂，称为密度依赖性抑制（density dependent inhibition，DDI）；癌细胞则失去了这种接触抑制（contact inhibition），它们的增殖并不因细胞密度增殖到相互接触而停止，以至在培养瓶中形成多层堆积。在体内，癌细胞不但增殖失控形成新的肿块（瘤），而且侵袭破坏周围的正常组织，进入血管和淋巴管中，转移到身体的其他部位，滋生继发性的肿瘤。这些继发性的肿瘤又可侵袭和破坏植入部位的组织。通常把恶性增殖并且有侵袭性（invasiveness）和广泛转移（metastasis）能力的肿瘤细胞称为癌细胞（cancer cell）。癌细胞在宿主体内广泛地播散，而宿主却缺乏阻止它生长的有效机制，这使得恶性肿瘤成为高度危险而往往难以治愈的疾病，最终导致患者死亡。

体外培养细胞在连续传代培养40～60代以后，细胞将逐渐解体、死亡。这种现象称为Hayflick界限（Hayflick limit）。但是，体外培养的癌细胞失去了正常细胞原有的最高分裂数的限制（一般传代不能超过50次），成为"永生"（immortal）的细胞系。

二、癌细胞的分化

癌细胞来源于正常细胞，某些分化特点可以与其来源细胞相同。例如，骨髓瘤细胞分泌球蛋白，并且与癌来源的正常细胞所分泌的球蛋白种类相同。但更多见的是肿瘤细胞缺少这种分化特点，甚至完全缺如，表现为去分化（dedifferentiation）。分化程度低或未分化的肿瘤细胞缺乏正常分化细胞的功能，如胰岛细胞瘤可不合成胰岛素；结肠肿瘤可不合成黏蛋白；肝癌细胞不合成血浆白蛋白等。高度恶性的肿瘤细胞，其形态结构显示迅速增殖细胞的特征，细胞核大、核仁数目多、细胞质以大量的游离核糖体为主，这些都与活跃地合成细胞增殖所必需的结构物质有关。至于细胞膜上的癌胚抗原，现在认为是胚胎时曾活动过的，但细胞分化后被关闭的基因，在细胞恶性变时又重新开放。因此，也可以把癌细胞看作是在已分化的基础上更进一步的分化，即所谓恶性分化。

三、癌基因与抑癌基因

癌症是由携带遗传信息的DNA的病理变化而引起的疾病。与遗传病不同，癌症主要是体细胞DNA突变，而不是生殖细胞DNA突变。

癌基因是控制细胞生长和分裂的正常基因的一种突变形式，能引起正常细胞癌变。癌基因最早发现于诱导肿瘤的劳氏肉瘤病毒（Rous sarcoma virus，属反转录病毒科）。它携带 *Src* 基因，该基因对病毒繁殖不是必要的，但当病毒感染鸡体后可引起细胞癌变。后来人们发现在鸡的正常细胞基因组中也有一个与病毒 *Src* 基因同源性很高的基因片段。

目前已鉴别出几十种病毒癌基因，用核酸分子杂交技术已经确定它们同宿主细胞DNA

的某些序列几乎完全一致。因此,大多数学者认为反转录病毒所携带的癌基因可能是由于这类病毒特殊的增殖方式而从宿主细胞中捕获的,是细胞基因的拷贝。这些进化保守的基因几乎存在于一切脊椎动物,包括人类的细胞中。它们的正常表达产物是细胞的增殖和分化所需要的。当这类正常的基因发生某种改变后,便具有使正常细胞发生恶性变的作用。把正常细胞中与病毒癌基因相对应的这类 DNA 序列称为原癌基因(oncogene)。原癌基因是具有潜在致癌能力的基因,或称细胞癌基因。

正常细胞的原癌基因受到致癌因素(包括物理因素、化学因素和生物因素)或其他癌基因的影响,会转变成能致癌的癌基因,这一变化称为癌基因的激活(activation)。癌基因被激活后,表达产生量或质异常的癌蛋白,从而引起细胞正常生理功能的紊乱,进而发生癌变。目前发现,癌基因的蛋白质产物都是在功能上涉及对细胞的增殖和分化加以调控的蛋白质,包括生长因子、生长因子受体、酶或其他调控蛋白等。

细胞信号转导是细胞增殖与分化过程的基本调节方式,而信号转导通路中蛋白因子的突变是细胞癌变的主要原因,如人类各种癌症中约 30% 的癌症是信号转导通路中的 *ras* 基因突变引起的。癌基因的产物常常是正常细胞不表达或表达量很少或表达产物活性不能调控的一类蛋白质。然而人们注意到,在视网膜母细胞瘤(retinoblastorna)的细胞中,是由于一种称为 *Rb* 的基因突变失活,而导致肿瘤发生。随后又发现 *p*53 等基因均有类似的现象。这类基因称为抑癌基因。抑癌基因实际上是正常细胞增殖过程中的负调控因子,它编码的蛋白质往往在细胞周期的检验点上起阻止周期进程的作用。如果抑癌基因突变,丧失其细胞增殖的负调控作用,则导致细胞周期失控而过度增殖。

通过细胞增殖相关基因和抑制细胞增殖相关基因的协同作用,共同调控细胞的正常增殖进程。肿瘤细胞的基本特征之一是细胞增殖失控,恰恰也是这两大类基因的突变,破坏正常细胞增殖的调控机制,形成具有无限分裂潜能的肿瘤细胞。

四、癌细胞的逆转和诱导分化治疗

癌细胞能否逆转为正常细胞,是受到人们普遍关注的问题。因为迄今对恶性肿瘤的治疗,基本上仍停留在手术治疗、放射治疗和化学治疗 3 个传统的手段上,没有太大的突破。肿瘤细胞的生物学特点之一是增殖旺盛、分化不良。肿瘤的恶性程度越大,分化越差,因而可以认为肿瘤细胞是正常细胞表型在其成熟的特殊阶段受到阻碍的结果。临床上发现有的肿瘤可自然消退不治而自愈,有的肿瘤可被药物诱导分化。例如,维 A 酸(retinoic acid,RA)、全反式维 A 酸(all-trans retinoic acid,ATRA)和小剂量砒霜(三氧化二砷,As_2O_3)应用于临床治疗急性早幼粒细胞性白血病(acute promyelocytic leukemia,APL),能诱导分化受阻的幼稚粒细胞分化成熟,使白血病完全缓解,收到常规化疗和放疗前所未有的疗效,而且避免了化疗和放疗杀伤正常分裂细胞的不良反应。目前在实验条件下许多药物(如二甲基亚砜、环六亚甲基双乙酰胺、正丁酸、双丁酰环腺苷酸等)可以使癌细胞失去恶性表型特征,进行诱导分化。这些研究对于癌症的防治是十分有意义的。例如,用环六亚甲基双乙酰胺处理小鼠畸胎瘤 B7-2 克隆细胞后,引起细胞的形态结构和长瘤率的显著变化,并提高纤维凝结蛋白的合成,说明 B7-2 细胞已被诱导分化为原始内胚层样细胞。又如,用双丁酰环腺苷酸处理体外培养的人胃腺癌细胞株 MGC80-3 后,观察到癌细胞体积逐渐增大,趋向扁平分散状态,细胞贴壁较牢,细胞表面电荷发生显著变化,细胞表面微绒毛减少,核质比值变小,核形规则,核仁体积缩小,异染色质减少,线粒体形态较一致,高尔基体发达,中间纤维增多等接近正常人胃黏膜原代培养细胞的超微结构特征,而且细胞倍增时间加长,细胞生长缓慢。异种移植于BALB/c小鼠皮下,其诱导细胞长瘤率大大降低。另一些实验表明,从同类正常组织中提取的RNA能使癌细胞趋向分化,或失去可移植性。例如,正常肝细胞RNA可诱导肝癌细胞产生为正常肝细胞所具有的酶,并使它向恶性较低的方向分化。这些实验说明癌细胞的诱导分化是可能的,而对细胞分化的分子机制的深入研究,将有助于阐明癌变的本质和寻找预防、根治癌症的途径。

Shinya Yamanaka利用4个因子将成体细胞诱导成多潜能干细胞。邓宏魁团队用小分子化合物诱导体细胞重编程为多潜能干细胞。这项研究成果使得人类未来有可能通过使用小分子化合物的方法直接在体内改变细胞的命运。如果这一目标得以实现,将给未来彻底治疗癌症带来了新的可能。

(岳凤珍)

第十五章 细胞衰老

衰老是生命的基本现象,衰老过程发生于生物界的整体水平、种群水平、个体水平、细胞水平及分子水平等不同层次。生命要不断更新,种族要不断繁衍,这种过程就是在生与死的矛盾中进行的。从细胞水平来看,死亡是不可避免的。因此,渴望长寿或永生只能是人类一个古老的愿望。近年来,世界人均寿命延长,老年人所占人口比例逐年增大,探讨人类衰老、细胞衰老的机制及其有效防护措施已成为一个重要研究课题。

第一节 细胞的衰老

衰老(ageing, senescence)又称老化,通常是指在正常状况下生物发育成熟后,随年龄增加,自身功能减退,内环境稳定能力与应激能力下降,结构、组分逐步退行性变,趋向死亡,不可逆转的现象。

一、细胞寿命

机体的细胞不断衰老与死亡,同时又不断地有细胞增殖与新生,呈动态平衡。对多细胞生物而言,细胞的寿命、衰老、死亡与机体的寿命、衰老和死亡是不同的概念。机体内个别细胞,甚至是某些器官组织中的许多细胞衰老与死亡,只要不发生在重要器官或组织,并不影响机体的生命。其实,机体内有些细胞的衰老、死亡与更新是很频繁的。例如,表皮细胞、部分血细胞等;相反,如果与生命活动密切相关的细胞大量衰老或死亡,如心肌细胞、神经细胞等,就会影响机体的寿命。但从某种意义上讲,机体衰老是以细胞总体的衰老为基础的,并且细胞衰老与机体衰老有一定的关系。例如,利用6岁母羊乳腺细胞核通过移核技术出生的克隆羊Dolly与同龄羊相比,提前出现了衰老现象。

体内各种细胞本身寿命差异很大。一般来说,能够保持继续分裂能力的细胞不容易衰老,如造血干细胞、肠隐窝干细胞、表皮生发层细胞等;而分化程度高又不分裂的细胞,如成熟红细胞等寿命则相对较短,容易发生衰老和死亡。各种细胞寿命差异如表15-1所示。

表15-1 不同动物细胞的寿命

细胞寿命	常见细胞类型
接近或等于动物自身寿命的细胞	神经元、脂肪细胞、肌细胞、骨细胞、肾上腺髓质细胞、肾髓质细胞
更新缓慢,更新时间>30 d,短于动物自身寿命的细胞	呼吸道上皮、肝细胞、胃壁细胞、唾腺细胞、肾皮质细胞、皮肤结缔组织细胞

(续表)

细胞寿命	常见细胞类型
快速更新,更新速度<30 d 的细胞	皮肤表皮细胞、角膜上皮细胞、红细胞、口腔上皮细胞、胃肠道上皮细胞、白细胞

与活体细胞有一定寿命一样,离体细胞也有一定的寿命,其寿命长短并不取决于培养的天数,而是取决于培养细胞的平均代数,亦即群体倍增次数(number of population doublings, NPD)。细胞的寿命或群体倍增次数的最高值也称为 Hayflick 界限(Hayflick limit)。体外培养实验充分证明,成纤维细胞在体外培养中细胞的平均代数越多,该动物寿命相应地也越长,衰老速度亦相对缓慢(表 15-2)。

表 15-2 体外培养的胚胎成纤维细胞的平均培养代数与寿命关系

动　物	细胞群体倍增次数	平均最大寿命(年)
龟	125	约 175
人	60	110
马	82	46
鸡	35	30
袋鼠	46	16
小鼠	28	3.5

从表 15-2 可以看出,通过对某动物成纤维细胞在体外培养中群体倍增的次数可大致估计该动物的寿命长短。在同一种动物中,由于个体健康状况及年龄等的差异亦可导致体外培养成纤维细胞平均寿命的不同。例如,一个人的胚胎成纤维细胞可传 40～60 代,出生至 15 岁则只可培养 20～40 代,15 岁以上则减至 10～30 代(表 15-3)。再例如,早老症(Hutchinson-Gilford progeria syndrome)患者在临床上表现为少年秃发、老年容貌、早发性动脉粥样硬化等症状,平均寿命仅 16 岁左右。相应地,这种患者的成纤维细胞在体外只能传 2～10 代(图 15-1)。

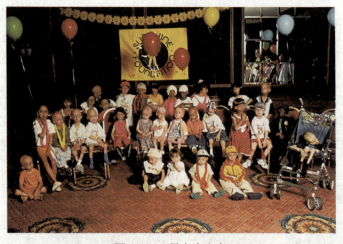

图 15-1 早老症患者

表 15-3　胎儿肺与成人肺的不同群体倍增次数

胎儿肺		成人肺		
细胞株	NPD	细胞株	NPD	供者年龄
WI-1	51	WI-1000	29	87
WI-3	35	WI-1001	18	80
WI-11	57	WI-1002	21	69
WI-16	44	WI-1003	24	67
WI-18	53	WI-1004	22	61
WI-19	55	WI-1005	16	58
WI-23	39	WI-1006	14	58
WI-44	63	WI-1007	20	26
范围	35～63		14～29	

二、细胞衰老的表现

细胞衰老主要表现为对环境变化适应能力的降低和维持细胞内环境恒定能力的降低。不仅形态学结构发生改变，分子水平的变化也显而易见。

首先，在结构上表现为退行性变化，细胞数目减少、细胞体积缩小。细胞内水分减少，从而使得原生质硬度增加，造成细胞收缩、失去正常形态。而在原生质改变的同时，细胞核也发生固缩，结构不清，染色质加深，细胞核与细胞质比率减小或核消失。细胞内出现色素或蜡样物质，如脂褐素等沉积。皮肤细胞中这类物质沉积便形成人们所常说的"老年斑"。人们发现新生小鼠的神经元100%无脂褐素，而24月龄者约20%神经元中有脂褐素。原因是脂褐素一般存在于细胞溶酶体内，组成成分约为60%的蛋白质，25%的脂类和10%的糖，如细胞衰老时，溶酶体的功能降低，从而不能将摄入细胞的大分子物质分解成可溶性分子排出，继而堆积在胞质内而形成。也有人认为这是由于溶酶体内缺少某些脂类代谢所需要的酶造成的。

其次，伴随着细胞的衰老，细胞内各种大分子的组成也发生改变。如蛋白质合成下降，细胞内蛋白质发生糖基化、氨甲酰化、脱氨基等修饰反应，导致蛋白质稳定性、抗原性、可消化性下降；自由基使蛋白质多肽断裂、交联而变性；氨基酸由左旋变为右旋；酶分子的活性中心被氧化，金属离子 Ca^{2+}、Zn^{2+}、Mg^{2+}、Fe^{3+} 等丢失，酶分子的二级结构、溶解度、等电点发生改变，总的效应是酶失活。从总体上DNA复制与转录在细胞衰老时均受抑制，但也有个别基因会异常激活，端粒DNA丢失，线粒体DNA特异性缺失，DNA氧化、断裂、缺失和交联，甲基化程度降低。mRNA和tRNA含量降低。脂类的不饱和脂肪酸被氧化，引起膜脂之间或与脂蛋白之间交联，膜的流动性降低。

此外，衰老时细胞集落形成率下降，每单位时间进入S期的细胞数减少，衰老细胞增殖速度下降可能不是由于分裂周期时间的普遍延长，而是由于极为缓慢地通过G1期的细胞数目增多或是完全停止，细胞周期循环的G0期细胞增多，而其他细胞仍以正常的速度进行循环。

第二节 端粒、端粒酶与细胞衰老

端粒、端粒酶在细胞衰老中的作用随着人们认识的深入逐渐被揭示。2009 年诺贝尔生理学或医学奖被授予 Elizabeth Blackburn、Carol Greider 和 Jack Szostak,以表彰他们发现了端粒和端粒酶保护染色体的机制。

一、端粒

端粒(telomere)是位于真核细胞线状染色体末端、由 6 个碱基重复序列(TTAGGG)的 DNA 片段和端粒结合蛋白组成的一小段 DNA-蛋白质复合体。

正常细胞 DNA 复制时的方向必须从 $5'→3'$ 方向,且需要有 RNA 引物存在。早在 20 世纪 70 年代科学家对 DNA 复制时新链 $5'$ 端的 RNA 引物被切除后,空缺是如何被填补的提出了疑问:如果不填补,岂不是 DNA 每复制 1 次就短一点?以后随链复制为例,当 RNA 引物被切除后,冈崎片段之间是由 DNA 聚合酶 I 催化合成的 DNA 填补,然后再由 DNA 连接酶将它们连接成一条完整的链。但 DNA 聚合酶 I 催化合成 DNA 需要自由 $3'-OH$ 作为引物,最后余下子链的 $5'$ 无法填补,于是染色体就短了一点,但是在有端粒存在的情况下,在染色体进行复制时,丢失的部分只是一段高度重复的 DNA,即一部分端粒,用这种方法保证了染色体的完整复制,这是端粒的主要作用之一。当然,因为染色体是互补配对进行复制的,所以在 DNA 的 $5'$ 端也有端粒的序列,以保证子代 DNA 的 $3'$ 端在下次复制时不会丢失重要序列。1990 年,Harley 等发现体细胞染色体的端粒 DNA 会随细胞分裂次数增加而不断缩短。DNA 复制一次端粒就缩短一段,当缩短到一定程度,至 Hayflick 点时,细胞停止复制,而走向衰亡。资料表明,人的成纤维细胞端粒每年缩短 14~18 bp,可见染色体的端粒有细胞分裂计数器的功能,能记忆细胞分裂的次数。随着细胞增殖次数的增加,端粒不断缩短。一旦端粒缩短到某一阈限长度时,就会发出警报,指令细胞进入衰老,于是分裂也就停止了,造成正常体细胞寿命有一定界限。因此,端粒被称作"生命时钟控制器",如果未来人类找到了它的控制开关,人类或能实现"青春常驻"。

但是在生殖细胞中,端粒的长度不随细胞分裂而缩短,推测是由于生殖细胞中富含端粒酶的缘故。

二、端粒酶

端粒酶(telomerase)是由 RNA 和蛋白质组成的复合物。在细胞中负责端粒的延长,是一种反转录酶,其 RNA 组分为模板,蛋白组分具有催化活性。在催化过程中,端粒酶以其中的 RNA 为模版、以端粒 DNA 为引物,在 DNA 的 $3'$ 末端延伸、合成端粒重复序列,使由于每次细胞分裂而逐渐缩短的端粒长度得以补偿,进而稳定端粒的长度。

端粒的长度与端粒酶的活性有密切关系,在精原细胞和肿瘤细胞(如 HeLa 细胞)中有较高的端粒酶活性,而正常体细胞中端粒酶的活性很低,呈抑制状态。1998 年,Wright 等将人的端粒酶亚基基因经转染引入正常的人二倍体细胞,发现表达端粒酶的转染细胞分裂旺盛,端粒长度明显增加,细胞寿命比正常细胞至少长 20 代,且核型正常。此外,研究发现提前衰老的克隆羊 Dolly 的端粒长度较同龄羊缩短 20%。

端粒酶在保持端粒稳定、基因组完整、细胞长期的活性和潜在的继续增殖能力等方面有重要作用。端粒酶的存在就是把 DNA 克隆机制的缺陷填补起来，即由把端粒修复延长，可以让端粒不会因细胞分裂而有所损耗，使得细胞分裂克隆的次数增加。

端粒酶的活性在真核细胞中可检测到，但是，在正常人体细胞中，端粒酶的活性受到相当严密的调控，只有在造血细胞、干细胞和生殖细胞等这些必须不断分裂克隆的细胞中，才能检测到具有活性的端粒酶。对于终末分化细胞来说，必须负责身体中各种不同组织的需求，完成其特定的功能，于是，端粒酶的活性就会逐渐消失。

端粒酶在细胞中的主要生物学功能是通过其反转录酶活性复制和延长端粒 DNA 来稳定染色体端粒 DNA 的长度，以维持细胞的寿命。

第三节　细胞衰老机制

关于衰老机制有很多假说，而这些假说间又相互重叠、相互补充，甚至有些假说非常相似。例如，有一种"DNA 修复说"就与"体细胞 DNA 突变说"大同小异，只不过前者重点在于细胞防御体系而不在于损伤本身。再有"蛋白错误假说"与"体细胞 DNA 突变说"又相互重叠。由此，我们可以通过各种学说大致把握衰老机制的全貌。

一、遗传决定说

众所周知，在一定环境条件下，一个种内所有个体的寿命非常一致。例如，一个特殊品系大鼠的群体寿命为 3 年；果蝇只能活 30 d；而人的最长寿命可达 100 多岁。这些现象表明衰老是由遗传基因控制的。在遗传决定说的基础上，研究者从基因组水平上又有多种学说进行补充和加强。

（一）体细胞突变学说

该学说认为在生物体的一生中，随机的和自发的突变能损伤某些分裂后细胞的基因和染色体，并逐渐增加它的突变负荷。这种突变的增加和功能基因的丧失减少了功能性蛋白质的产生。当细胞内的突变负荷超过临界值时，细胞发生衰老死亡。

（二）"差误"学说

该学说认为随着年龄增长，机体细胞内不但 DNA 复制效率下降，而且常会发生核酸、蛋白质、酶等大分子的合成差错，而且这种差错与日俱增，导致细胞功能降低，并因此逐渐衰老、死亡。

（三）密码子限制学说

密码子限制学说以一个假说作为基础，即细胞中翻译的保真度或精确度取决于对 mRNA 中三联密码子破译的能力。tRNA 与 aa-tRNA 合成酶对于翻译的精确性起着关键作用，随着年龄的增长，由于 tRNA 和合成酶发生变化，翻译作用可能丧失了精确性，从而引起衰老。

（四）基因调节学说

这一学说将衰老归因于达到生殖成熟期后，基因表达作用所发生的变化。该学说认为分化和生长的出现，是由于这个时期所特有的某些基因发生了有顺序的激活或阻遏作用。分化和生长期基因的产物或副产物，在达到临界水平时，可以刺激生殖期某些基因表达。例如，类固醇性激素维持机体生殖的能力。可是，由于不断生殖，某些因子被消耗，同时又不能及时获得补充，生殖受到阻遏。如果有某种机制能够不断补充生殖耗尽的因子，同时能够防止由于生殖作用而导致的某些抑制因子的积累，机体就可以保持较长的生殖期和较长的寿命。

（五）细胞有限分裂学说

Hayflick（1961）报道，人的纤维细胞在体外培养时增殖次数是有限的。后来许多实验证明，正常的动物细胞无论是在体内生长还是在体外培养，其分裂次数总存在一个"极限值"。此值被称为Hayflick极限，亦称最大分裂次数。

以上几种假说在一定程度上解释了生物学研究中有关衰老的一些问题，并均有一定数量的实验支持和证实，但都未能全面地对衰老现象进行阐明，而且或多或少存在着一些缺陷。

二、自由基学说

由于电离辐射或者在细胞发生的氧化还原反应中，细胞能产生诸如自由基之类的物质。所谓自由基是指那些在外层轨道上具有不成对电子的分子或原子基团，它是一种高度活化的分子，当这种分子与其他物质反应时会夺取电子，可能引起一些极重要的生物分子失活，因而自由基对细胞和组织会产生十分有害的生物学效应。机体中具有清除这类自由基的机制和功能，但随着年龄的增加，细胞清除能力下降，这些自由基分子的积聚会对细胞的质膜和内膜系统，包括核被膜，尤其是线粒体的膜系统造成严重损害。

三、神经内分泌-免疫调节学说

神经内分泌系统与免疫系统被认为与机体衰老有着密切的关联，其中下丘脑被认为是人体的"衰老生物钟"，下丘脑的衰老是导致神经内分泌器官衰老的中心环节。该学说认为神经细胞及激素起主要调节作用。随年龄增长下丘脑及垂体功能变化，影响各内分泌器官的靶细胞功能。Frank及Finch等认为下丘脑-垂体轴功能降低，通过促激素减少或对靶组织直接调控失调加速衰老。随年龄增加，神经递质单胺类含量及代谢均发生改变，如多巴胺调节功能紊乱，影响了自主神经功能及代谢。神经-内分泌调节酶合成随年龄增加而减少。

四、其他学说

除上述学说外，还有钙调蛋白学说、微量元素学说及微循环理论等，这都表明衰老是一个多因子过程。例如，钙调蛋白学说认为钙调蛋白是一种进化稳定性化合物，在衰老时含量明显下降，因而推测与衰老有关。再如一系列的研究表明，微量元素与生长、发育及衰老密切相关，它们作为辅酶和酶的活性中心，在细胞代谢中起着特殊的作用。其中，锌的作用尤其重要。

（王晓玲）

第十六章 细胞死亡

任何生命有诞生必然有终结,细胞死亡(cell death)与细胞生长、分化、增殖、衰老一样,都是细胞生命活动的正常组成部分。引起细胞死亡的因素很多,但不外乎内因和外因两种。内因通常是指由于衰老所导致的自然死亡,而外因则指外界环境的各种因子超过了细胞所承受的强度及阈值,对细胞造成的损害。

第一节 细胞死亡的概念、分类及基本特征

一、细胞死亡的分类及概念

近 30 多年来,细胞死亡领域的知识得到了迅速的发展和积累,死亡分子机制方面的研究取得了长足进步,细胞死亡的分类方式也发生了较大的变化,由过去主要基于形态学的分类,到近年来更加多样化的分类方式。目前细胞死亡的分类方式比较常用的是按形态学和机制变化来分类,但形态学分类与机制分类又有很大的重叠。现在对于细胞死亡的分类还有一些混乱,随着对细胞死亡机制认识的不断深入,会有更为合理的分类方法。

(一) 按机制分类的细胞死亡概念

一般认为按机制分类可将细胞死亡方式分为程序性细胞死亡(programmed cell death, PCD)和非程序性细胞死亡。程序性细胞死亡主要是由细胞内部基因调控的一类死亡方式,具体包括细胞凋亡(apoptosis)、自噬性细胞死亡(autophagic cell death)、类凋亡(paraptosis)、有丝分裂灾难(mitotic catastrophe)、胀亡(oncosis)、坏死性细胞死亡(necroptosis)、失巢性死亡(anoikis)和侵入性细胞死亡(entosis)等。非程序性细胞死亡一般是指细胞坏死(necrosis)。

1. **非程序性细胞死亡** 即细胞坏死。早在 1842 年,Vogt 在研究蟾蜍胚胎发育时发现细胞可以以一种预先设定的方式死亡。但由于当时组织学染色的方法没有被采用,人们对细胞死亡的了解限于一个粗略的水平,只能从宏观上将它们称为退化、软化、坏死及坏疽等,主要的根据往往是依靠它们的外在表现。曾有学者使用"坏死"这个概念描述组织的解体,也就是我们现在通常说的坏疽。可以这样理解,若坏疽部分不同程度地保持原有的外在形态就称之为坏死。从不严格的角度来说,坏疽与坏死两者之间并没有太大的区别。除此之外,还有些学者提出诸如脑软化(brain softening)、脂肪变性(fatty degeneration)等概念,以适应不同的细胞死亡情况。但从总的特点来讲,死亡细胞的细胞核改变是细胞坏死的主要形态学标志。细胞核一般依序呈现核固缩、核碎裂、核溶解,伴随着质膜崩解,结构自溶,并

引发急性炎症反应。通过电镜,我们可以看到在死亡了的细胞的胞质中线粒体往往发生肿胀,形成大小不等的囊泡,线粒体嵴发生断裂,直至完全消失。细胞质可以失水,细胞体积缩小;或也可能因为细胞间质中水分的渗入,整个细胞反而膨大,以至于整个细胞轮廓不清。

2. **程序性细胞死亡** 胚胎学家观察到动物发育过程中存在着程序性细胞死亡的现象。1964年,Lockshin提出了"程序性细胞死亡"的概念,它是指在生物发育过程中,细胞在特定的地点、特定的时间发生的死亡。它强调在器官发育过程中,一种生理性的、预先设定好的死亡方式。PCD是一个功能性概念,描述在一个多细胞生物体中,某些细胞的死亡是由基因触发的并受到严格控制的。提出这一系列观点的Brenner,Horvitz和Sulston获得了2002年诺贝尔生理学或医学奖(图16-1)。

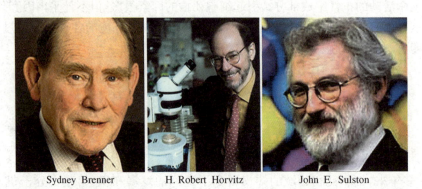

图16-1 Sydney Brenner,H. Robert Horvitz和John E. Sulston获2002年诺贝尔生理学或医学奖

(1) 细胞凋亡:也称为Ⅰ型程序性细胞死亡(type Ⅰ programmed cell death)。1965年,澳大利亚科学家发现,结扎大鼠门静脉的一根大分支诱导肝脏萎缩,电镜观察到肝实质组织中有一些散在的死亡细胞,这些死亡的细胞体积收缩但并没有溶酶体的破坏,有染色质凝集现象,其从周围组织中脱落并被吞噬,机体无炎症反应,这显然不同于细胞坏死。1972年,Kerr等3位科学家首次提出了"细胞凋亡"的概念。"凋亡"的英文原意便是来自希腊语的"树叶落下"。可惜在这以后的相当长时间里,这个具有十分重要生物学意义的现象一直没有引起人们足够的重视。直至20世纪80年代,随着生物学、遗传学、分子生物学等的发展,人们逐步发现细胞凋亡与原来普遍意义的坏死具有很大的差别。到90年代人们才认识到它是一个主动的、程序化的固有过程,是细胞内部由基因调控的死亡过程,具有广泛而又重要的生理学和病理学意义。

细胞凋亡表现出了与细胞坏死的不同特征,主要是:①染色质聚集、分块、位于核膜上,胞质凝缩,最后核断裂,细胞通过出芽的方式形成许多凋亡小体(apoptotic body)(图16-2);②凋亡小体内有结构完整的细胞器,还有凝缩的染色体,可被邻近细胞吞噬消化,因始终有膜封闭,没有内溶物释放,故不会引起炎症;③线粒体无形态学上的变化,溶酶体活性不增加;④核酸内切酶活化,导致染色质DNA在核小体连接部位断裂,形成约200 bp核小体整倍数的核酸片段,凝胶电泳图谱呈梯状。细胞凋亡与细胞坏死的比较如表16-1所示。

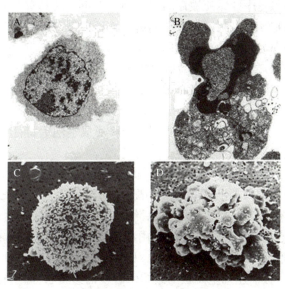

图 16-2 正常胸腺细胞(左图)及凋亡胸腺细胞(凋亡小体)(右图)

表 16-1 细胞凋亡与细胞坏死的比较

比较内容	细胞凋亡	细胞坏死
促成因素	外来因素触发细胞内部死亡机制	缺 O_2、高热、理化性创伤等严重损伤细胞
细胞体积	固缩变小	肿胀变大
胞核变化	核染色质固缩,集聚至核膜周边并呈月牙形斑块	核膜可能破裂,核组分散出
胞质变化	细胞器一般完整,胞质浓缩,内质网扩张,可形成凋亡小体	细胞器一般损伤、丢失,胞膜破裂,胞质逸出
DNA 电泳图谱	特异性梯状(ladder)电泳	模糊(smear)状电泳
炎症反应	一般无	有
特异信号介导途径	有	无
效应所需蛋白质	需要	无需

(2) 自噬性细胞死亡:也称为Ⅱ型程序性细胞死亡(type Ⅱ programmed cell death),其英文名称 autophagy 来自希腊语,意为"自己吃"。比利时科学家 Christian de Duve 在 20 世纪 50 年代通过电镜观察到自噬体(autophagosome)结构,并首先提出了"自噬"的概念。自噬是当细胞在缺乏营养、应激反应、细胞间分化、细胞死亡及老化时,细胞内的溶酶体吞噬胞质溶胶和细胞器,并将这些胞质溶胶和细胞器在溶酶体中降解的过程。自噬的形态学特征表现在如下几个方面:①高尔基体和内质网等细胞器膨胀;②细胞核碎断、固缩;③形成大量吞噬泡(自噬体);④细胞质膜失去特化,可能发生细胞膜出泡现象。自噬性细胞死亡是与凋亡显著不同的程序性细胞死亡的一种形式,在病理学中它们的相互作用还不是十分清楚。近年也有人认为自噬是"程序性细胞存活"而非"程序性细胞死亡"。

(3) 坏死性凋亡(necroptosis):也称为Ⅲ类程序性细胞死亡,是指由死亡受体-配体启动、通过死亡受体介导,在凋亡通路受到抑制的情况下发生的一类细胞坏死。2005 年,这种与死亡受体-配体相关的程序性坏死被命名为 necroptosis。它具有明显的坏死特征,如细胞膜完整性严重破坏,细胞、细胞器肿胀,乃至崩解。而核内染色质缺乏明显的形态改变,也引起显著的炎症反应,表现为大量的炎症细胞浸润和激活。

(4) 类凋亡(paraptosis):也有人称为非凋亡性程序性细胞死亡。这是一种在形态学上既不同于细胞凋亡,又不同于细胞坏死的新的细胞死亡方式。类凋亡在形态学上与凋亡不同,不具有凋亡的典型特征,即缺少染色质的新月形凝集和凋亡小体,无阶梯状 DNA 区带,TUNEL 标记为阴性。它是以线粒体、内质网等肿胀形成空泡为特征,不伴随细胞膜的破裂和细胞崩解,也不引起周期组织炎症反应。

(5) 胀亡(oncosis):1910 年,von Reckling-hausen 首次使用"oncosis",意为肿胀。1995 年,Majno 等对细胞死亡方式进行了全面的回顾性研究。认为细胞死亡方式包括凋亡、胀亡、自噬性细胞死亡等模式,而这些模式的最后结局才是坏死。胀亡的形态学特征是细胞肿胀,体积增大,胞质空泡化,肿胀波及细胞核、内质网、线粒体等胞内结构,胞膜起泡,细胞膜完整性破坏。胀亡细胞周围有明显炎症反应。1997 年,美国毒理病理学会细胞死亡命名委员会建议将坏死作为一种描述细胞死亡的组织学改变的诊断名称。当需要强调细胞的死亡过程和方式时,可以使用胀亡和凋亡等概念来表述:坏死前细胞表现为凋亡特征的可称为凋亡样坏死(apoptotic necrosis);表现为胀亡特征的称为肿胀样坏死(oncotic necrosis);当其特征无法确定或死亡过程未知时,则可以直接表述为坏死(necrosis)。近年来的研究更倾向于胀亡是一个程序性的死亡方式。

(6) 有丝分裂灾难(mitotic catastrophe):1989 年,Lisa Molz 等研究酵母的一种对热敏感的突变株发现,细胞分裂时染色体分离发生异常,细胞无法进行完全分裂从而导致四倍体或多倍体进而死亡。一些学者便把这种在 DNA 发生损伤时发生的死亡称为 mitotic catastrophe,并认为是一种新的细胞死亡方式。但也有人认为 mitotic catastrophe 并不是一种细胞死亡形式,而更像是一种不可逆转的中间状态,最终通过凋亡、坏死或衰老等途径引发细胞死亡。细胞有丝分裂灾难的形态学特点主要是巨细胞的形成,内有多个小核,染色质凝聚。细胞有丝分裂灾难由多种分子调控,其死亡信号传递有很大一部分与凋亡重叠。

(7) 失巢性死亡(anoikis):是由细胞与细胞外基质或邻近细胞脱离接触而诱发的一种程序性细胞死亡方式。它与经典的细胞凋亡一样,能通过线粒体途径或者细胞表面死亡受体途径诱导发生。正常细胞失去细胞外基质的联系后失巢凋亡,而癌细胞可以通过失巢逃逸凋亡得以生存。

(8) 侵入性细胞死亡(entosis):人们很早就观察到,一种细胞可以"钻入"另一种细胞,并在其中活动,甚至可以再钻出该细胞,这种现象被称为细胞进出运动(emperipolesis)。王小宁等早在 20 多年前就系统地描述了免疫细胞进出肿瘤细胞的现象,而且发现进入肿瘤细胞的淋巴细胞不但可以再出来,而且可以从内部杀伤瘤细胞,但更常见的是进入的淋巴细胞被瘤细胞所"杀死"。2007 年,哈佛大学的 Overholtzer 等也发现了这种现象,并发现进入的细胞的命运主要也是死亡,并把它称为一种新的细胞死亡,命名为"entosis"。这种细胞死亡方式是一个细胞主动侵入另一个细胞的过程,是由钙黏素(cadherin)参与而不依赖胱冬肽酶(cysteinyl aspartate specific proteinase, caspase)活化的过程。

(9) 炎亡(pyroptosis):也称依赖于胱冬肽酶(caspase-1)的程序性细胞死亡,是固有的炎性死亡方式,由各种病理刺激引发。其特征为细胞形态兼有凋亡和坏死的特征,如丧失线粒体膜电位、DNA 碎裂和核浓缩、缺口末端标记法(terminal-deoxynucleotidyl transferase mediated nick end labeling, TUNEL)染色阳性,但没有线粒体完整性的丧失和细胞色素 c 的释放;同时丧失细胞质膜的完整性,导致细胞质内容物外溢,细胞膜小泡进入细胞外环境,最终诱发组织细胞呈现一种介于凋亡与坏死间的特殊程序性死亡。

（二）按形态学分类的细胞死亡的概念

形态学上因为细胞核在细胞死亡时变化最明显,所以很多人将细胞核的形态变化作为标准把细胞死亡分为凋亡、凋亡样程序性细胞死亡、坏死样程序性细胞死亡和坏死,前 3 种属于程序性细胞死亡,坏死属于非程序性细胞死亡。

1. 凋亡　细胞核的特点是染色质凝聚,成球状或半月状。早期磷脂酰丝氨酸(phosphatidylserine, PS)从膜内侧翻转至外侧、细胞皱缩、凋亡小体形成等。并伴随胱冬肽酶,尤其是胱冬肽酶 3 的活化。

2. 凋亡样程序性细胞死亡　细胞核的特点是染色质凝聚程度较低,比凋亡细胞的染色体疏松一些,可以或没有凋亡细胞其他方面的形态学的变化,多数文献中描述的胱冬肽酶非依赖的凋亡归于此类。

3. 坏死样程序性细胞死亡　一般无染色质的凝聚或者只有疏松的点状分布,一些特殊的胱冬肽酶非依赖的死亡归于此类。

4. 坏死　细胞坏死的主要形态学标志是细胞核依序呈现核固缩、核碎裂、核溶解。

二、细胞死亡的生物学意义

细胞死亡是生物界普遍存在的、在生物进化过程中形成的,是机体维持自身稳定的一种基本生理机制,具有重要的生物学意义。

细胞具有多种死亡方式是其进化过程的必然。多细胞生物在生命形成过程中会有大量多余的、生病的、衰老的细胞,单一的死亡方式对于生命体来说是非常危险的,因为一旦死亡通路受到抑制,后果将不可想象。多种死亡方式共存就像一个多重保险,会"千方百计"地使该死亡的细胞及时死掉,实现细胞及时的更新及多细胞生命体的形成和存活。如细胞凋亡几乎参与和影响所有胚胎的发育,不但参与清除胚胎发育过程中错位、迷途、多余的细胞,而且在动物组织器官形成及变态过程中起重要作用。没有凋亡胚胎发育不可能进行,只能生长为细胞团,细胞凋亡机制的失调可引起多种疾病,肿瘤是最多见的例证;又如在生物进化过程中机体与病原微生物的斗争使机体产生了多种抗微生物的机制,包括各种非典型的细胞死亡机制如炎亡。

三、判断细胞死亡的方法

（一）细胞死亡的判断

可以以形态学的改变为指标,但更重要的依据是看其是否具有功能及繁殖能力。在培养细胞中常用的方法是看它是否还具有形成集落的能力,不能形成集落的细胞最终必然死亡。有时为迅速判断细胞是否死亡,可以用台盼蓝或中性红等染料进行活体染色:台盼蓝可将死亡细胞染成蓝色,而存活细胞则不着色,呈透明无色状;中性红染色则将活细胞染成红色,死细胞不着色。

(二) 细胞凋亡的检测方法

细胞凋亡与坏死是两种完全不同的细胞死亡形式,根据死亡细胞在形态学、生物化学和分子生物学上的差别,可以将两者区别开来。细胞凋亡的检测方法有很多,以下是实验室常用的测定方法。

1. 细胞凋亡的形态学检测　根据凋亡细胞固有的形态特征,可以采用许多不同的细胞凋亡形态学检测方法。

在光学显微镜和倒置显微镜下,观察未经染色的细胞:凋亡细胞的体积变小、变形,细胞膜完整但出现发泡现象,细胞凋亡晚期可见凋亡小体。贴壁细胞出现皱缩、变圆、脱落。观察 Gimesa 染色的细胞:凋亡细胞的染色质浓缩、边缘化、核膜裂解、染色质分割成块状和凋亡小体等典型的凋亡形态。如果在荧光显微镜和共聚焦激光扫描显微镜下,可采用细胞核染色质的形态学改变为指标来评判细胞凋亡的进展情况。常用的 DNA 特异性染料有 Hoechst 33342、Hoechst 33258 和 DAPI,它们以非嵌入方式结合在 DNA 的 A-T 碱基区,紫外光激发时发射明亮的蓝色荧光。细胞凋亡过程中细胞核染色质的形态学改变分为 3 期:Ⅰ期的细胞核呈波纹状(rippled)或呈折缝样(creased),部分染色质出现浓缩状态;Ⅱa 期细胞核的染色质高度凝聚、边缘化;Ⅱb 期的细胞核裂解为碎块,产生凋亡小体。

2. 膜联蛋白(annexin-V)与 PI 双染　在细胞凋亡的早期,磷脂酰丝氨酸从细胞膜的内侧翻转到细胞膜的表面,暴露在细胞外环境中,成为"吃掉我"(eat me)信号吸引邻近细胞吞噬。annexin-V 是一种分子量为 35 000~36 000 的 Ca^{2+} 依赖性磷脂结合蛋白,能与 PS 高亲和力特异性结合。将 annexin-V 进行荧光素或生物素(biotin)标记作为探针,利用流式细胞仪或荧光显微镜可检测细胞凋亡的发生。

碘化丙啶(propidine iodide, PI)是一种核酸染料,它不能透过完整的细胞膜,但在凋亡中晚期的细胞和死细胞,PI 能够透过受损的细胞膜而使细胞核红染。因此,联合使用 annexin-V 与 PI,可将凋亡早晚期的细胞及死细胞区分开来。

3. 线粒体膜电位变化的检测　线粒体跨膜电位 $\Delta\Psi m$ 下降被认为是细胞凋亡级联反应过程中最早发生的事件。它发生在细胞核凋亡特征(染色质浓缩、DNA 断裂)出现之前,一旦线粒体 $\Delta\Psi m$ 崩溃,则细胞凋亡不可逆转。线粒体跨膜电位的改变,可以用一些亲脂性阳离子荧光染料进行检测。实验室中常用的亲脂性阳离子荧光染料有罗丹明(rhodamine123)、$3,3'$-二己基含氧碳菁碘代物(3,3-Dihexyloxacarbocyanine iodide)、$5,5',6,6'$-tetrachloro-$1,1',3,3'$-tetraethylbenzimidazolylcarbocyanine iodide (JC-1)、tetramethyl rhodamine methylester (TMRM)等,它们结合到线粒体基质,其荧光的增强或减弱说明线粒体内膜电负性的增高或降低。

4. 细胞色素 c 的定位检测　细胞色素 c 作为一种信号物质,在细胞凋亡中发挥着重要的作用。通常它存在于线粒体内膜和外膜之间的腔中,凋亡信号刺激使其从线粒体释放至细胞液,结合 Apaf-1 后启动胱冬肽酶级联反应:细胞色素 c/Apaf-1 复合物激活胱冬肽酶-9,后者激活胱冬肽酶-3 和其他下游的胱冬肽酶。细胞色素 c 氧化酶亚单位Ⅳ(cytochrome coxidase subunit Ⅳ; COX4)是定位在线粒体内膜上的膜蛋白,凋亡发生时,它保留在线粒体内,成为线粒体富集部分的标志。ApoAlert™ Cell Fractionation 试剂可从凋亡和非凋亡细胞中快速、有效分离出高度富集的线粒体部分,再进一步通过 Western 印迹法用细胞色素 c 抗体和 COX4 抗体标示细胞色素 c 和 COX4 的存在位置,从而判断凋亡的发生。

5. DNA 片段化检测　细胞凋亡时染色质发生浓缩,染色质 DNA 在核小体单位之间的连接处断裂形成 180~200 bp 整数倍的寡核苷酸片段,在凝胶电泳上表现为梯形电泳图谱(DNA ladder)。采用常规方法分离提纯细胞 DNA,进行琼脂糖凝胶和荧光染料染色,在凋亡细胞群中可观察到典型的 DNA ladder。如果细胞量很少,还可在分离提纯 DNA 后,用 ^{32}P-ATP 和脱氧核糖核苷酸末端转移酶(TdT)使 DNA 标记,然后进行电泳和放射自显影,观察凋亡细胞中 DNA ladder 的形成。

6. TUNEL 法　细胞凋亡中,染色体 DNA 双链断裂或单链断裂而产生大量的黏性 $3'$-OH 末端,可在脱氧核糖核苷酸末端转移酶(TdT)的作用下,将脱氧核糖核苷酸和荧光素、过氧化物酶、碱性磷酸酶或生物素形成的衍生物标记到 DNA 的 $3'$-末端,从而可进行凋亡细胞的检测。由于正常的或正在增殖的细胞几乎没有 DNA 的断裂,因而没有 $3'$-OH 形成,很少能够被染色。TUNEL 实际上是分子生物学与形态学相结合的研究方法,对完整的单个凋亡细胞核或凋亡小体进行原位染色,能准确地反应细胞凋亡典型的生物化学和形态特征,可用于石蜡包埋组织切片、冷冻组织切片、培养的细胞和从组织中分离的细胞的细胞形态测定,并可检测出极少量的凋亡细胞,因而在细胞凋亡的研究中被广泛采用。

7. caspase-3 活性的检测　胱冬肽酶家族在介导细胞凋亡的过程中起着非常重要的作用,其中胱冬肽酶-3 为关键的执行分子,它在凋亡信号传导的许多途径中发挥功能。胱冬肽酶-3 通常以酶原(分子量 32 000)的形式存在于胞质中,在凋亡的早期阶段,它被激活,活化的胱冬肽酶-3 由 2 个大亚基(分子量 17 000)和 2 个小亚基(分子量 12 000)组成,裂解相应的胞质胞核底物,最终导致细胞凋亡。但在细胞凋亡的晚期和死亡细胞,胱冬肽酶-3 的活性明显下降。可以采用 Western 印迹分析胱冬肽酶-3 前体的活化,以及活化的胱冬肽酶-3 及对底物多聚(ADP-核糖)聚合酶[poly(ADP-ribose)polymerase,PARP]等的裂解。也可以采用荧光分光光度计分析:活化的胱冬肽酶-3 能够特异切割 D1E2V3D4-X 底物,水解 D4-X 肽键。据此可以设计出荧光物质偶联的短肽 Ac-DEVD-AMC,在共价偶联时,AMC 不能被激发荧光,短肽被水解后释放出 AMC,自由的 AMC 才能被激发发射荧光。根据释放的 AMC 荧光强度的大小测定胱冬肽酶-3 的活性,从而反映胱冬肽酶-3 被活化的程度。

第二节　细胞凋亡的机制

多细胞个体在凋亡过程中大多拥有相似的酶反应过程。死亡受体(外源)和线粒体(内源)介导的两条通路是经典的细胞凋亡信号传导通路。此外,还有近来研究发现的过度内质网应激启动的细胞凋亡信号传导通路。

一、凋亡相关基因及蛋白

在细胞凋亡的分子生物学研究过程中,发现了有多种基因及基因家族参与细胞凋亡的调控,其中包括胱冬肽酶基因家族、*Bcl-2* 基因家族、*p53* 基因、*Fas/Apo* 基因及 *C-myc* 基因等。

(一)胱冬肽酶基因及蛋白家族

1993 年,人们在 *C. elegans* 中发现一个编码细胞死亡的基因 *ced-3* 与动物细胞中白细胞介素 1β 转化酶(interleukin - 1β - converting enzyme，ICE)基因结构相似。目前在人类中至少有 11 种 ced - 3/ ICE 成员被发现。它们都属于半胱氨酸蛋白酶，可以水解底物中特异位点的天冬氨酸，也可以水解自身特异位点的天冬氨酸而活化自身。因此被称为胱冬肽酶半胱氨酸天冬氨酸酶，简称胱冬肽酶。所有胱冬肽酶蛋白均以酶原形式合成，它们可通过自身活化、转位活化或被其他蛋白酶水解活化。

不同胱冬肽酶在结构上有两点显著不同。第一，底物结合位点明显不同，导致不同胱冬肽酶具有各自的底物特异性。第二，不同胱冬肽酶位于 N 端的前结构域(prodomain)长度和氨基酸组成有很大不同，使胱冬肽酶在凋亡信号转导途径中执行着不同的功能(表 16 - 2)。

表 16 - 2 不同胱冬肽酶的特征

不同的酶(分子量)	前结构域长度和基序	活性结构域(分子量，$\times 10^3$)	激活的适配子
抑制凋亡的酶			
胱冬肽酶- 2(51 000)	长,CARD	20/12	RAIDD
胱冬肽酶- 8(55 000)	长,DED	18/11	FADD
胱冬肽酶- 9(45 000)	长,CARD	17/10	APAF - 1
胱冬肽酶- 10(55 000)	长,DED	17/12	FADD
执行凋亡的酶			
胱冬肽酶- 3(32 000)	短	17/12	无
胱冬肽酶- 6(34 000)	短	18/11	无
胱冬肽酶 E - 7(35 000)	短	20/12	无
细胞因子相关的酶			
胱冬肽酶- 1(45 000)	长,CARD	20/10	?
胱冬肽酶- 4(43 000)	长,CARD	20/10	不清
胱冬肽酶- 5(48 000)	长	20/10	不清
胱冬肽酶- 11(42 000)	长	20/10	不清
胱冬肽酶- 12(50 000)	长	20/10	不清
胱冬肽酶- 13(43 000)	长	20/10	不清
胱冬肽酶- 14(30 000)	短	20/10	无
非脊椎动物中的胱冬肽酶			
ced - 3(56 000)	长,CARD	17/14	CED - 4
dcp - 1(36 000)	短	22/13	无

(二) *Bcl - 2* 基因及蛋白家族

Bcl - 2 基因家族包括两大类。一类可抑制细胞凋亡，如 *Bcl - 2*、*Bcl - xl*、*Bcl - w*、*Mcl - 1* 和 *Bfl - 1/A1* 等；另一类可促进细胞凋亡，如 *Bax*、*Bak*、*Bok*、*Bad*、*Bid*、*Bik*、*Bim*、*Hrk/Dp5* 和 *Noxa* 等。

许多 *Bcl - 2* 蛋白家族成员的 C - 末端都含有疏水尾巴将蛋白质定位在线粒体外膜、内质网和核被膜上。抑制凋亡的 *Bcl - 2* 成员都含有 *Bcl - 2* 同源区(*Bcl - 2* homology, BH) BH_1、BH_2、BH_3、BH_4，其中 BH_1、BH_2 和 BH_3 区在一级结构上相距较远，但在三级结构上它们位于同一位置，并形成一个疏水裂缝，与促凋亡蛋白的 BH3 区结合。

Bcl - 2 家族成员中抑制凋亡的蛋白与促进凋亡的蛋白之间可形成异二聚体，调节细胞的凋亡，还可通过磷酸化和脱磷酸化修饰其活性。另外，有些成员与线粒体膜上小孔的形成有关，可改变线粒体膜的通透性。位于线粒体外膜上的电压依赖阳离子通道(voltage-dependent anion channel, VDAC)是 *Bcl - 2* 家族成员作用的靶目标之一，如 *Bcl - 2* 和 *Bcl -*

XL可关闭此通道,而 Bax 和 Bak 可使它开放。因此,$Bcl-2$ 家族也可通过改变线粒体的通透性调节细胞的凋亡。

(三) Fas 和 Fas 配体(Fas-L)

自杀相关因子(factor associated suicide,Fas)又称作 APO-1,是由 325 个氨基酸组成的 I 型跨膜蛋白受体分子,其细胞外部分含 2~6 个重复的半胱氨酸富集区,属于肿瘤坏死因子受体(tumor necrosis factor receptor,TNFR)超家族成员,家族中还有 TNFR1、TNFR2、CD30、CD40、CD27 等。其广泛表达于正常细胞和肿瘤细胞膜表面,其胞质段内含有 60~80 个氨基酸组成的死亡结构域(death domain,DD)及阻抑域(suppresive domain,SD)。Fas 的阻抑域被 Fas 结合磷酸酶-1(fas-associated phosphatase-1,FAP-1)结合后可抑制 FAS 的诱导凋亡作用。

Fas 成员之间有 25% 的同源性,相反,胞质部分则很少有同源性。1993 年,人白细胞分型国际会议统一命名为 CD95。

Fas 配体(Fas Ligand,FasL)是肿瘤坏死因子(tumor necrosis factor,TNF)家族成员之一,家族中还包括 CD30 配体、CD40 配体、CD27 配体、4-1BB 配体、TRAIL(TNF-related apoptosis-inducing ligand)等。FasL 以 II 型膜受体的形式合成,即 N-末端位于胞质中,不同成员之间变异较大,C-末端延伸到胞外,成员之间有 20%~25% 的同源性。FasL 主要表达于 T 效应淋巴细胞和肿瘤细胞。

Fas 蛋白与 Fas 配体组成 Fas 系统,两者的结合导致靶细胞走向凋亡。Fas 和 FasL 可因基因突变而丧失功能,从而导致淋巴增殖性疾病发生以及自身免疫加剧,导致组织破坏。

(四) $p53$ 基因

$p53$ 基因是一种抑癌基因,其生物学功能是在 G2 期监视 DNA 的完整性。如有损伤,则抑制细胞增殖,直到 DNA 修复完成。如果 DNA 不能被修复,则诱导其凋亡。因此,P53 介导的下游事件主要有两个途径:一是诱导细胞周期停滞;二是诱导细胞凋亡。研究发现丧失 $p53$ 功能的小鼠胸腺细胞对糖皮质激素诱导的凋亡反应和正常细胞相同,而对辐射诱导的凋亡不敏感。

(五) $c\text{-}myc$ 基因

$c\text{-}myc$ 的主要作用是参与转录,而在转录过程中可以是激活启动而诱导细胞周期进程和分化,也可以是抑制启动而导致阻止细胞分化或程序化死亡,因此它既是激活因子又是抑制因子。

除了以上凋亡相关基因外,随着研究的不断深入,还发现存在其他多种可能与凋亡调控有关的基因,只是有些研究起步较晚,许多机制尚无法阐明。

二、细胞凋亡的信号传递

(一) 死亡受体介导的细胞凋亡

死亡受体属于肿瘤坏死因子基因家族,其共同特征是都有相似的、富含半胱氨酸的细胞外结构域和一个同源的称为死亡结构域(death domain,DD)的胞内序列。死亡结构域一般使死亡受体与胞内凋亡机制相连,但它们有时也会介导与凋亡无关或抑制凋亡的过程。

Fas 和 FasL 都是以纯三聚体形式存在于不同细胞的表面,在 FasL 同靶细胞膜表面的 Fas 结合后,诱导 FAS 胞质段内的死亡域(DD)结合 Fas 结合蛋白 FADD(fas associated protein with DD),FADD再以其N端的死亡效应子结构域(death effector domain,DED)结合PRO-capase-8(或-10),形成一个由FAS-FADD-PRO-caspase-8(或-10)3种分子组成的复合体,称为诱导死亡的信号复合体(death inducing signaling complex,DISC),其中PRO-caspase-8(或-10)就可以自身催化形成活性的caspase-8,由此完成了由FAS介导的死亡信号起始转导,接下去进行级联反应激活下游的靶PRO-caspase(包括PRO-caspase-3,-6,-7)。活性的caspase-8尚可催化BID(BCL-2族的促凋亡分子),其N端1~60个氨基酸是BID的抑制区段,N端第60和61位氨基酸之间的肽键断裂,其活化的C端部分转位到线粒体膜降低其跨膜压,引起线粒体内CYTC和PRO-caspase-2,-3,-7,-9等死亡因子释放出来。由此通过形成凋亡小体,其中PRO-caspase-9自身激活而增大FAS介导的死亡信号转导反应。

(二)线粒体介导的细胞凋亡

线粒体在细胞凋亡的过程中起着枢纽作用,其所释放的促进细胞死亡的分子主要有3类:①细胞色素c,它与胞质里的凋亡蛋白酶活化因子1(apoptotic protease activating factor-1,APAF-1)蛋白、ATP和caspase-9前体分子形成凋亡激活复合体(apoptosome),引起caspase-9的激活,进而激活caspase-3,引起典型的凋亡。②活性氧自由基,它可使细胞发生坏死样程序性细胞死亡。③凋亡诱导因子(apoptosis-inducing factor,AIF)。AIF可以切割染色体产生大的DNA片段(约50 kb),而caspase激活的DNA酶切割DNA产生的片段则很小(几十个碱基对),AIF又可使细胞发生凋亡样程序性细胞死亡。

在脊椎动物细胞的凋亡过程中,线粒体被认为是处于凋亡调控的中心位置。死亡信号诱使线粒体渗透性转换孔(permeability transition pore,PTP)开启,导致了线粒体跨膜电位($\Delta\Psi m$)的崩解,从而使凋亡相关活性物质释放,并继而对胱冬肽酶激活是细胞凋亡实现的最基本的生物化学途径。其中,Ca^{2+}离子的释放、质子的渗漏及细胞色素c的释放等都起到了关键的作用。细胞色素c从线粒体膜间隙释放出来后即与胞质中APAF1(线虫CED-4的同源物)结合活化胱冬肽酶9并形成凋亡体(apoptosome),进而激活胱冬肽酶3,导致细胞凋亡。Bcl-2通过阻止细胞色素c从线粒体的释放来抑制凋亡;而Bax通过与线粒体上的膜通道结合促使细胞色素c的释放而促进凋亡。最近的研究表明,Fas途径中caspase-8活化后切割胞质内的BID(Bcl-2家族成员),使之进入线粒体,引发细胞色素c高效释放。BID诱导细胞色素c释放的效率远高于Bax。

此外,定位于线粒体上的转录因子P53能与Bak、Bax直接相互作用,这种相互作用解除了Bak与Mcl-1(Bcl-2蛋白家族中的抗凋亡蛋白)的结合,使Bak中的BH3结构域外露,从而处于促凋亡的结构构象;这种相互作用还引起Bak、Bax多聚化,导致线粒体通透性的改变,使各种促凋亡因子释放到细胞质中。

线粒体释放的另一凋亡诱导因子是凋亡诱导因子(apoptosis inducing factor,AIF),其分子量约49 605,是一种黄素蛋白,正常生理状态下,AIF被封闭于线粒体中,在细胞发生凋亡时被转运入细胞核。重组的AIF能诱导细胞核中染色质凝集和DNA大规模降解。AIF还能诱导纯化的线粒体释放细胞色素c和胱冬肽酶-9(图16-3)。

线粒体是细胞的能量代谢中心,细胞凋亡过程中对线粒体最直接的损伤是其功能的丧失。线粒体功能障碍导致自由基产生增加、兴奋性氨基酸释放增多、钙离子超载而引起细胞凋亡外,同时还能直接诱导细胞凋亡。此过程中线粒体的能量储备起决定性的作用,如果损伤程度相对较轻，ATP 保留了提供细胞凋亡所需的能量，则发生细胞凋亡；若损伤严重，ATP 急剧耗竭，则发生细胞坏死。有研究表明细胞内 ADP 与 ATP 的比值是细胞存活或凋亡的决定因素，比值<0.2 时细胞存活，若大于此值细胞则将发生凋亡。

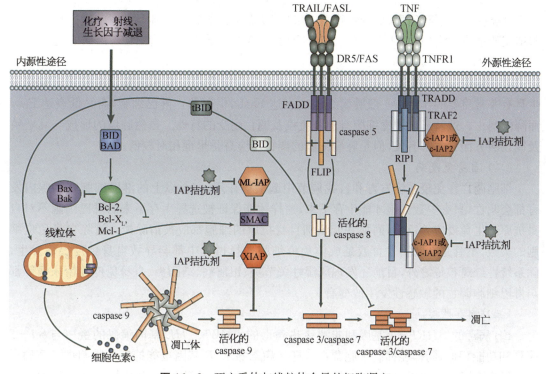

图 16-3　死亡受体与线粒体介导的细胞凋亡

（三）内质网介导的细胞凋亡

内质网是细胞内蛋白质合成的主要场所，也是主要的 Ca^{2+} 库。内质网在维持细胞内钙离子的稳定及膜蛋白的合成、修饰和折叠等方面有着关键性作用，近来研究发现内质网在凋亡信号处理过程中也发挥着重要作用。引发内质网介导的细胞凋亡这一信号传导通路包括非折叠蛋白反应和钙离子起始信号等机制。在内质网钙离子平衡的破坏或者内质网蛋白过量积累等应激情况下，内质网膜上的胱冬肽酶-12 基因被诱导表达，同时也导致胞质的胱冬肽酶-7 转移到内质网表面。胱冬肽酶-7 激活胱冬肽酶-12，激活的胱冬肽酶-12 裂解胱冬肽酶-3 等下游效应蛋白酶，最终导致细胞凋亡。

过度内质网应激会出现胞质内 Ca^{2+} 浓度迅速持续的升高，可以激活胞质中的钙依赖性蛋白酶，又可以作用于线粒体，影响其通透性并导致其膜电位的改变，从而涉及线粒体及细胞色素 c 的协同作用而使胱冬肽酶激活和细胞凋亡。

第三节　细胞凋亡与疾病

生物体内的细胞增殖和凋亡在正常情况下处于动态平衡，如果细胞增殖过多或凋亡减少，就会导致细胞过剩性疾病；如果增殖减少或凋亡增加就会导致细胞减少性疾病。凋亡研究将为人类某些重大疾病的防治提供新策略。

一、细胞凋亡减少有关的疾病

这类疾病主要有癌症、自身免疫病、某些病毒病，以及结肠息肉等疾病。过去只重视细胞增殖所造成的疾病，自从细胞凋亡概念提出后，人们开始重视细胞凋亡与疾病的关系。

（一）肿瘤

过去将肿瘤说成是"增生性疾病"，但现在的证据却表明肿瘤细胞凋亡调控对于肿瘤发生具有非常重要的作用。一般肿瘤细胞高表达 FasL，借以凋亡淋巴细胞，而又低表达 Fas，而降低凋亡。这就形成肿瘤细胞有逃避免疫及凋亡耐受的特性。虽然肿瘤的形成与其增殖及凋亡两方面异常都有关，但是肿瘤细胞的凋亡反应总是呈现相对较低。

（二）自身免疫病

细胞凋亡在免疫系统发育和自我调节中起关键作用，90%以上的淋巴细胞在胸腺内发育都会凋亡，只有少数细胞才能生存下来，这样才能保证被选择生存下来的淋巴细胞不对自身抗原产生免疫应答反应，而那些能识别自身抗原的细胞都应被清除掉。清除自身免疫细胞的失败，不管是在胚胎发育或是成体免疫细胞选择过程中都会导致自身免疫疾病发生。除系统性红斑狼疮之外，目前还发现风湿性关节炎、银屑病、结肠炎、自身免疫性糖尿病等都与淋巴细胞凋亡的敏感性发生改变有关。

（三）病毒性疾病

EB 病毒的 *BHRF-1* 基因和非洲猪热病毒的 *LMW5-HL* 基因编码的蛋白与 *bcl-2* 序列和功能相似，同样能抑制细胞凋亡。杆状病毒的 *IAP* 基因也能抑制细胞凋亡。痘病毒 *CrmA* 基因编码一种蛋白酶抑制剂属于丝氨酸蛋白酶抑制剂家族，其作用是特异性抑制细胞凋亡信号通路 *ICE* 家族，因而能够抑制多种细胞凋亡。病毒基因 *LMP-1* 在感染潜伏期表达，能特异地上调 *bcl-2* 表达因此给感染的细胞创造有利的存活条件。

二、细胞凋亡增加有关的疾病

过度的细胞凋亡，其原因可能是获得性的，也可能是基因条件性的，或凋亡信号累积性地增强，或是诱发凋亡的阈值降低。细胞凋亡增加与神经退行性疾病有关，如阿尔茨海默病（AD）、帕金森病（PD）、舞蹈病；也与脑卒中、心肌梗死等疾病有关。多数退行性疾病的细胞凋亡调控机制至今还不很清楚。

（一）获得性免疫缺陷综合征（艾滋病）

获得性免疫缺陷综合征（AIDS）是因为 $CD4^+$ T 细胞膜表面的 CD4 是 HIV 膜蛋白 gp120 受体，当 gp120 结合 CD4 后可诱导 $CD4^+$ T 细胞凋亡导致免疫系统崩溃。另外，人类免疫缺陷病毒（HIV）感染的外周血 T 细胞对 TRAIL 和 FasL 的诱导凋亡特别敏感。

（二）神经退行性疾病

神经退行性疾病是以特殊神经元的渐进性减少为特征，包括 AD、PD、侧索肌萎缩症（ALS）、视网膜炎症性色素细胞瘤，脊髓性肌萎缩和各种小脑退化症等。这些疾病主要是由细胞死亡导致特异性运动或中枢神经功能的紊乱。遗传性 ALS 是由铜锌过氧化物歧化酶的基因突变引起的。这种突变会导致细胞消除氧自由基功能减弱，从而诱导细胞凋亡。AD

病伴随有β-淀粉样蛋白在病灶斑块中进行性堆积。最近,有些研究结果显示它能诱导神经元凋亡,但能被抗氧化剂阻断。脊髓肌肉萎缩症是儿童的神经退行性疾病,是以进行性脊髓运动神经元消失为特征,最近研究表明,此病与神经元凋亡抑制蛋白(NAIP)有关,脊髓肌肉萎缩患者的 NAIP 基因突变可导致运动神经元对凋亡更敏感。

(三) 血细胞疾病

许多血液病与干细胞再生减少有关,这包括慢性病贫血,再生障碍性贫血、慢性中性粒细胞减少症、骨髓增生异常综合征等,这些疾病的骨髓内部伴随有凋亡细胞增加。

(四) 细胞凋亡继发于其他疾病

常见的有心肌梗死和脑卒中,其病灶的中央部位细胞因缺血而很快坏死,但周边细胞死亡时间延长,形态学上表现为细胞凋亡。已知某些凋亡抑制剂能减少这些病的梗死范围。再灌流常常会进一步损害细胞,这是引起自由基陡然增加造成的,常伴随细胞内 Ca^{2+} 浓度增加,这两者都是凋亡的有效诱导剂。

(王晓玲)

英文索引

A

actin 肌动蛋白 63
active transport 主动运输 88
adaptive expression 适应性表达 161
adenylate cyclase,AC 腺苷酸环化酶 129
adult stem cell 成体干细胞 198
ageing,senescence 衰老 215
amphipathic molecule 双亲媒性分子 30
antisense strand 反义链 157
apoptosis inducing factor,AIF 凋亡诱导因子 230
apoptosis 细胞凋亡 221
asymmetry division 不对称分裂 199
autolysosome 自噬溶酶体 57
autophagic cell death 自噬性细胞死亡 221
autophagosome 自噬体 57,58
autophagy 细胞自噬 57
axonal transport 轴突运输 143

B

bilayer 双分子层 32
biological macromolecules 生物大分子 17
biological membrane 生物膜 29
biological oxidation 生物氧化 106
biology 生物学 1
bone morphogenetic protein,BMP 骨形成蛋白 136

C

calmodulin,CaM 钙调素 132
cAMP responsive element-binding protein,CREB cAMP 反应元件结合蛋白 130
carrier protein 载体蛋白 87
cell biology 细胞生物学 1
cell cycle inhibitory protein,CKI 细胞周期抑制蛋白 182
cell cycle 细胞周期 175
cell death 细胞死亡 221
cell differentiation 细胞分化 190
cell generation cycle 细胞增殖周期 174
cell junction 细胞连接 40
cell membrane 细胞膜 29
cell motility 细胞运动 141
cell proliferation 细胞增殖 174
cell therapy 细胞治疗 5
cell totipotency 细胞全能性 192
cellular oxidation 细胞氧化 106
cellular respiration 细胞呼吸 106
centromere 着丝粒 72
centrosome 中心体 62
cGMP-dependent protein kinase,PKG cGMP 依赖性蛋白激酶 135
channel protein 通道蛋白 85
chromatin 染色质 67
cis Golgi network 顺面网状结构 43
coated vesicles 有衣小泡 48
coding strand 编码链 157
collagen 胶原 75
competing endogenous RNA,ceRNA 竞争性内源性 RNA 163
constitutive pathway of secretion 结构性分泌途径 92
contractile ring 收缩环 148
costitutive expression 组成性表达 161
co-transport 伴随运输 89
cyclin-dependent kinase,CDK 周期蛋白依赖性蛋白激酶 176
cytokinesis 胞质分裂 142
cytology 细胞学 1
cytomics 细胞组学 2
cytoplasmic streaming 细胞质流动 142
cytoplasm 细胞质 29
cytoskeleton 细胞骨架 59

D

dedifferentiation 去分化 200

delayed response gene 迟反应基因 180
diacylglycerol, DAG 二酰甘油 126
dolicol 多萜醇 101
dynamic microtubule 动态微管 61
dynein 动力蛋白 144

E

early response gene 早反应基因 180
effector protein 效应蛋白 127
elastin 弹性蛋白 77
electrochemical proton gradient 电化学质子梯度 115
electron transport 电子传递 111
elementary particle 基粒 50
embryonic germ cell, EG 生殖干细胞 198
embryonic stem cell, ES 胚胎干细胞 198
endocytosis 胞吞作用 90
endomembrane system 内膜系统 41
endoplasmic reticulum, ER 内质网 41
enzyme coupled receptor 酶偶联型受体 132
eukaryotic cell 真核细胞 13
exocytosis 胞吐作用 90
extracellular matrix ECM 细胞外基质 75
extracellular signal response kinase, ERK 胞外信号反应性激酶 133

F

facilitated diffusion 帮助扩散 87
factor associated suicide, Fas 自杀相关因子 229
Fas Ligand, FasL Fas 配体 229
fibronectin, FN 纤粘连蛋白 78
first messenger 第一信使 120
fluid mosaic model 流动镶嵌模型 33

G

G protein-coupled receptor G 蛋白偶联受体 125
gated channel 闸门通道 86
gated transport 门控性转运 94
glycocalyx 糖萼 38
glycolysis 糖酵解 108
glycosaminoglycan, GAG 氨基聚糖 79
Golgi complex, GC 高尔基复合体 43
guanine nucleotide-binding protein 鸟苷酸结合蛋白 126
guanylate cyclase, GC 鸟苷酸环化酶 134

H

Hayflick limit Hayflick 界限 216
housekeeping gene 管家基因 161
Hutchinson-Gilford progeria syndrome 早老症 216
hyaluronic acid, HA 透明质酸 79

I

individual medicine 个体化医学 6
inducible gene 可诱导基因 161
inner cell mass, ICM 内细胞团 197
inositol 1,4,5 - triphosphate, IP_3 三磷酸肌醇 126
intermediate filament 中间丝 59

K

kinesin 驱动蛋白 144
kinetochore 动粒 72

L

laminin, LN 层粘连蛋白 78
life science 生命科学 1
ligand-gated channel 配体闸门通道 86
lipid raft model 脂筏模型 34
liposome 脂质体 32
long noncoding RNA, lncRNA 长链非编码 RNA 21
lysosome 溶酶体 44

M

macroautophagy 大自噬 58
mammalian target of rapamycin, mTOR 哺乳动物雷帕霉素靶蛋白 7
medical cell biology 医学细胞生物学 4
meiosis 减数分裂 174
membrane flow 膜流 104
membranous structure 膜性结构 29
mesenchymal stem cells, MSC 骨髓间充质干细胞 207
microautophagy 小自噬 58
microbody 微体 47
microfilament 微丝 59
microsome 微粒体 43
microtubule 微管 59
microtubule-associated proteins, MAPs 微管相关蛋白 60
miRNA 微小 RNA 21
mitochondrial autophagy 线粒体自噬 57
mitochondrial disorders 线粒体疾病 117
mitochondrial fission 线粒体分裂 56
mitochondrial fusion 线粒体融合 57
mitochondrion,复数 mitochondria 线粒体 49

mitogen-activated protein kinase，MAPK 丝裂原激活的
   蛋白激酶　133
mitosis 有丝分裂　174
mitosis-promoting factor，MPF 有丝分裂促进因子　177
mitotic apparatus 有丝分裂器　147
molecular cell biology 分子细胞生物学　4
molecular chaperonine 分子伴侣　94
molecular diagnostics 分子诊断学　5
molecular medicine 分子医学　6
motor protein 马达蛋白　141
mtDNA 线粒体 DNA　52
multipotent stem cell 专能干细胞　197
myadsthenia gravis 重症肌无力　139
myosin 肌球蛋白　143

N

Na^+-K^+ pump 钠-钾泵　88
necrosis 细胞坏死　221
nitric oxide，NO 一氧化氮　121
NO synthase NO 合酶　135
non-coding RNA，ncRNA 非编码 RNA　163
non-membranous structure 非膜性结构　29
nuclear lamina 核纤层　67
nuclear matrix 核基质　67
nuclear membrane 核膜　67
nuclear pore complex 核孔复合体　67
nuclear skeleton 核骨架　74
nucleolar organizing region，NOR 核仁组织者区　72
nucleolus 核仁　67
nucleus 细胞核　29，67
number of population doublings，NPD 群体倍增次数　216

O

oxidative phosphorylation 氧化磷酸化　58

P

passive transport 被动运输　85
permeability transition pore，PTP 线粒体渗透性转换孔　230
peroxisome 过氧化物酶体　47
phagocytosis 吞噬作用　90
phospholipase C，PLC 磷脂酶 C　131
pinocytosis 胞饮作用　90
pinosome 胞饮体　90
plasma membrane 质膜　29

pluripotent cell 多能细胞　193
pluripotent stem cell 多能干细胞　197
primary transcripts 初级转录物　158
prokaryotic cell 原核细胞　13
protein kinases 蛋白激酶　127
protein translocator 蛋白质转位装置　94
protein 蛋白质　17
proteoglycan 蛋白聚糖　80
proteome 细胞蛋白质组　19
proton motive force 质子动力势　115

R

rapidly self-renewing cells，RS cells 快速自我更新细胞　198
receptor tyrosine kinase，RTK 受体酪氨酸蛋白激酶　123
receptor 受体　121
receptor-mediated endocytosis 受体介导的胞吞作用　90
regulated pathway of secretion 调节性分泌途径　92
repressible gene 阻遏基因　161
retinoblastorna 视网膜母细胞瘤　213
ribosome 核糖体　23
rough endoplasmic reticulum，RER 粗面内质网　42

S

second messenger 第二信使　120
sense strand 有意义链　157
signal hypothesis 信号假说　95
signal peptide 信号肽　94
signal recognition particle，SRP 信号识别颗粒　24
signal transducer and activator of transcription，STAT 信号转导子和转录激活子　134
signal transduction 细胞信号转导　120
simple diffusion 单纯扩散　85
smooth endoplasmic reticulum，SER 滑面内质网　42
snRNA 小核 RNA　21
sorting signals 分选信号　93
stable microtubule 稳定微管　61
stem cell niche 干细胞生境　200
stem cell plasticity 干细胞的可塑性　200
stem cell 干细胞　7，197
substrate-level phosphorylation 底物水平磷酸化　108
symmetry division 对称分裂　198
systems biology 系统生物学　4
S-phase activator，SPF S 期活化因子　177

T

telomere 端粒 72
template strand 模板链 157
the flow of genetic information 遗传信息的流动 155
totipotent cell 全能性细胞 192
totipotent stem cell 全能干细胞 197
trans Golgi network，TGN 反面网状结构 43
transccripton 转录子 158
transit amplifying cell 过渡放大细胞 198
translational medicine 转化医学 5
trans-differentiation 转分化 199
tropomyosin，TM 原肌球蛋白 149
troponin，TN 肌钙蛋白 149
tubulin 微管蛋白 60

tumor necrosis factor，TNF 肿瘤坏死因子 229
tumorigenesis 肿瘤发生 7

U

unipotent stem cell 单能干细胞 197
unit membrane 单位膜 29

V

vesicle 囊泡 48
vesicular transport 囊泡转运 97
virus 病毒 10
voltage-gated channel 电压闸门通道 86

W

water channel 水通道 86

主要参考书目

1. 左伋,刘艳平.细胞生物学.3 版.北京:人民卫生出版社,2015.
2. 陈誉华.医学细胞生物学.5 版.北京:人民卫生出版社,2013.
3. 胡以平.医学细胞生物学.3 版.北京:高等教育出版社,2014.
4. 胡火珍,税青林.医学细胞生物学.7 版.北京:科学出版社,2014.
5. Lodish Harvey, Berk Anold, Krice A Kaiser, et al. Molecular Cell Biology. 7th eds. New York:W. H. Freeman and Company, 2012.
6. Alberts Bruce, Johnson Alexander, Lewis Julian, et al. Molecular Biology of the Cell. 5th eds. New York:Garland Science, 2008.
7. Gerald Karp. Cell and Molecular Biology. 7th eds. New York:John Wiley and Sons, Inc. , 2013.

图书在版编目(CIP)数据

医学细胞生物学/左伋,郭锋主编.—5版.—上海:复旦大学出版社,2015.6(2025.2重印)
(复旦博学·基础医学系列)
ISBN 978-7-309-11467-6

Ⅰ.医… Ⅱ.①左…②郭… Ⅲ.医学-细胞生物学-医学院校-教材 Ⅳ.R329.2

中国版本图书馆 CIP 数据核字(2015)第 112775 号

医学细胞生物学(第五版)
左　伋　郭　锋　主编
责任编辑/魏　岚

复旦大学出版社有限公司出版发行
上海市国权路 579 号　邮编:200433
网址:fupnet@fudanpress.com　http://www.fudanpress.com
门市零售:86-21-65102580　　团体订购:86-21-65104505
出版部电话:86-21-65642845
杭州长命印刷有限公司

开本 787 毫米×1092 毫米　1/16　印张 15.5　字数 358 千字
2025 年 2 月第 5 版第 6 次印刷
印数 18 501—19 600

ISBN 978-7-309-11467-6/R·1464
定价:68.00 元

如有印装质量问题,请向复旦大学出版社有限公司出版部调换。
版权所有　侵权必究

复旦大学出版社向使用本社《医学细胞生物学》(第五版)作为教材进行教学的教师免费赠送多媒体课件。欢迎完整填写下面表格来索取多媒体课件。

教师姓名：_____

任课课程名称：_____

任课课程学生人数：_____

联系电话：(O)_____ (H)_____ 手机：_____

e-mail 地址：_____

所在学校名称：_____

邮政编码：_____

所在学校地址：_____

学校电话总机(带区号)：_____

学校网址：_____

系名称：_____

系联系电话：_____

每位教师限赠多媒体课件一份。

邮寄多媒体课件地址：_____

邮政编码：_____

请将本页完整填写后，剪下邮寄到上海市国权路579号

复旦大学出版社魏岚收

邮政编码：200433

联系电话：(021)55522638，65107337

e-mail：1738155509@qq.com

复旦大学出版社将免费邮寄赠送教师所需要的多媒体课件。